2022—2023 年
中国老年医学学会团体标准汇编

中国老年医学学会
国家老年疾病临床医学研究中心　编
（解放军总医院）

中国标准出版社

北　京

图书在版编目(CIP)数据

2022—2023 年中国老年医学学会团体标准汇编/中国老年医学学会,国家老年疾病临床医学研究中心(解放军总医院)编.—北京:中国标准出版社,2023.6

ISBN 978-7-5066-7472-0

Ⅰ.①中…　Ⅱ.①中…②国…　Ⅲ.①老年病学—标准—汇编—中国—2022—2023　Ⅳ.①R592-65

中国国家版本馆 CIP 数据核字(2023)第 114796 号

中国标准出版社出版发行

北京市朝阳区和平里西街甲 2 号(100029)
北京市西城区三里河北街 16 号(100045)
网址 www.spc.net.cn
总编室:(010)68533533　发行中心:(010)51780238
读者服务部:(010)68523946
中国标准出版社秦皇岛印刷厂印刷
各地新华书店经销

*

开本 880×1230　1/16　印张 23.5　字数 706 千字
2023 年 6 月第一版　2023 年 6 月第一次印刷

*

定价 268.00 元

编委会名单

总策划：范　利　张秋俭　姚晓静

主　编：陈　峥　何　耀　秦小玲

副主编：杨利飞　曾　强　侯惠如

前　言

　　党的二十大报告强调"实施积极应对人口老龄化国家战略"，中共中央、国务院印发的《关于加强新时代老龄工作的意见》提出"完善老年人健康支撑体系"。国家卫生健康委制定的《"十四五"卫生健康标准化工作规划》提出"鼓励并引导团体标准发展""建立卫生健康强制性标准守安全、推荐性标准保基本、地方标准显特色、团体标准做引领的协同发展标准体系"。中国老年医学学会（以下简称"学会"）积极响应党和国家的号召，广泛开展老年健康标准化工作。

　　自2018年启动团体标准化工作以来，学会围绕健康中国战略、积极应对人口老龄化战略和标准化战略决策部署，稳步开展团体标准制修订和推广实施工作，截至目前已发布团体标准27项，牵头制定国家标准1项、行业标准2项，在老年健康领域的标准知名度、品牌影响力逐年提升。2020年和2021年，学会公开发行了《2018—2019年中国老年医学学会团体标准汇编》和《2020—2021年中国老年医学学会团体标准汇编》，收录了前期发布的15项团体标准，极大地方便了标准的查询和使用，得到学会会员、业内专家广泛好评。卫生健康、民政、标准化等相关主管部门给予高度肯定。

　　2022年初以来，学会针对老年人的睡眠呼吸障碍、认知障碍、衰弱、视功能衰退、心理健康、临床营养管理、医养结合等问题，组织权威专家制定发布了相关团体标准，填补了此领域国家标准和行业标准的空白,为服务保障老年健康和发展中国老年医学事业做出了应有的贡献。为方便查询和使用这些标准,学会组织编辑出版了《2022—2023 年中国老年医学学会团体标准汇编》,收录了12 项学会最新发布实施的团体标准。

学会在标准制修订工作中得到国家卫生健康委、民政部、人力资源社会保障部、市场监管总局等相关部门及众多医学、养老、标准化、认证等相关领域专家的大力支持和悉心指导,在此表示诚挚的感谢!

中国老年医学学会

2023 年 6 月

目　录

ICS 11.020
CCS C 05

团 体 标 准

T/CGSS 017—2021

围术期数据规范

Specifications for perioperative data

2021-04-15 发布 2021-04-15 实施

中国老年医学学会　发 布

前　言

本文件按照 GB/T 1.1—2020《标准化工作导则　第 1 部分:标准化文件的结构和起草规则》的规定起草。

请注意本文件的某些内容可能涉及专利。本文件的发布机构不承担识别专利的责任。

本文件由中国老年医学学会提出并归口。

本文件起草单位:国家老年疾病临床医学研究中心(解放军总医院)、中国老年医学学会、北京大学人民医院、华中科技大学同济医学院附属协和医院、浙江大学医学院附属第一医院、中南大学湘雅二医院、首都医科大学附属北京天坛医院、北京大学第一医院、中日友好医院、首都医科大学附属北京安贞医院、新疆医科大学第一附属医院、上海乐几医疗科技有限公司。

本文件主要起草人:米卫东、毛中亮、娄景盛、曹江北、史立凯、刘敏、刘艳红、李皓、傅强、徐龙河、刘毅、王龙、宋玉祥、丛旻、张昌盛、孙立、冯泽国、刘靖、杨路加、王锁、王红、时文珠、赵峰、杜威、李杨、刘敏超、薛万国、冯丹、应俊、郭华源、冯艺、田雪、韩侨宇、果旭、孙亮、武庆平、谢婉丽、刘洁、李霞、陈世强、韩晶晶、王艳婷、方向明、程宝莉、吴水晶、李会、叶慧、徐军美、崔宇龙、赵玉菁、杨林、韩如泉、彭宇明、王东信、倪东妹、赵晶、任宪凤、马骏、杨艳丽、叶建荣、于晓东、周雪峰。

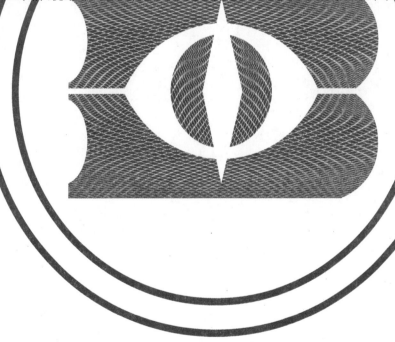

引　言

　　围术期诊疗水准和质量是目前全球临床诊疗过程中亟待提升和加强的核心要点之一。针对这一环节，基于国家重点研发计划重点专项《老年患者围手术期管理综合技术方案的研究》课题支撑，结合国内外围术期医学发展需要，拟建立完善的围术期多中心数据中心。在该多中心数据中心实践建设中，需建立统一的标准，形成围术期数据规范，以利于实现数据的交互共享及数据资源价值最大化应用。

　　本文件含患者术前、术中、术后整个围手术期的医疗数据规范，从诊疗角度、数据采集的主客观性划分为基本医疗数据类与访视及随访数据类，对围术期数据进行规范化、标准化，明确了围术期数据元的内容，规范了围术期数据元的标识符、名称、汉语简拼、定义、数据类型、数据格式、值域、同义名称和关系等，使信息化工作者在建设围术期数据中心时有据可依。

　　通过本文件可规范指导建设统一数据标准的围术期数据中心。利用该数据中心数据，对患者围术期相关诊疗原始数据进行较为全面的梳理和分析，可从多层面、多角度得出更加符合国人特质以及具有临床指导意义的结果，进而制定更加可信、有效的临床诊治方案，并产出更具有卫生经济学参考价值的证据，使患者、麻醉医生、外科医生、医院管理者和社会在更大程度上获益，大幅提高围术期诊疗水准，为整个围术期医学发展提供技术支撑。

围术期数据规范

1 范围

本文件界定了围术期医疗服务和临床科研活动中涉及的基本医疗数据元和访视及随访数据元,给出了相关描述信息。

本文件适用于围术期相关医疗业务信息系统的开发,数据采集、存储、加工、传输、交互、汇总与共享过程,以及各种专用数据元集合目录的编制,包括设计文件、数据结构文件等。

2 规范性引用文件

下列文件中的内容通过文中的规范性引用而构成本文件必不可少的条款。其中,注日期的引用文件,仅该日期对应的版本适用于本文件;不注日期的引用文件,其最新版本(包括所有的修改单)适用于本文件。

GB/T 2260—2007 中华人民共和国行政区域划代码

GB/T 2261.2—2003 个人基本信息分类与代码 第2部分:婚姻状况代码

GB/T 2659—2000 世界各国和地区名称代码

GB/T 3304—1991 中国各民族名称的罗马字母拼写法和代码

GB/T 4761—2008 家庭关系代码

GB/T 6565—2015 职业分类与代码

GB/T 7408—2005 数据元素和交换格式 信息交换 日期和时间表示法

GB 11643—1999 公民身份号码

GB/T 17295—2008 国际贸易计量单位代码

GB/T 18391.1 信息技术 元数据注册系统(MDR) 第1部分:框架

GB/T 31286—2014 全国组织机构代码与名称

GB/T 39609—2020 地名地址地理编码规则

WS 363—2011(所有部分) 卫生信息数据元目录

WS 364—2011(所有部分) 卫生信息数据元值域代码

WS/T 402—2012 临床实验室检验项目参考区间的制定

WS 445—2014(所有部分) 电子病历基本数据集

WS/T 500—2016(所有部分) 电子病历共享文档规范

WS/T 624—2018 输血反应分类

3 术语和定义、缩略语

3.1 术语和定义

GB/T 18391.1 界定的术语和定义适用于本文件。

3.1.1

数据 data

信息的可再解释的形式化表示,适用于以人工或自动的方式进行通信、解释或处理。

［来源:GB/T 18391.1—2009,3.2.6,有修改］

3.1.2

数据元　data element

由一组属性规定其定义、标识、表示和允许值的数据(3.1.1)单元。

［来源:GB/T 18391.1—2009,3.3.8］

3.1.3

数据类型　datatype

一些可区分的值的集合,这种区别由这些值的特性以及对这些值的运算所表征。

［来源:GB/T 18391.3—2009,3.3.11,有修改］

3.1.4

围术期　perioperative period

围手术期,围绕手术的一个全过程。

注:从病人决定接受手术治疗开始,到手术治疗直至基本康复,包含手术前、手术中及手术后的一段时间。

［来源:《外科学》第九版］

3.1.5

围术期数据元　perioperative data elements

围术期(3.1.4)医疗服务及临床科研中涉及的数据元(3.1.2)。

3.1.6

基本医疗数据元　basic medical data elements

围术期(3.1.4)医疗服务及临床科研活动中涉及的医疗业务系统采集的数据元(3.1.2)。

注:客观性较强。

3.1.7

访视数据元　interview data elements

在院期间,医护人员通过面对面询问,利用纸质表单或移动智能终端采集及患者填写的医疗相关数据元(3.1.1)。

注:存在一定主观性。

3.1.8

随访数据元　follow-up data elements

出院后,医护人员通过电话,利用纸质表单或移动智能终端采集及患者填写的医疗相关数据(3.1.1)。

注:存在一定主观性。

3.2　缩略语

下列缩略语适用于本文件。

ADL:日常生活活动能力(Activity of Daily Living)

AKI:急性肾损伤(Acute Kidney Injury)

ARDS:急性呼吸窘迫综合征(Acute Respiratory Distress Syndrome)

ASA:美国麻醉医师协会(American Society of Anesthesiologists)

ATC:药物的解剖学、治疗学及化学分类法(Anatomical Therapeutic Chemical)

BADL:基本生活活动能力量表(Barthel Activity of Daily Living)

BMI:身体质量指数(Body Mass Index)

CKD:慢性肾脏病(Chronic Kidney Diseases)

COPD:慢性阻塞性肺疾病(Chronic Obstructive Pulmonary Disease)

CT：计算机断层扫描（Computed Tomography）

ECG：心电图（Electrocardiogram）

GAD-7：广泛焦虑量表（Generalized Anxiety Disorder-7）

GFR：肾小球滤过率（Glomerular Filtration Rate）

HCV：丙型肝炎病毒（Hepatitis C Virus）

HIV：人类免疫缺陷病毒（Human Immunodeficiency Virus）

IADL：工具性日常生活活动量表（Instrumental Activity of Daily Living）

ICD：国际疾病分类（International Classification of Diseases）

ICU：重症加强护理病房（Intensive Care Unit）

ID：唯一编码（Identification）

MET：代谢当量（Metabolic Equivalent）

MMSE：简易精神状态检查量表（Mini-mental State Examination）

MRA：磁共振血管造影（Magnetic Resonance Angiography）

MRI：磁共振成像（Magnetic Resonance Imaging）

NIHSS：美国国立卫生研究院卒中量表（National Institutes of Health Stroke Scale）

NRS：数字疼痛分级（Numerical Rating Scale）

NYHA：纽约心脏病协会（New York Heart Association）

PCA：病人自控镇痛（Patient Controlled Analgesia）

PCEA：硬膜外病人自控镇痛（Patient Controlled Epidural Analgesia）

PCIA：静脉病人自控镇痛（Patient Controlled Intravenous Analgesia）

PCNA：神经丛病人自控镇痛（Patient Controlled Nerve Analgesia）

PCS：疼痛灾难化量表（Pain Catastrophizing Scale）

PCSA：病人自控皮下镇痛（Patient Controlled Subcutaneous Analgesia）

PEEP：呼气末正压（Positive End-expiratory Pressure）

PET：正电子发射计算机断层扫描（Positron Emission Tomography）

PHQ-9：抑郁症筛查量表（Patient Health Questionaire-9）

QMGS：重症肌无力定量评分（Quantitative Myasthenia Gravis Score）

RMB：人民币（Renminbi）

SpO$_2$：脉搏氧饱和度（Pulse Oxygen Saturation）

VAS：视觉疼痛分级（Visual Analogue Scale）

VRS：语言等级评定量表（Verbal Rating Scale）

4　分类和标识

4.1　概述

4.1.1　围术期数据规范分为基本医疗数据类与访视及随访数据类。

4.1.2　数据类中数据元标识符由主题分类代码、大类代码、小类代码、顺序码、附加码和版本号组成，见第6章。

4.2　基本医疗数据类

4.2.1　基本医疗数据类由患者人口学信息、诊断记录、医嘱记录、住院病案首页、生命体征及状态记录、实验室检验、临床辅助检查、病历管理记录、病历手术记录、主诉、现病史、既往史、个人史、家族史、输血申请、配血信息、取血信息、发血信息、输血信息、术前评估信息、麻醉手术计划、麻醉方法、麻醉药物、术中用药、手术信息、液体输注信息、监测指标信息、术中体征信息、术中检验、术中冲洗或灌洗、全麻恢复信息、手术护理信息、术中流程及操作信息、麻醉总结和术中特殊事件子类构成。

4.2.2 基本医疗数据类中子分类标识应符合表1的规定。

表 1 基本医疗数据类子分类标识

序号	类目	域	子分类标识
1	患者人口学信息	AA	DE01.01
2	诊断记录	BA	DE01.02
3	医嘱记录	CA	DE01.03
4	住院病案首页	DA	DE01.04
5	生命体征及状态记录	EA	DE01.05
6	实验室检验	FA	DE01.06
7	临床辅助检查	GA	DE01.07
8	病历管理记录	HA	DE01.08
9	病历手术记录	IA	DE01.09
10	主诉	JA	DE01.10
11	现病史	KA	DE01.11
12	既往史	LA	DE01.12
13	个人史	MA	DE01.13
14	家族史	NA	DE01.14
15	输血申请	OA	DE01.15
16	配血信息	PA	DE01.16
17	取血信息	QA	DE01.17
18	发血信息	RA	DE01.18
19	输血信息	SA	DE01.19
20	术前评估信息	TA	DE01.20
21	麻醉手术计划	UA	DE01.21
22	麻醉方法	VA	DE01.22
23	麻醉药物	WA	DE01.23
24	术中用药	XA	DE01.24
25	手术信息	YA	DE01.25
26	液体输注信息	ZA	DE01.26

表 1　基本医疗数据类子分类标识（续）

序号	类目	域	子分类标识
27	监测指标信息	AB	DE01.27
28	术中体征信息	BB	DE01.28
29	术中检测	CB	DE01.29
30	术中冲洗或灌洗	DB	DE01.30
31	全麻恢复信息	EB	DE01.31
32	手术护理信息	FB	DE01.32
33	术中流程及操作信息	GB	DE01.33
34	麻醉总结	HB	DE01.34
35	术中特殊事件	IB	DE01.35

4.2.3　表 1 类目中数据元的数据元标识符应符合 4.1.2 的规定，见第 8 章。

4.3　访视及随访数据类

4.3.1　访视及随访数据类来源于术前和术后访视，以及出院后随访。

术前访视包括对一般情况、气道、中枢神经系统、心血管系统、呼吸系统、肝肾功能、内分泌系统、血液系统和其他系统，以及疼痛状态、感染状况、慢性疾病用药的评估与记录。术后访视包括对一般情况、中枢神经系统、心血管系统、呼吸系统、消化系统、泌尿系统、内分泌系统、血液系统、疼痛状态和感染情况，以及其他系统的功能状态与并发症发生情况的评价与记录。同时评价与记录出院时病情转归情况，出院后随访包括对疼痛状态、生活质量及病情转归的信息收集与记录。

4.3.2　访视及随访数据类子分类标识应符合表 2 的规定。

表 2　访视及随访数据类子分类标识

序号	类目	域	子分类标识
1	术前一般情况评估	JB	DE02.01
2	术前气道评估	KB	DE02.02
3	术前中枢神经系统评估	LB	DE02.03
4	术前心血管系统评估	MB	DE02.04
5	术前呼吸系统评估	NB	DE02.05
6	术前肝肾功能评估	OB	DE02.06
7	术前内分泌系统评估	PB	DE02.07
8	术前血液系统评估	QB	DE02.08
9	术前其他系统评估	RB	DE02.09
10	术前疼痛评估	SB	DE02.10

表 2 访视及随访数据类子分类标识（续）

序号	类目	域	子分类标识
11	术前感染评估	TB	DE02.11
12	术前慢性疾病用药	UB	DE02.12
13	术后一般情况访视	VB	DE02.13
14	术后中枢神经系统访视	WB	DE02.14
15	术后心血管系统访视	XB	DE02.15
16	术后呼吸系统访视	YB	DE02.16
17	术后消化系统访视	ZB	DE02.17
18	术后泌尿系统访视	AC	DE02.18
19	术后内分泌系统访视	BC	DE02.19
20	术后血液系统访视	CC	DE02.20
21	术后疼痛访视	DC	DE02.21
22	术后感染访视	EC	DE02.22
23	术后其他系统访视	FC	DE02.23
24	出院时病情转归	GC	DE02.24
25	出院后疼痛随访	HC	DE02.25
26	出院后生活质量随访	IC	DE02.26
27	出院后病情转归随访	JC	DE02.27

4.3.3 表 2 类目中数据元的数据元标识符应符合 4.1.2 的规定，见第 9 章。

5 数据规范原则

5.1 科学性

本文件所涉及的基本医疗数据、访视及随访数据结构完整，体系科学，有利于指导临床及科研工作。

5.2 客观性

本文件结合常规医疗实际工作流程编制，客观合理地提供可信的临床诊治方案和参考证据。

5.3 规范性

本文件有效规范围术期数据元的标识符、名称、汉语简拼、定义、数据类型、数据格式、值域、同义名称和关系等，使构建围术期数据中心信息化系统有据可依。

5.4　一致性

本文件所涉及的内容与国家行业相关标准保持一致,同时本文件所涉及的相同要素前后也宜体现一致,保证技术内容的协调性和易用性。

6　数据元标识符

6.1　定义

数据元标识符是用来标识数据元的唯一符号,由拉丁字母、阿拉伯数字和"."构成。

6.2　数据标识符结构

6.2.1　在医疗领域规定卫生信息数据元由 DE 表示,卫生信息数据元(DE)标识符采用字母、数字混合编码,包含数据标识符(DI)和版本标识符(VI)两级结果。

表示为:

DI.VI

6.2.2　DI 按照分类法和流水号相结合的方式,采用字母、数字混合编码。按照数据元对应的主题分类代码、大类代码、小类代码、顺序码、附加码从左向右顺序排列。

——主题分类代码:用2位大写英文字母表示。卫生信息领域代码统一定为"DE"。

——大类代码:用2位数字表示,数字大小无含义。

——小类代码:用2位数字表示,数字大小无含义;无小类时,则小类代码为00。小类与大类代码之间加"."区分。

——顺序码:用3位数字表示,代表某一小类下的数据元序号,数字大小无含义;从001开始顺序编码。顺序码与小类代码之间加"."区分。

——附加码:用2位数字表示,代表一组数据元的连用关系编码;从01开始顺序编码,附加码与顺序码之间加"."区分。无连用关系的数据元其附加码为"00"。

6.2.3　VI 按照分类法和流水号相结合的方式,采用字母、数字混合编码,见6.3。

VI 结构由4部分组成,为"V"+"m..m"+"."+"n..n"。其中"m..m"和"n..n"由阿拉伯数字构成,在数学上应是具有意义的正整数。"m..m"表示主版本号;"n..n"为次版本号。

示例:

V1.2

其中:V 代表版本,1表示主版本号为第一版,2表示次版本为第二版,主版本和次版本之间用"."隔开。

如数据元更新前后可进行有效的数据交换,则更新后主版本号不变,次版本号等于当前版本号加1;如数据元更新前后无法进行有效的数据交换,则更新后主版本号加1,次版本号归0。

6.3　数据元标识符结构图

依据6.1与6.2中对数据元标识符的具体要求,数据元标识符结构图如图1,编码对应解释含义见表1和表2。

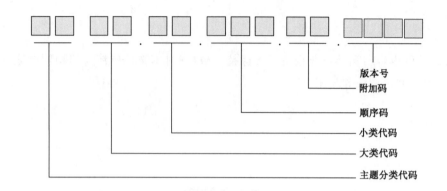

图 1 数据元标识符结构

示例：

DE01.01.001.00.V1.0

其中：DE 代表此数据元卫生信息数据元,大类代码 01 代表属于基本医疗数据类,小类代码 01 代表属于患者人口学信息类目,顺序码 001 代表该类目中的第一个数据元,附加码 00 代表此一组数据元无连用关系,V1.0 代表第一个主版本。

6.4 数据类型表示方式

数据元值的数据类型描述规则见表 3。

表 3 数据类型中使用的字符

数据类型	标识符	描述
字符型(string)	C	通过字符形式表达的值的类型,可包含字母字符(a~z,A~Z)、数字字符等。(应符合 GB 2312)
布尔型(boolean)	B	又称逻辑型,采用 0(False)或 1(True)形式表示的逻辑值的类型
数值型(number)	N	通过"0"到"9"数字形式表示的值的类型
日期型(date)	D	采用 GB/T 7408—2005 中规定的 YYYY-MM-DD 格式表示的值的类型
日期时间型(datetime)	DT	采用 GB/T 7408—2005 中规定的 YYYY-MM-DD hh:mm 格式表示的值的类型。(字符 T 作为时间的标识符,说明时间表示的开始。)

6.5 数据格式表示方式

数据格式中使用的字符(含字符组合)及其含义见表 4。

表 4 数据格式中使用的字符

字符	含义
a	字母字符
n	数据字符
B	布尔类型,又称逻辑型,采用 0(False)或 1(True)形式表示的逻辑值的类型
an	字母或(和)数据字符

表4 数据格式中使用的字符（续）

字符	含义
YYYY-MM-DD	GB/T 7408—2005 中的日期完全表示法："YYYY"表示年份，"MM"表示月份，"DD"表示日期
YYYY-MM-DD hh:mm	GB/T 7408—2005 中的日期完全表示法："YYYY"表示年份，"MM"表示月份，"DD"表示日期，"hh"表示 24 h 计时标准，"mm"表示分钟

6.6 数据长度表示方式

数据格式中字符串长度及其表示形式见表5。

表5 数据格式中字符串长度及其表示形式

字符	含义
固定长度	紧接在相应字符（见表3）后给出的字符长度的数据，如:n4
可变长度	有以下两种可能表示形式。 a) 长度在 0 到最多字符数之间可变。 紧接在相应字符（表3）后加上可变长度记号".."，紧接在该记号后给出最多字符数，如:n..18。 b) 长度在最少（非 0）到最多字符数之间可变。 紧接在相应字符（见表3）后给出最少字符数，紧接在该字符数后加上可变长度记号".."，紧接在该记号后给出最多字符数，如:n1..2
有小数点	给出固定长度或可变长度的表示形式后加上逗号","，紧接在逗号后给出小数点位数，字符长度数包含整数位数、小数点位数和小数位数，如:n5,1

7 围术期数据元的属性描述

采用表格的形式，对围术期数据元的 10 个属性进行描述，包括：

——标识符（见 6.1）；

——数据元名称：数据元的中文名称，长度不超过 10 个中文字符；

——域/汉语简拼：由数据元对应类目的域与数据元名称的大写拼音首字母组成，中间用"_"连接，具有唯一性；

——定义：对数据元名称的释义，增强读者对数据元含义的理解；

——数据类型：数据元在数据存储过程中应采用的数据类型；

——数据格式：数据元在数据采集、加工、存储、传输过程中应采用的数据类型及字符长度；

——值域：数据元允许值的集合；

——同义名称：与数据元的名称相对应，可作为数据元的别名；

——关系：描述数据元与数据元之间的关系；

——备注：对数据元需要特殊说明的内容进行描述。

见表 6～表 67。

8 基本医疗数据类

8.1 患者人口学信息

表6给出患者人口学信息对应表1中DE01.01的详细信息。

表6 患者人口学信息数据元

标识符	数据元名称	域/汉语简拼	定义	数据类型	数据格式	值域	同义名称	关系	备注
DE01.01.001.00.V1.0	门诊号	AA_MZH	患者的唯一标识	C	an18		患者ID		自行编码
DE01.01.002.00.V1.0	住院号	AA_ZYH	住院患者的唯一标识	C	an18		病案号		自行编码
DE01.01.003.00.V1.0	住院次数	AA_ZYCS	患者在该医疗机构住院序次,与住院号联动,具备唯一性	N	n3				自动递增1
DE01.01.004.00.V1.0	医疗机构名称	AA_YLJGMC	医疗机构完整正式的名称	C	an50		机构名称		
DE01.01.005.00.V1.0	医疗机构代码	AA_YLJGDM	全国范围内医疗机构的唯一标识	C	an18	应符合GB/T 31286—2014规定	机构代码		
DE01.01.006.00.V1.0	医保卡号	AA_YBKH	患者医保卡唯一标识	C	an16				
DE01.01.007.00.V1.0	患者姓名	AA_HZXM	在公安管理部门正式登记注册的、正在使用的本人中文姓名全称	C	an36				汉字表示的姓名中间不应存在空格;英文姓和名之间使用一个空格作为分隔符
DE01.01.008.00.V1.0	性别	AA_XB	性别	N	n1	应符合GB/T 2261.2规定			
DE01.01.009.00.V1.0	出生日期	AA_CSRQ	患者出生的年月日	D	YYYY-MM-DD				出生证上签署、并在户籍部门正式登记注册、人事档案中记载的日期

表6 患者人口学信息数据元（续）

标识符	数据元名称	域/汉语简拼	定义	数据类型	数据格式	值域	同义名称	关系	备注
DE01.01.010.00.V1.0	出生地	AA_CSD	患者领取《出生医学证明》的所在地	C	an100	应符合GB/T 2260—2007规定			
DE01.01.011.00.V1.0	电话号码	AA_DHHM	患者联系电话，手机号或座机号	C	an11				当联系电话为座机号时格式为"区号＋座机号码"，中间无"-"符号，如:01066931111
DE01.01.012.00.V1.0	国籍	AA_GJ	患者属于哪一个国家的国民或公民	C	an32	应符合GB/T 2659—2000规定			
DE01.01.013.00.V1.0	民族	AA_MZ	患者所属的民族全称	C	an10	应符合GB/T 3304—1991规定			
DE01.01.014.00.V1.0	身份证号	AA_SFZH	公安部分颁发的居民身份证号码	C	an18	应符合GB 11643—1999规定			
DE01.01.015.00.V1.0	职业	AA_ZY	患者所从事的职业	C	an20	应符合GB/T 6565—2015规定			
DE01.01.016.00.V1.0	单位名称	AA_DWMC	患者工作所在单位的名称	C	an50				
DE01.01.017.00.V1.0	通信地址	AA_TXDZ	能接收信封、邮寄物品等有效实际地址	C	an100	应符合GB/T 39609—2020规定	通信地址		
DE01.01.018.00.V1.0	邮政编码	AA_YZBM	通信地址对应的邮政编码	C	an6		邮编		
DE01.01.019.00.V1.0	婚姻状况	AA_HYZK	标志患者目前的婚姻状况	N	n1	应符合GB/T 2261.2—2003规定			
DE01.01.020.00.V1.0	家庭电话号码	AA_JTDHHM	家庭的联系电话，一般为座机号码	C	an11		住宅电话	从"电话号码"派生而来	
DE01.01.021.00.V1.0	单位电话号码	AA_DWDHHM	单位的联系电话，一般为座机号码	C	an11		单位电话	从"电话号码"派生而来	

表 6　患者人口学信息数据元（续）

标识符	数据元名称	域/汉语简拼	定义	数据类型	数据格式	值域	同义名称	关系	备注
DE01.01.022.00.V1.0	联系人姓名	AA_LXRXM	患者亲属或紧急联系人的姓名	C	an36			从"姓名"派生而来	
DE01.01.023.00.V1.0	与患者的关系	AA_YHZDGX	患者亲属或紧急联系人与患者的关系	N	n1	应符合 GB/T 4761—2008 规定			
DE01.01.024.00.V1.0	联系人地址	AA_LXRDZ	患者亲属或紧急联系人的常住地址	C	an100		地址		
DE01.01.025.00.V1.0	联系人电话号码	AA_LXRDHHM	患者亲属或紧急联系人的电话号码	C	an11			从"电话号码"派生而来	
DE01.01.026.00.V1.0	医疗付款方式	AA_YLFKFS	医疗付款方式	N	n2	1.城镇职工基本医疗保险；2.城镇居民基本医疗保险；3.新型农村合作医疗；4.贫困救助；5.商业医疗保险；6.全公费；7.全自费；8.其他社会保险；9.军队医改；10.优惠家属；11.其他			
DE01.01.027.00.V1.0	建卡日期	AA_JKRQ	个人医疗档案的创建时间：年月日	D	YYYY-MM-DD				
DE01.01.028.00.V1.0	创建日期	AA_CJRQ	数据库产生此记录的时间	D	YYYY-MM-DD hh:mm				

8.2 诊断记录

表7给出诊断记录对应表1中DE01.02的详细信息。

表7 诊断记录数据元

标识符	数据元名称	域/汉语简拼	定义	数据类型	数据格式	值域	同义名称	关系	备注
DE01.01.001.00.V1.0	门诊号	AA_MZH	患者的唯一标识	C	an18		患者ID		
DE01.01.002.00.V1.0	住院号	AA_ZYH	住院患者的唯一标识	C	an18		病案号		
DE01.01.003.00.V1.0	住院次数	AA_ZYCS	患者在该医疗机构住院序次,与住院号联动,具备唯一性	N	n3				
DE01.02.001.00.V1.0	门诊就诊时间	BA_MZJZSJ	患者抵达医疗机构门/急诊就诊的时间	DT	YYYY-MM-DD hh:mm				
DE01.02.002.00.V1.0	科室名称	BA_KSMC	患者本次就诊的科室名称	C	an50				
DE01.02.003.00.V1.0	科室代码	BA_KSDM	患者就诊科室名称对应的唯一标识	C	an18				自行编码
DE01.02.004.00.V1.0	诊断分类代码	BA_ZDFLDM	疾病诊断分类代码	N	n2	1.门诊诊断;2.入院诊断;3.主要诊断;4.其他诊断;5.病理诊断;6.院内感染;7.损伤和中毒;8.外部原因;9.直接死亡原因;10.手术并发症;11.非手术并发症			
DE01.02.005.00.V1.0	诊断序号	BA_ZDXH	诊断的排列顺序,依重要性降序排列	N	n2				由小到大自动递增,从1开始

表7 诊断记录数据元（续）

标识符	数据元名称	域/汉语简拼	定义	数据类型	数据格式	值域	同义名称	关系	备注
DE01.02.006.00.V1.0	入院诊断名称	BA_RYZDMC	入院时诊断的名称	C	an100	符合 ICD-10 规定			
DE01.02.007.00.V1.0	入院诊断编码	BA_RYZDBM	入院时的诊断编码	C	an18	符合 ICD-10 规定			
DE01.02.008.00.V1.0	出院诊断名称	BA_CYZDMC	出院时诊断的名称	C	an100	符合 ICD-10 规定			
DE01.02.009.00.V1.0	出院诊断编码	BA_CYZDBM	出院时的诊断编码	C	an18	符合 ICD-10 规定			
DE01.02.010.00.V1.0	入院诊断时间	BA_RYZDSJ	患者入院时的临床诊断时间	DT	YYYY-MM-DD hh：mm				
DE01.02.011.00.V1.0	出院诊断时间	BA_CYZDSJ	患者出院时的临床诊断时间	DT	YYYY-MM-DD hh：mm				
DE01.02.012.00.V1.0	治疗标志	BA_ZLBZ	标志患者治疗措施属于手术治疗还是非手术治疗类型	N	n1	1.非手术治疗；2.手术治疗			
DE01.02.013.00.V1.0	临床转归	BA_LCZG	患者出院时的临床状态	N	n1	1.治愈；2.好转；3.死亡；4.恶化			

8.3 医嘱记录

表8给出医嘱记录对应表1中DE01.03的详细信息。

表8 医嘱记录数据元

标识符	数据元名称	域/汉语简拼	定义	数据类型	数据格式	值域	同义名称	关系	备注
DE01.01.001.00.V1.0	门诊号	AA_MZH	患者的唯一标识	C	an18		患者ID		
DE01.01.002.00.V1.0	住院号	AA_ZYH	住院患者的唯一标识	C	an18		病案号		

表8 医嘱记录数据元（续）

标识符	数据元名称	域/汉语简拼	定义	数据类型	数据格式	值域	同义名称	关系	备注
DE01.01.003.00.V1.0	住院次数	AA_ZYCS	患者在该医疗机构住院序次，与住院号联动，具备唯一性	N	n3				
DE01.03.001.00.V1.0	医嘱序号	CA_YZXH	患者的所有医嘱独立分配序号，由时间顺序依次递增	N	n5			与"DE01.03.002.00.V1.0"医嘱子序号连用	自动递增1
DE01.03.002.00.V1.0	医嘱子序号	CA_YZZXH	用于标识成组医嘱中的各医嘱项目	N	n2			与"DE01.03.001.00.V1.0"医嘱序号连用	对独立医嘱，为1，从1开始，自动递增1
DE01.03.003.00.V1.0	医嘱时限标识	CA_YZSXBS	标志医嘱类型属于长期还是临时	N	n1	1.临时医嘱；2.长期医嘱			
DE01.03.004.00.V1.0	医嘱类别代码	CA_YZLBDM	医嘱所属类别代码	N	n2	1.治疗；2.饮食；3.检查；4.检验；5.手术；6.药品；7.血液；8.护理；9.处置；10.麻醉；11.其他			自动编码
DE01.03.005.00.V1.0	医嘱内容	CA_YZNR	医嘱正文内容的描述	C	an100				
DE01.03.006.00.V1.0	医嘱代码	CA_YZDM	从临床角度对各类医嘱的每个项目分配一个唯一代码	N	n4				自行编码

表 8　医嘱记录数据元（续）

标识符	数据元名称	域/汉语简拼	定义	数据类型	数据格式	值域	同义名称	关系	备注
DE01.03.007.00.V1.0	药物一次使用剂量	CA_YWYCSYJL	药物单次使用的剂量	N	n5				
DE01.03.008.00.V1.0	剂量单位	CA_JLDW	药物单次使用剂量的单位	C	a10	应符合附录A表A.1			
DE01.03.009.00.V1.0	药物使用总剂量	CA_YWSYZJL	药物使用总剂量	N	n15				逻辑加工
DE01.03.010.00.V1.0	给药途径	CA_GYTJ	描述给药途径和方法	C	an50	应符合WS 364—2011（所有部分）规定			
DE01.03.011.00.V1.0	起始时间	CA_QSSJ	医嘱执行的起始日期及时间	DT	YYYY-MM-DD hh：mm				
DE01.03.012.00.V1.0	停止时间	CA_TZSJ	医嘱执行的停止日期及时间	DT	YYYY-MM-DD hh：mm				
DE01.03.013.00.V1.0	持续时长	CA_CXSC	医嘱执行的持续时长	N	2				逻辑加工
DE01.03.014.00.V1.0	执行频次	CA_ZXPC	长期医嘱执行频次描述	C	an16	应符合WS 445—2014（所有部分）规定			
DE01.03.015.00.V1.0	频次间隔单位	CA_PCJGDW	频率间隔时间单位	N	n1	1.年；2.月；3.周；4.日；5.小时；6.分；7.秒			
DE01.03.016.00.V1.0	执行频次描述	CA_ZXPCMS	对执行频次的补充描述,如早餐前、睡前等	C	a16				
DE01.03.017.00.V1.0	下医嘱科室名称	CA_XYZKSMC	开单科室的名称	C	an50				
DE01.03.018.00.V1.0	下医嘱科室代码	CA_XYZKSDM	开单科室代码	C	an18			从"科室代码"派生而来	自行编码

表 8 医嘱记录数据元（续）

标识符	数据元名称	域/汉语简拼	定义	数据类型	数据格式	值域	同义名称	关系	备注
DE01.03.019.00.V1.0	医嘱下达时间	CA_YZXDSJ	医生下达医嘱的时间	D	YYYY-MM-DD hh:mm				
DE01.03.020.00.V1.0	执行结果	CA_ZXJG	医嘱执行的结果描述	C	an20				
DE01.03.021.00.V1.0	停医嘱科室名称	CA_TYZKSMC	停医嘱科室的名称	C	an50				
DE01.03.022.00.V1.0	停医嘱科室代码	CA_TYZKSDM	停医嘱的科室代码	C	an18			从"科室代码"派生而来	自行编码
DE01.03.023.00.V1.0	医嘱校对护士姓名	CA_YZJDHSXM	医嘱校对护士的姓名	C	an36				
DE01.03.024.00.V1.0	医嘱校对护士编码	CA_YZJDHSBM	医嘱校对护士的唯一员工标识	C	an8		员工编码		自行编码
DE01.03.025.00.V1.0	停医嘱日期及时间	CA_TYZRQJSJ	停医嘱日期时间	DT	YYYY-MM-DD hh:mm				
DE01.03.026.00.V1.0	医嘱状态	CA_YZZT	医嘱状态	N	n1	1.新开；2.执行；3.停止；4.作废			
DE01.03.027.00.V1.0	计价属性	CA_JJSX	反映本条医嘱计价方面的信息	N	n1	1.正常计价；2.自带药；3.手工计价；4.不计价			
DE01.03.028.00.V1.0	药物计价属性	CA_YWJJSX	反映药物是否计价	N	n1	0.否；1.是		从"计价属性"派生而来	
DE01.03.029.00.V1.0	最后一次执行日期及时间	CA_ZHYCZXRQJSJ	医嘱最后一次执行日期及时间	DT	YYYY-MM-DD hh:mm				

表 8 医嘱记录数据元（续）

标识符	数据元名称	域/汉语简拼	定义	数据类型	数据格式	值域	同义名称	关系	备注
DE01.03.030.00.V1.0	最后一次计价日期及时间	CA_ZHYCJJR-QJSJ	医嘱最后一次计价日期及时间	DT	YYYY-MM-DD hh：mm				

8.4 住院病案首页

表 9 给出住院病案首页对应表 1 中 DE01.04 的详细内容。

表 9 住院病案首页数据元

标识符	数据元名称	域/汉语简拼	定义	数据类型	数据格式	值域	同义名称	关系	备注
DE01.01.001.00.V1.0	门诊号	AA_MZH	患者的唯一标识	C	an18		患者ID		
DE01.01.002.00.V1.0	住院号	AA_ZYH	住院患者的唯一标识	C	an18		病案号		
DE01.01.003.00.V1.0	住院次数	AA_ZYCS	患者在该医疗机构住院序次，与住院号联动，具备唯一性	N	n3				
DE01.01.004.00.V1.0	医疗机构名称	AA_YLJGMC	医疗机构完整正式的名称	C	an50		机构名称		
DE01.01.005.00.V1.0	医疗机构代码	AA_YLJGDM	全国范围唯一不变的医疗机构识别码	C	an18	应符合GB/T 31286—2014 规定	机构代码		自行编码
DE01.04.001.00.V1.0	入院科室名称	DA_RYKSMC	患者入院科室的名称（精确到病区）	C	an50				
DE01.04.002.00.V1.0	入院科室代码	DA_RYKSDM	患者入院科室的唯一代码	C	an18		科室代码		自行编码
DE01.04.003.00.V1.0	入院时间	DA_RYSJ	患者进入病区办理入院的时间	DT	YYYY-MM-DD hh：mm				
DE01.04.004.00.V1.0	出院时间	DA_CYSJ	患者出院时离开医院的时间	DT	YYYY-MM-DD hh：mm				

表9　住院病案首页数据元（续）

标识符	数据元名称	域/汉语简拼	定义	数据类型	数据格式	值域	同义名称	关系	备注
DE01.04.005.00.V1.0	出院科室名称	DA_CYKSMC	出院科室完整名称（精确到病区）	C	an50				
DE01.04.006.00.V1:0	出院科室代码	DA_CYKSDM	出院科室代码	C	an18		科室代码		自行编码
DE01.04.007.00.V1.0	ABO血型	DA_ABOXX	患者ABO血型	N	n1	1.A； 2.B； 3.O； 4.AB； 5.不详			
DE01.04.008.00.V1.0	Rh血型	DA_RhXX	患者Rh血型	N	n1	1.Rh阴； 2.Rh阳； 3.不详			
DE01.04.009.00.V1.0	HbsAg	DA_HbsAg	最近一次血清学检查乙肝病毒表面抗原检验结果	N	n1	1.未查； 2.阴性； 3.阳性			
DE01.04.010.00.V1.0	HCV-Ab	DA_HCV-Ab	最近一次血清学检查丙肝病毒抗体检验结果	N	n1	1.未查； 2.阴性； 3.阳性			
DE01.04.011.00.V1.0	HIV-Ab	DA_HIV-Ab	最近一次血清学检查人类免疫缺陷病毒抗体检验结果	N	n1	1.未查； 2.阴性； 3.阳性			
DE01.04.012.00.V1.0	过敏药物名称	DA_GMYWMC	患者既往使用后发生过敏反应的药物的名称	C	an50	符合ATC规定	药物名称		
DE01.04.013.00.V1.0	过敏药物编码	DA_GMYWBM	患者既往使用后发生过敏反应的药物编码	C	an50	符合ATC规定	药物编码		
DE01.04.014.00.V1.0	不良反应药物名称	DA_BLFYYWMC	患者既往使用后发生不良反应药物名称	C	an50	符合ATC规定	药物编码		
DE01.04.015.00.V1.0	不良反应药物编码	DA_BLFYYWBM	患者既往使用后发生不良反应的药物的编码	C	an50	符合ATC规定	药物名称		

表 9 住院病案首页数据元（续）

标识符	数据元名称	域/汉语简拼	定义	数据类型	数据格式	值域	同义名称	关系	备注
DE01.04.016.00.V1.0	入院方式	DA_RYFS	患者入院的方式	N	n1	1.门诊； 2.急诊； 3.其他医院转入； 4.其他			
DE01.04.017.00.V1.0	入院病情	DA_RYBQ	患者入院时的病情	N	n1	1.危； 2.急； 3.一般			
DE01.04.018.00.V1.0	医疗付款方式	DA_YLFKFS	医疗付款方式	N	n2	1.城镇职工基本医疗保险； 2.城镇居民基本医疗保险； 3.新型农村合作医疗； 4.贫困救助； 5.商业医疗保险； 6.全公费； 7.全自费； 8.其他社会保险； 9.军队医改； 10.优惠家属； 11.其他			
DE01.04.019.00.V1.0	接诊日期	DA_JZRQ	开具住院手续的日期	D	YYYY-MM-DD				
DE01.04.020.00.V1.0	门诊医师姓名	DA_MZYSXM	开具住院单的门诊医师姓名	C	an36				
DE01.04.021.00.V1.0	门诊医师编码	DA_MZYSBM	开具住院单的门诊医师的员工唯一标识	C	an8		员工编码		自行编码
DE01.04.022.00.V1.0	经办者姓名	DA_JBZXM	给患者办理住院手续的工作人员姓名	C	an36				
DE01.04.023.00.V1.0	经办者编码	DA_JBZBM	给患者办理住院手续的工作人员的员工唯一标识	C	an8		员工编码		自行编码

表 9 住院病案首页数据元（续）

标识符	数据元名称	域/汉语简拼	定义	数据类型	数据格式	值域	同义名称	关系	备注
DE01.04.024.00.V1.0	职业分类名称	DA_ZYFLMC	患者所从事的职业分类名称	C	a50	应符合GB/T 6565—2015 规定			
DE01.04.025.00.V1.0	在职情况	DA_ZZQK	患者职业状态	N	n1	1.在职；2.离休；3.退休；4.其他			
DE01.04.026.00.V1.0	婚姻状况	DA_HYZK	患者的婚姻状况	N	n1	应符合GB/T 2261.2—2003 规定			
DE01.04.027.00.V1.0	尸检标识标志	DA_SJBSBZ	标识患者有无进行尸检	B		0.无；1.有			
DE01.04.028.00.V1.0	身高	DA_SG	患者入院时的身高	N	n4,1		身高		单位:cm
DE01.04.029.00.V1.0	体重	DA_TZ	患者入院时的体重	N	n4,1		体重		单位:kg
DE01.04.030.00.V1.0	编目日期	DA_BMRQ	进行 ICD 分类或录入日期	D	YYYY-MM-DD		日期时间		
DE01.04.031.00.V1.0	主（副主）任医师姓名	DA_ZRYSXM	患者主诊组主（副主）任医师姓名	C	an36				
DE01.04.032.00.V1.0	主（副主）任医师编码	DA_ZRYSBM	患者主诊组主（副主）任医师的员工编码	C	an8		员工编码		自行编码
DE01.04.033.00.V1.0	主治医师姓名	DA_ZZYSXM	患者主诊组主治医师的员工姓名	C	an36				
DE01.04.034.00.V1.0	主治医师编码	DA_ZZYSBM	患者主诊组主治医师的员工编码	C	an8		员工编码		自行编码
DE01.04.035.00.V1.0	住院医师姓名	DA_ZYYSXM	患者主诊组住院医师的员工姓名	C	an36				
DE01.04.036.00.V1.0	住院医师编码	DA_ZYYSBM	患者主诊组住院医师的员工编码	C	an8		员工编码		自行编码

表 9 住院病案首页数据元（续）

标识符	数据元名称	域/汉语简拼	定义	数据类型	数据格式	值域	同义名称	关系	备注
DE01.04.037.00.V1.0	进修医师姓名	DA_JXYSXM	患者主诊组进修医师姓名	C	an36				
DE01.04.038.00.V1.0	进修医师编码	DA_JXYSBM	进修医师的员工编码	C	an8		员工编码		自行编码
DE01.04.039.00.V1.0	研究生实习医师姓名	DA_YJSSXYSXM	患者主诊组研究生实习医师姓名	C	an36				
DE01.04.040.00.V1.0	研究生实习医师编码	DA_YJSSXYSBM	患者主诊组研究生实习医师的员工编码	C	an8		员工编码		自行编码
DE01.04.041.00.V1.0	病危天数	DA_BWTS	患者此次住院期间总的病危天数	N	n4				单位:d
DE01.04.042.00.V1.0	病重天数	DA_BZTS	患者此次住院期间总的病重的天数	N	n4				单位:d
DE01.04.043.00.V1.0	褥疮情况标志	DA_RCQKBZ	标识患者此次住院期间有无由于局部组织长期受压,发生持续缺血、缺氧、营养不良而致组织溃烂坏死	B		0.无;1.有			
DE01.04.044.00.V1.0	特级护理天数	DA_TJHLTS	患者此次住院期间进行特级护理的天数	N	n4				单位:d
DE01.04.045.00.V1.0	一级护理天数	DA_YJHLTS	患者此次住院期间进行一级护理的天数	N	n4				单位:d
DE01.04.046.00.V1.0	二级护理天数	DA_EJHLTS	患者此次住院期间进行二级护理的天数	N	n4				单位:d
DE01.04.047.00.V1.0	三级护理天数	DA_SJHLTS	患者此次住院期间进行三级护理的天数	N	n4				单位:d
DE01.04.048.00.V1.0	ICU天数	DA_ICUTS	患者此次住院期间在ICU住院的天数	N	n4				单位:d

表 9 住院病案首页数据元（续）

标识符	数据元名称	域/汉语简拼	定义	数据类型	数据格式	值域	同义名称	关系	备注
DE01.04.049.00.V1.0	输液反应标志	DA_SYFYBZ	标识有无发生输液反应	N	n1	0.无；1.有			
DE01.04.050.00.V1.0	输血次数	DA_SXCS	患者此次住院期间进行输血治疗的次数	N	n2				由小到大，递增1
DE01.04.051.00.V1.0	输血反应标志	DA_SXFYBZ	标识受血者在输血过程中或输血一段时间内，有无出现一组新的无法用原有疾病解释的症状和体征	N	n2	0.无；1.有			
DE01.04.052.00.V1.0	输血总量	DA_SXZL	患者此次入院期间输注血液制品总量	N	n5				单位:mL
DE01.04.053.00.V1.0	出院方式	DA_CYFS	患者出院的方式	N	n1	1.正常；2.转院；3.死亡			
DE01.04.054.00.V1.0	病案质量	DA_BAZL	病案质量评价	N	n1	1.甲；2.乙；3.丙			
DE01.04.055.00.V1.0	质控医师姓名	DA_ZKYSXM	质控医师的员工姓名	C	an36				
DE01.04.056.00.V1.0	质控医师编码	DA_ZKYSBM	质控医师的员工编码	C	an8		员工编码		自行编码
DE01.04.057.00.V1.0	质控护士姓名	DA_ZKHSXM	质控护士的员工姓名	C	an36				
DE01.04.058.00.V1.0	质控护士编码	DA_ZKHSBM	质控护士的员工编码	C	an8		员工编码		自行编码
DE01.04.059.00.V1.0	实习护士姓名	DA_SXHSXM	实习护士的姓名	C	an36				
DE01.04.060.00.V1.0	实习护士编码	DA_SXHSBM	实习护士的员工编码	C	an8		员工编码		自行编码
DE01.04.061.00.V1.0	总费用	DA_ZFY	患者此次住院期间产生的所有医疗费用	N	n10,2				单位:RMB

表 9   住院病案首页数据元（续）

标识符	数据元名称	域/汉语简拼	定义	数据类型	数据格式	值域	同义名称	关系	备注
DE01.04.062.00.V1.0	实缴费用	DA_SJFY	患者个人实际缴纳的医疗费用	N	n10,2			由"总费用"派生出来	单位:RMB

8.5   生命体征及状态记录

表 10 给出生命体征及状态记录对应表 1 中 DE01.05 的详细信息。

表 10   生命体征及状态记录数据元

标识符	数据元名称	域/汉语简拼	定义	数据类型	数据格式	值域	同义名称	关系	备注
DE01.01.001.00.V1.0	门诊号	AA_MZH	患者的唯一标识	C	an18		患者ID		
DE01.01.002.00.V1.0	住院号	AA_ZYH	住院患者的唯一标识	C	an18		病案号		
DE01.01.003.00.V1.0	住院次数	AA_ZYCS	患者在该医疗机构住院序次,与住院号联动,具备唯一性	N	n3				
DE01.05.001.00.V1.0	观察时间	EA_GCSJ	观察患者生命体征的时间	DT	YYYY-MM-DD hh:mm				
DE01.05.002.00.V1.0	观察项目代码	EA_GCXMDM	观察生命体征项目的唯一编码	C	an8		生命体征项目编码		自行编码
DE01.05.003.00.V1.0	观察项目名称	EA_GCXMMC	患者生命体征项目名称	C	a20	应符合 WS/T 500—2016(所有部分)规定			
DE01.05.004.00.V1.0	观察值	EA_GCZ	生命体征项目对应的具体数值	N	n7,2				
DE01.05.005.00.V1.0	观察项目单位	EA_GCXMDW	生命体征项目对应的单位	C	a10	应符合表 A.1			
DE01.05.006.00.V1.0	参考范围	EA_CKFW	生命体征项目对应的参考范围	C	an20				可判断观察值是否异常

8.6 实验室检验

表 11 给出实验室检验对应表 1 中 DE01.06 的详细信息。

表 11 实验室检验数据元

标识符	数据元名称	域/汉语简拼	定义	数据类型	数据格式	值域	同义名称	关系	备注
DE01.01.001.00.V1.0	门诊号	AA_MZH	患者的唯一标识	C	an18		患者ID		
DE01.01.002.00.V1.0	住院号	AA_ZYH	住院患者的唯一标识	C	an18		病案号		
DE01.01.003.00.V1.0	住院次数	AA_ZYCS	患者在该医疗机构住院序次,与住院号联动,具备唯一性	N	n3				
DE01.06.001.00.V1.0	检验申请单号	FA_JYSQDH	患者申请检验申请单的唯一标识	C	an10		检验ID		
DE01.06.002.00.V1.0	项目序号	FA_XMXH	申请单中标识各个检验项目的唯一标识	N	n2		项目序号与检验申请单号联动,由1开始递增		
DE01.06.003.00.V1.0	申请时间	FA_SQSJ	申请检验项目的时间	DT	YYYY-MM-DD hh:mm		检验项目申请时间		
DE01.06.004.00.V1.0	检验目的	FA_JYMD	检验目的文本描述,如查体、明确诊断	C	a20		目的		
DE01.06.005.00.V1.0	诊断名称	FA_ZDMC	检验单中患者诊断的名称	C	an50	符合 ICD-10 规定			
DE01.06.006.00.V1.0	诊断编码	FA_ZDBM	检验单中患者诊断的编码	C	an18	符合 ICD-10 规定			
DE01.06.007.00.V1.0	送检材料	FA_SJCL	送往检验科检验材料的名称,如尿液、血液、组织等样本	C	an20				

表 11 实验室检验数据元（续）

标识符	数据元名称	域/汉语简拼	定义	数据类型	数据格式	值域	同义名称	关系	备注
DE01.06.008.00.V1.0	送检材料编码	FA_SJCLBM	送往检验科的送检材料编码	C	an18				
DE01.06.009.00.V1.0	标本说明	FA_BBSM	送检标本采集的特殊要求，如中段尿	C	an20		标本采集条件		
DE01.06.010.00.V1.0	标本采集时间	FA_BBCJSJ	患者标本采集的日期及时间	DT	YYYY-MM-DD hh：mm		采集时间		
DE01.06.011.00.V1.0	标本接收时间	FA_BBJSSJ	检验科接收患者标本的日期及时间	DT	YYYY-MM-DD hh：mm		接收时间		
DE01.06.012.00.V1.0	检验时间	FA_JYSJ	标本进行检验的日期及时间	DT	YYYY-MM-DD hh：mm				
DE01.06.013.00.V1.0	检验类型名称	FA_JYLXMC	标本进行检验的类型名称，如血常规、生化等	C	an50		检验类型名称		
DE01.06.014.00.V1.0	检验类型代码	FA_JYLXDM	标本检验类型的唯一编码标识	C	an18		检验类型代码		
DE01.06.015.00.V1.0	检验项目名称	FA_JYXMMC	标本进行检验的具体项目名称	C	an50		检验具体项目名称		
DE01.06.016.00.V1.0	检验项目代码	FA_JYXMDM	标本进行检验的具体项目代码	C	an18		检验具体项目代码		
DE01.06.017.00.V1.0	检验项目结果值	FA_JYXMJGZ	标本检验项目的结果，可是定性描述，也可是定量描述	C	an20				

表 11 实验室检验数据元（续）

标识符	数据元名称	域/汉语简拼	定义	数据类型	数据格式	值域	同义名称	关系	备注
DE01.06.018.00.V1.0	检验项目结果单位	FA_JYXMJGDW	标本进行检验项目的结果单位，当检验结果为定量描述时，使用此字段	C	a10	应符合表 A.1			
DE01.06.019.00.V1.0	参考范围	FA_CKFW	检验项目值的正常值范围	C	an50	应符合WS/T 402—2012 规定			
DE01.06.020.00.V1.0	结果正常标志	FA_IGZCBZ	标识检验结果是否正常	N	n1	0.否；1.是			
DE01.06.021.00.V1.0	申请科室名称	FA_SQKSMC	申请科室的完整名称	C	an50				
DE01.06.022.00.V1.0	申请科室代码	FA_SQKSDM	申请科室的唯一标识	C	an18		科室代码	由"科室代码"派生而来	
DE01.06.023.00.V1.0	申请检验医师姓名	FA_SQJYYSXM	申请进行检验医师的姓名	C	an36				
DE01.06.024.00.V1.0	申请检验医师编码	FA_SQJYYSBM	申请医师的员工编码	C	an8		员工编码		自行编码
DE01.06.025.00.V1.0	执行科室名称	FA_ZXKSMC	执行科室的完整名称	C	an50				
DE01.06.026.00.V1.0	执行科室代码	FA_ZXKSDM	执行科室的唯一标识	C	an18		科室代码	由"科室代码"派生而来	
DE01.06.027.00.V1.0	检验报告医师姓名	FA_JYBGYSXM	检验结果报告医师的姓名	C	an36				
DE01.06.028.00.V1.0	检验报告医师编码	FA_JYBGYSBM	检验结果报告医师员工编码	C	an8		员工编码		自行编码
DE01.06.029.00.V1.0	检验审核医师姓名	FA_JYSHYSXM	检验结果审核医师的姓名	C	an36				

表 11　实验室检验数据元（续）

标识符	数据元名称	域/汉语简拼	定义	数据类型	数据格式	值域	同义名称	关系	备注
DE01.06.030.00.V1.0	检验审核医师编码	FA_JYSHYSBM	检验结果审核医师的员工编码	C	an8		员工编码		自行编码
DE01.06.031.00.V1.0	报告时间	FA_BGSJ	检验项目报告产生的日期及时间	DT	YYYY-MM-DD hh：mm		报告日期		
DE01.06.032.00.V1.0	审核时间	FA_SHSJ	审核医师审核结果的日期和时间	DT	YYYY-MM-DD hh：mm				

8.7　临床辅助检查

表 12 给出临床辅助检查对应表 1 中 DE01.07 的详细信息。

表 12　临床辅助检查数据元

标识符	数据元名称	域/汉语简拼	定义	数据类型	数据格式	值域	同义名称	关系	备注
DE01.01.001.00.V1.0	门诊号	AA_MZH	患者的唯一标识	C	an18		患者ID		
DE01.01.002.00.V1.0	住院号	AA_ZYH	住院患者的唯一标识	C	an18		病案号		
DE01.01.003.00.V1.0	住院次数	AA_ZYCS	患者在该医疗机构住院序次，与住院号联动，具备唯一性	N	n3				
DE01.07.001.00.V1.0	检查申请单号	GA_JCSQDH	患者临床辅助检查的唯一标志	C	an10		检查ID		
DE01.07.002.00.V1.0	诊断名称	GA_ZDMC	患者辅助检查单上的诊断名称	C	an50	符合 ICD-10 规定			
DE01.07.003.00.V1.0	诊断编码	GA_ZDBM	患者辅助检查单上的诊断编码	C	an18	符合 ICD-10 规定			

表 12 临床辅助检查数据元（续）

标识符	数据元名称	域/汉语简拼	定义	数据类型	数据格式	值域	同义名称	关系	备注
DE01.07.004.00.V1.0	检查类别名称	GA_JCLBMC	患者所做检查的类别名称，如 CT、MRI、ECG	C	an10	应符合表 A.2	申请检查的类别		
DE01.07.005.00.V1.0	检查类别代码	GA_JCLBDM	患者所做检查的类别代码	C	an4	应符合表 A.2			
DE01.07.006.00.V1.0	检查项目名称	GA_JCXMMC	患者所做具体检查项目的名称	C	an100	应符合表 A.2	申请检查的具体名称		
DE01.07.007.00.V1.0	检查项目代码	GA_JCXMDM	患者所做具体检查项目代码	C	an6	应符合表 A.2			
DE01.07.008.00.V1.0	检查部位	GA_JCBW	患者身体接受检查操作的部位	C	an50				
DE01.07.009.00.V1.0	检查所见	GA_JCSJ	检查操作所见的客观描述	C	an1000				
DE01.07.010.00.V1.0	检查所得	GA_JCSD	检查所得出的结论	C	an1000				
DE01.07.011.00.V1.0	图像编号	GA_TXBH	患者检查报告的图像编号	C	an10				
DE01.07.012.00.V1.0	检查申请时间	GA_JCSQSJ	医生申请检查的时间	DT	YYYY-MM-DD hh:mm				
DE01.07.013.00.V1.0	申请检查科室名称	GA_SQJCKSMC	申请该项检查的科室的名称	C	an50				
DE01.07.014.00.V1.0	申请检查科室代码	GA_SQJCKSDM	申请该项检查的科室唯一标识	C	an18		科室代码		自行编码
DE01.07.015.00.V1.0	检查申请医师姓名	GA_JCSQYSXM	检查申请医师姓名	C	an36				
DE01.07.016.00.V1.0	检查申请医师编码	GA_JCSQYSBM	检查申请医师员工编码	C	an8		员工编码		自行编码

表 12 临床辅助检查数据元（续）

标识符	数据元名称	域/汉语简拼	定义	数据类型	数据格式	值域	同义名称	关系	备注
DE01.07.017.00.V1.0	检查时间	GA_JCSJ	检查完成的日期及时间	DT	YYYY-MM-DD hh:mm	应符合GB/T 7408—2005 规定			
DE01.07.018.00.V1.0	报告时间	GA_BGSJ	检查报告完成的日期及时间	DT	YYYY-MM-DD hh:mm	应符合GB/T 7408—2005 规定			
DE01.07.019.00.V1.0	检查报告医师姓名	GA_JCBGYSXM	检查报告医师员工姓名	C	an36				
DE01.07.020.00.V1.0	检查报告医师编码	GA_JCBGYSBM	检查报告医师员工编码	C	an8		员工编码		自行编码
DE01.07.021.00.V1.0	执行科室名称	GA_ZXKSMC	执行辅助检查项目科室的名称	C	an50				
DE01.07.022.00.V1.0	执行科室代码	GA_ZXKSDM	执行辅助检查项目科室的唯一标识	C	an18		科室代码		自行编码

8.8 病历管理记录

表 13 给出病历管理记录对应表 1 中 DE01.08 的详细信息。

表 13 病历管理记录数据元

标识符	数据元名称	域/汉语简拼	定义	数据类型	数据格式	值域	同义名称	关系	备注
DE01.01.001.00.V1.0	门诊号	AA_MZH	患者的唯一标识	C	an18		患者ID		
DE01.01.002.00.V1.0	住院号	AA_ZYH	住院患者的唯一标识	C	an18		病案号		
DE01.01.003.00.V1.0	住院次数	AA_ZYCS	患者在该医疗机构住院序次，与住院号联动，具备唯一性	N	n3				

表 13 病历管理记录数据元（续）

标识符	数据元名称	域/汉语简拼	定义	数据类型	数据格式	值域	同义名称	关系	备注
DE01.08.001.00.V1.0	文档号	HA_WDH	病历文书记录文档的唯一标识	C	an32				
DE01.08.002.00.V1.0	病历版本号	HA_BLBBH	患者本次入院后病历的版本号	C	an4				
DE01.08.003.00.V1.0	病历创建时间	HA_BLCJSJ	患者住院病历创建的日期与时间	DT	YYYY-MM-DD hh:mm				
DE01.08.004.00.V1.0	最后修改时间	HA_ZHXGSJ	改项病历文档最后一次修改的日期及时间	DT	YYYY-MM-DD hh:mm				
DE01.08.005.00.V1.0	病历审核日期	HA_BLSHRQ	病案管理部门对该病历进行审核的日期	D	YYYY-MM-DD				
DE01.08.006.00.V1.0	病历类别名称	HA_BLLBMC	该份病历所属类别的名称	C	an50	参见附录B表B.1			
DE01.08.007.00.V1.0	病历类别代码	HA_BLLBDM	该份病历所属类别的唯一标识	C	an6	参见表B.1			
DE01.08.008.00.V1.0	病历文书内容	HA_BLWSNR	该份病历文书的具体内容	C	an4000				文本格式
DE01.08.009.00.V1.0	病历创建医师姓名	HA_BLCJYSXM	创建患者该份病历的医师姓名	C	an36				
DE01.08.010.00.V1.0	病历创建医师编码	HA_BLCJYSBM	创建病历的医师员工编码	C	an8		员工编码		自行编码
DE01.08.011.00.V1.0	病历审核医师姓名	HA_BLSHYSXM	审核病历的医师姓名	C	an36				
DE01.08.012.00.V1.0	病历审核医师编码	HA_BLSHYSBM	审核病历的医师员工编码	C	an8		员工编码		自行编码

8.9 病历手术记录

表 14 给出病历手术记录对应表 1 中 DE01.09 的详细信息。

表 14　病历手术记录数据元

标识符	数据元名称	域/汉语简拼	定义	数据类型	数据格式	值域	同义名称	关系	备注
DE01.01.001.00.V1.0	门诊号	AA_MZH	患者的唯一标识	C	an18		患者ID		
DE01.01.002.00.V1.0	住院号	AA_ZYH	住院患者的唯一标识	C	an18		病案号		
DE01.01.003.00.V1.0	住院次数	AA_ZYCS	患者在该医疗机构住院序次，与住院号联动，具备唯一性	N	n3				
DE01.09.001.00.V1.0	手术室名称	IA_SSSMC	本次手术所在手术室名称	C	an30				
DE01.09.002.00.V1.0	手术室代码	IA_SSSDM	本次手术所在手术室的唯一标识	C	an18		科室代码		自行编码
DE01.09.003.00.V1.0	手术间号	IA_SSJH	本次手术所在手术间号	N	n3				
DE01.09.004.00.V1.0	术前诊断名称	IA_SQZDMC	本次手术前临床病症诊断的名称	C	an50	符合 ICD-10 规定			
DE01.09.005.00.V1.0	术前诊断编码	IA_SQZDBM	本次手术前临床病症诊断的编码	C	an18	符合 ICD-10 规定			
DE01.09.006.00.V1.0	手术名称	IA_SSMC	本次手术的手术名称	C	an100	符合 ICD-9-CM3 规定			
DE01.09.007.00.V1.0	手术编码	IA_SSBM	本次手术的手术编码	C	an18	符合 ICD-10 规定			
DE01.09.008.00.V1.0	手术等级	IA_SSDJ	患者本次手术的手术等级	C	an4	符合 ICD-10 规定			
DE01.09.009.00.V1.0	术后诊断名称	IA_SHZDMC	本次手术的术后诊断	C	an100	符合 ICD-10 规定			
DE01.09.010.00.V1.0	术后诊断编码	IA_SHZDBM	本次手术的术后诊断编码	C	an18	符合 ICD-10 规定			

表 14 病历手术记录数据元（续）

标识符	数据元名称	域/汉语简拼	定义	数据类型	数据格式	值域	同义名称	关系	备注
DE01.09.011.00.V1.0	急诊标志	IA_JZBZ	标识本次手术的是否为急诊手术	N	n1	0.否；1.是			
DE01.09.012.00.V1.0	手术类型	IA_SSLX	本次手术按操作类型或按人体解剖系统为轴心进行手术分类的类型名称	C	an50	符合 ICD-9-CM3 规定			
DE01.09.013.00.V1.0	主刀医师姓名	IA_ZDYSXM	主刀医师的姓名	C	an36		员工姓名		
DE01.09.014.00.V1.0	主刀医师编码	IA_ZDYSBM	本次手术的主刀医师的员工编码	C	an8		员工编码		自行编码
DE01.09.015.00.V1.0	第一手术助手姓名	IA_DYSSZSXM	实施手术的第一手术助手的员工姓名	C	an36				
DE01.09.016.00.V1.0	第一手术助手编码	IA_DYSSZSBM	实施手术的第一手术助手的员工编码	C	an8		员工编码		自行编码
DE01.09.017.00.V1.0	第二手术助手姓名	IA_DESSZSXM	实施手术的第二手术助手的员工姓名	C	an36				
DE01.09.018.00.V1.0	第二手术助手编码	IA_DESSZSBM	实施手术的第二手术助手的员工编码	C	an8		员工编码		自行编码
DE01.09.019.00.V1.0	第三手术助手姓名	IA_DSSSZSXM	实施手术的第三手术助手的员工姓名	C	an36				
DE01.09.020.00.V1.0	第三手术助手编码	IA_DSSSZSBM	实施手术的第三手术助手的员工编码	C	an8		员工编码		自行编码
DE01.09.021.00.V1.0	第四手术助手姓名	IA_DSSSZSXM	实施手术的第四手术助手的员工姓名	C	an36				

表 14 病历手术记录数据元（续）

标识符	数据元名称	域/汉语简拼	定义	数据类型	数据格式	值域	同义名称	关系	备注
DE01.09.022.00.V1.0	第四手术助手编码	IA_DSSSZSBM	实施手术的第四手术助手的员工编码	C	an8		员工编码		自行编码
DE01.09.023.00.V1.0	麻醉方法	IA_MZFF	患者本次手术的麻醉方法	C	an50	应符合表 A.4			
DE01.09.024.00.V1.0	主责麻醉医师姓名	IA_ZZMZYSXM	主责麻醉医师的姓名	C	an36		员工姓名		
DE01.09.025.00.V1.0	主责麻醉医师编码	IA_ZZMZYSBM	主责麻醉医师的员工编码	C	an8		员工编码		自行编码
DE01.09.026.00.V1.0	手术特殊情况说明	IA_SSTSQKSM	本次手术导致过程不顺利的原因说明	C	an100				
DE01.09.027.00.V1.0	手术开始时间	IA_SSKSSJ	本次手术的手术开始时间	DT	YYYY-MM-DD hh：mm				
DE01.09.028.00.V1.0	手术结束时间	IA_SSJSSJ	本次手术的手术结束的时间	DT	YYYY-MM-DD hh：mm				
DE01.09.029.00.V1.0	麻醉开始时间	IA_MZKSSJ	麻醉记录单标识的本次手术麻醉开始时间	DT	YYYY-MM-DD hh：mm				
DE01.09.030.00.V1.0	麻醉结束时间	IA_MZJSSJ	麻醉记录单标识的本次手术麻醉结束时间	DT	YYYY-MM-DD hh：mm				
DE01.09.031.00.V1.0	总入量	IA_ZRL	本次手术术中所输注的液体、血制品的总量	N	n6				单位:mL
DE01.09.032.00.V1.0	总出量	IA_ZCL	本次手术术中尿量、出血量、腹水、胸水的总量	N	n6				单位:mL

表 14　病历手术记录数据元（续）

标识符	数据元名称	域/汉语简拼	定义	数据类型	数据格式	值域	同义名称	关系	备注
DE01.09.033.00.V1.0	ASA 分级	IA_ASAFJ	患者术前病情的美国麻醉医师协会分级	C	an10	符合 CT05.01.008 规定			
DE01.09.034.00.V1.0	手术切口等级	IA_SSQKDJ	手术切口清洁程度等级	N	n1	1.Ⅰ类手术切口:清洁手术; 2.Ⅱ类手术切口:污染手术; 3.Ⅲ类手术切口:清洁-污染手术; 4.Ⅳ类手术切口:感染手术			
DE01.09.035.00.V1.0	愈合等级	IA_YHDJ	切口的愈合等级	N	n1	1.甲:良好; 2.乙:欠佳; 3.丙:感染			

8.10　主诉

表 15 给出主诉对应表 1 中 DE01.10 的详细信息。

表 15　主诉数据元

标识符	数据元名称	域/汉语简拼	定义	数据类型	数据格式	值域	同义名称	关系	备注
DE01.01.001.00.V1.0	门诊号	AA_MZH	患者的唯一标识	C	an18		患者ID		
DE01.01.002.00.V1.0	住院号	AA_ZYH	住院患者的唯一标识	C	an18		病案号		
DE01.01.003.00.V1.0	住院次数	AA_ZYCS	患者在该医疗机构住院序次,与住院号联动,具备唯一性	N	n3				
DE01.10.001.00.V1.0	主诉	JA_ZS	患者向医师描述的对自身本次疾病相关的感受的记录	C	an100				

表 15　主诉数据元（续）

标识符	数据元名称	域/汉语简拼	定义	数据类型	数据格式	值域	同义名称	关系	备注
DE01.10.002.00.V1.0	出现症状日期	JA_CXZZRQ	患者出现某项症状当日的日期	D	YYYY-MM-DD				
DE01.10.003.00.V1.0	症状/体征发作持续天数	JA_ZZTZFZCXTS	患者某症状/体征发作的持续天数	N	n5				单位:d
DE01.10.004.00.V1.0	症状/体征发作次数	JA_ZZTZFZCS	标识距离上次随访期间患者某症状/体征发作的次数	N	n5				
DE01.10.005.00.V1.0	症状持续时间	JA_ZZCXSJ	某症状发作的持续时间	N	n3				单位:min
DE01.10.006.00.V1.0	症状名称	JA_ZZMC	患者出现的临床主要症状的名称	C	an50	符合 ICD-10 规定			
DE01.10.007.00.V1.0	症状编码	JA_ZZBM	患者的症状在特定编码体系中的代码	C	an18	符合 ICD-10 规定			
DE01.10.008.00.V1.0	症状描述	JA_ZZMS	对患者出现症状的详细信息描述	C	an100				

8.11　现病史

表 16 给出现病史对应表 1 中 DE01.11 的详细信息。

表 16　现病史数据元

标识符	数据元名称	域/汉语简拼	定义	数据类型	数据格式	值域	同义名称	关系	备注
DE01.01.001.00.V1.0	门诊号	AA_MZH	患者的唯一标识	C	an18		患者ID		
DE01.01.002.00.V1.0	住院号	AA_ZYH	住院患者的唯一标识	C	an18		病案号		
DE01.01.003.00.V1.0	住院次数	AA_ZYCS	患者在该医疗机构住院序次,与住院号联动,具备唯一性	N	n3				

表 16 现病史数据元（续）

标识符	数据元名称	域/汉语简拼	定义	数据类型	数据格式	值域	同义名称	关系	备注
DE01.11.001.00.V1.0	现病史描述	KA_XBSMS	对患者当前所患疾病情况的详细描述	C	an100				
DE01.11.002.00.V1.0	出现症状日期	KA_CXZZRQ	患者出现某项症状当日的日期	D	YYYY-MM-DD				
DE01.11.003.00.V1.0	症状/体征发作持续天数	KA_ZZTZFZCXTS	患者某症状/体征发作的持续天数	N	n5				
DE01.11.004.00.V1.0	症状/体征发作次数	KA_ZZTZFZCS	标识自首次某症状/体征发作后患者某症状/体征发作的次数	N	n5				
DE01.11.005.00.V1.0	症状持续时间	KA_ZZCXSJ	某症状发作的持续时间	N	n3				单位：min
DE01.11.006.00.V1.0	症状名称	KA_ZZMC	患者出现的临床主要症状的名称	C	an50	符合 ICD-10 规定			
DE01.11.007.00.V1.0	症状编码	KA_ZZBM	患者的症状在特定编码体系中的代码	C	an18	符合 ICD-10 规定			
DE01.11.008.00.V1.0	症状描述	KA_ZZMS	对患者出现症状的详细信息描述	C	an100				
DE01.11.009.00.V1.0	发病缓急	KA_FBHJ	主诉疾病是急性起病还是慢性起病	N	n1	1.急性起病；2.慢性起病			
DE01.11.010.00.V1.0	发病原因	KA_FBYY	主诉疾病的发病原因	C	an100		发病诱因		
DE01.11.011.00.V1.0	病情变化原因	KA_BQBHYY	病情加重或缓解的原因	C	a100		病情变化诱因		
DE01.11.012.00.V1.0	伴随症状	KA_BSZZ	本次入院的疾病发病时主诉症状之外的表现症状	C	an50	应符合 WS 363—2011（所有部分）规定			

表 16 现病史数据元（续）

标识符	数据元名称	域/汉语简拼	定义	数据类型	数据格式	值域	同义名称	关系	备注
DE01.11.013.00.V1.0	诊治经过	KA_ZZJG	描述本次入院前针对主诉疾病的诊疗经过:包括时间、地点、治疗方式、治疗效果等	C	an200				
DE01.11.014.00.V1.0	意识状态	KA_YSZT	患者入院时的意识状态	N	n1	1.清醒；2.嗜睡；3.意识模糊；4.昏睡；5.浅昏迷；6.中昏迷；7.深昏迷			
DE01.11.015.00.V1.0	疲乏无力标志	KA_PFWLBZ	标识患者有无疲乏无力症状	B		0.无；1.有			
DE01.11.016.00.V1.0	体力状态	KA_TLZT	患者当前的体力状态	N	n1	1.良好；2.一般；3.较差			
DE01.11.017.00.V1.0	食欲减退标志	KA_SYJTBZ	标识患者有无食欲减退症状	B		0.无；1.有			
DE01.11.018.00.V1.0	饮食习惯代码	KA_YSXGDM	患者饮食习惯在特定编码体系中的代码	N	n1	应符合WS 364—2011(所有部分)规定			
DE01.11.019.00.V1.0	饮食情况	KA_YSQK	患者饮食情况	N	n1	1.良好；2.一般；3.较差			
DE01.11.020.00.V1.0	睡眠情况	KA_SMQK	患者睡眠情况	B	n1	1.良好；2.一般；3.较差			
DE01.11.021.00.V1.0	失眠标志	KA_SMBZ	标识患者有无失眠症状	B	n	0.无；1.有			
DE01.11.022.00.V1.0	全天睡眠时长	KA_QTSMSC	通常一天内,睡眠的总时间长度	N	n4				单位:min

表 16 现病史数据元（续）

标识符	数据元名称	域/汉语简拼	定义	数据类型	数据格式	值域	同义名称	关系	备注
DE01.11.023.00.V1.0	腹胀标志	KA_FZBZ	标识患者有无腹胀症状	B		0.无；1.有			
DE01.11.024.00.V1.0	腹泻标志	KA_FXBZ	标识患者有无腹泻症状	B		0.无；1.有			
DE01.11.025.00.V1.0	腹泻次数	KA_FXCS	患者某段时间内腹泻次数累计值	N	n2				
DE01.11.026.00.V1.0	便秘标志	KA_BMBZ	标识患者有无便秘症状	B		0.无；1.有			
DE01.11.027.00.V1.0	便血标志	KA_BXBZ	标识患者有无便血症状	B		0.无；1.有			
DE01.11.028.00.V1.0	大便次数	KA_DBCS	患者回顾每天大便的次数	N	n2				单位：次/d
DE01.11.029.00.V1.0	大便颜色	KA_DBYS	根据大便异常颜色提示与疾病的关系	N	n1	1.黄色；2.白陶土样；3.黑色；4.红色；5.其他			
DE01.11.030.00.V1.0	大便形状	KA_DBXZ	观察大便形状，以及时了解疾病信息	N	n1	1.圆柱形,较软；2.干硬；3.黏液或水状；4.其他			
DE01.11.031.00.V1.0	小便状况记录	KA_XBZKJL	患者小便频率、量、尿液形状等状况的记录	C	an100				
DE01.11.032.00.V1.0	排尿困难标志	KA_PNKNBZ	标识患者是有无排尿困难症状	B		0.无；1.有			
DE01.11.033.00.V1.0	尿频标志	KA_NPBZ	标识患者有无尿频症状	B		0.无；1.有			
DE01.11.034.00.V1.0	尿急标志	KA_NJBZ	标识患者有无尿急症状	B		0.无；1.有			

表 16　现病史数据元（续）

标识符	数据元名称	域/汉语简拼	定义	数据类型	数据格式	值域	同义名称	关系	备注
DE01.11.035.00.V1.0	尿液外观	KA_NYWG	患者尿液外观检查结果的详细描述	C	an100				
DE01.11.036.00.V1.0	消瘦标志	KA_XSBZ	标识患者有无消瘦症状	B		0.无；1.有			
DE01.11.037.00.V1.0	文档号	KA_WDH	后结构化数据来源文档的ID	C	an32				

8.12　既往史

表 17 给出既往史对应表 1 中 DE01.12 的详细信息。

表 17　既往史数据元

标识符	数据元名称	域/汉语简拼	定义	数据类型	数据格式	值域	同义名称	关系	备注
DE01.01.001.00.V1.0	门诊号	AA_MZH	患者的唯一标识	C	an18		患者ID		
DE01.01.002.00.V1.0	住院号	AA_ZYH	住院患者的唯一标识	C	an18		病案号		
DE01.01.003.00.V1.0	住院次数	AA_ZYCS	患者在该医疗机构住院序次,与住院号联动,具备唯一性	N	n3				
DE01.12.001.00.V1.0	既往史描述	LA_JWSMS	对患者既往健康状况和疾病的详细描述	C	an100				
DE01.12.002.00.V1.0	手术史描述	LA_SSSMS	对患者既往接受手术/操作详细情况的描述	C	an100				
DE01.12.003.00.V1.0	手术标志	LA_SSBZ	标识患者有无手术经历	B		0.无；1.有			
DE01.12.004.00.V1.0	手术时间	LA_SSSJ	既往历次手术的日期	D	YYYY-MM-DD				

表 17 既往史数据元（续）

标识符	数据元名称	域/汉语简拼	定义	数据类型	数据格式	值域	同义名称	关系	备注
DE01.12.005.00.V1.0	手术名称	LA_SSMC	既往历次手术的具体名称	C	an50	符合 ICD-10 规定			
DE01.12.006.00.V1.0	手术编码	LA_SSBM	既往历次手术的具体编码	C	an18	符合 ICD-10 规定			
DE01.12.007.00.V1.0	既往手术麻醉方法	LA_JWSSMZFF	既往历次手术中采用的麻醉方法	C	an50				
DE01.12.008.00.V1.0	外伤标志	LA_WSBZ	标识患者有无外伤经历	B		0.无；1.有			
DE01.12.009.00.V1.0	外伤名称	LA_WSMC	患者发生的外伤的具体名称	C	an100				
DE01.12.010.00.V1.0	外伤发生日期时间	LA_WSFSRQSJ	患者发生外伤的时间	DT	YYYY-MM-DD hh:mm				
DE01.12.011.00.V1.0	住院情况代码	LA_ZYQKDM	患者住院情况在特定分类中的代码	N	n1	1.从未住院；2.目前正在住院；3.既往住院			
DE01.12.012.00.V1.0	住院次数	LA_ZYCS	患者既往住院治疗的次数	N	n3				
DE01.12.013.00.V1.0	先天疾患描述	LA_XTJHMS	对患者所患先天性疾患的详细描述	C	an100				
DE01.12.014.00.V1.0	过敏史标志	LA_GMSBZ	标识患者有无过敏经历	B		0.无；1.有			
DE01.12.015.00.V1.0	过敏史描述	LA_GMSMS	患者既往发生过敏情况的详细描述	C	an100				
DE01.12.016.00.V1.0	过敏源	LA_GMY	导致患者过敏的具体物质名称	C	An50				
DE01.12.017.00.V1.0	输血史标志	LA_SXSBZ	标识患者既往有无输血史	B		0.无；1.有			

表 17　既往史数据元（续）

标识符	数据元名称	域/汉语简拼	定义	数据类型	数据格式	值域	同义名称	关系	备注
DE01.12.018.00.V1.0	输血时间	LA_SXSJ	患者接受输血的日期	D	YYYY-MM-DD				
DE01.12.019.00.V1.0	输血成分	LA_SXCF	患者所输注的血液制品成分	C	an50				
DE01.12.020.00.V1.0	文档号	LA_WDH	后结构化数据来源文档的ID	C	an32				

8.13　个人史

表 18 给出个人史对应表 1 中 DE01.13 的详细信息。

表 18　个人史数据元

标识符	数据元名称	域/汉语简拼	定义	数据类型	数据格式	值域	同义名称	关系	备注
DE01.01.001.00.V1.0	门诊号	AA_MZH	患者的唯一标识	C	an18		患者ID		
DE01.01.002.00.V1.0	住院号	AA_ZYH	住院患者的唯一标识	C	an18		病案号		
DE01.01.003.00.V1.0	住院次数	AA_ZYCS	患者在该医疗机构住院序次，与住院号联动，具备唯一性	N	n3				
DE01.13.001.00.V1.0	个人史描述	MA_GRSMS	记录出生地及长期居留地，生活习惯及有无烟、酒、药物等嗜好，职业与工作条件及有无工业毒物、粉尘、放射性物质接触史，有无冶游史	C	an2000				

表 18 个人史数据元（续）

标识符	数据元名称	域/汉语简拼	定义	数据类型	数据格式	值域	同义名称	关系	备注
DE01.13.002.00.V1.0	出生地	MA_CSD	患者领取《出生医学证明》的所在地	C	an100	应符合GB/T 2260—2007规定			
DE01.13.003.00.V1.0	出生地类别代码	MA_CSDLBDM	患者出生地点的类别在特定编码体系中的代码	C	n1	应符合WS 364—2011（所有部分)规定			
DE01.13.004.00.V1.0	长期居住地	MA_CQJZD	患者离开住所地最后连续居住一年以上且作为其生活中心的地址	C	an200	应符合GB/T 39609—2020规定	地址	注:所在地填写至门牌号	
DE01.13.005.00.V1.0	常住地类型代码	MA_CZDLXDM	患者长期居住地所属类型在特定分类中的代码	N	n1	1.城市;2.农村			
DE01.13.006.00.V1.0	常住地址户籍标志	MA_CZDZHJBZ	标识患者的常住地址是否为户籍所在地	N	n1	0.否;1.是			
DE01.13.007.00.V1.0	居住地区类别代码	MA_JZDQLBDM	患者在特定时间内居住地区所属类别在特定分类中的代码	N	n1	应符合GB/T 39609—2020规定			
DE01.13.008.00.V1.0	职业	MA_ZY	患者所从事的服务于社会并作为主要生活来源的工作	C	an20	应符合GB/T 6565—2015规定			
DE01.13.009.00.V1.0	职业类别代码	MA_ZYLBDM	患者从事职业所述类别在特定编码体系中的代码	C	an3	应符合GB/T 6565—2015规定			
DE01.13.010.00.V1.0	职业开始日期	MA_ZYKSRQ	患者开始从事某职业的日期	D	YYYY-MM-DD				

表 18　个人史数据元（续）

标识符	数据元名称	域/汉语简拼	定义	数据类型	数据格式	值域	同义名称	关系	备注
DE01.13.011.00.V1.0	职业终止日期	MA_ZYZZRQ	患者终止从事某职业的日期	D	YYYY-MM-DD				
DE01.13.012.00.V1.0	毒品注射史标志	MA_DPZSSBZ	标识患者有无静脉注射或肌肉注射毒品经历	B		0.无；1.有			
DE01.13.013.00.V1.0	特殊药物服用史标志	MA_TSYWFYSBZ	标识患者有无服用过特殊药物	B		0.无；1.有			
DE01.13.014.00.V1.0	职业暴露史标志	MA_ZYBLSBZ	标识患者有无职业暴露史	B		0.无；1.有			
DE01.13.015.00.V1.0	职业暴露危险因素名称	MA_ZYBLWXYSMC	患者因职业接触化学品、毒物或射线的名称	C	an50				
DE01.13.016.00.V1.0	职业暴露危险因素种类代码	MA_ZYBLWXYSZLDM	职业解除危害因素在特定编码体系中的代码	C	an4	应符合WS 364—2011（所有部分）规定			
DE01.13.017.00.V1.0	职业病危害类别代码	MA_ZYBWHLBDM	职业卫生被监督单位存在的职业危害类别在特定分类中的代码	N	n1	1.轻微；2.一般；3.严重			
DE01.13.018.00.V1.0	职业病危害因素类别代码	MA_ZYBWHYSLBDM	职业病患者所接触的职业危害因素的类别在特定编码体系中的代码	N	n4	应符合WS 364—2011（所有部分）规定			
DE01.13.019.00.V1.0	职业防护措施标志	MA_ZYFHCSBZ	标识患者有无针对职业危害因素的预防保护的具体措施	B		0.无；1.有			
DE01.13.020.00.V1.0	职业照射种类代码	MA_ZYZSZLDM	职业照射种类在特定编码体系中的代码	N	n1	应符合WS 364—2011（所有部分）规定			

表 18 个人史数据元（续）

标识符	数据元名称	域/汉语简拼	定义	数据类型	数据格式	值域	同义名称	关系	备注
DE01.13.021.00.V1.0	传染病接触史标志	MA_CRBJCSBZ	标识患者有无接触过已被确诊的传染病患者	B		0.无；1.有			
DE01.13.022.00.V1.0	性传播疾病标志	MA_XCBJBBZ	患者既往有无诊断梅毒、淋病、生殖道沙眼衣原体感染、尖锐湿疣、生殖器疱疹等性传播疾病	B		0.无；1.有			
DE01.13.023.00.V1.0	吸烟标志	MA_XYBZ	标识患者有无吸烟史	BB		0.无；1.有			
DE01.13.024.00.V1.0	吸烟频率代码	MA_XYPLDM	患者现在吸烟频率在特定编码体系中的代码	N	n1	应符合WS 364—2011（所有部分)规定			
DE01.13.025.00.V1.0	吸烟时长	MA_XYSC	患者吸烟的累计时间长度	N	n2				单位:年
DE01.13.026.00.V1.0	吸烟状况代码	MA_XYZKDM	患者过去和现在的吸烟情况在特定分类中的代码	N	n1	1.从不吸烟；2.过去吸,已戒烟；3.吸烟			
DE01.13.027.00.V1.0	日吸烟量	MA_RXYL	最近1月内患者平均每天的吸烟量	N	n50				单位:支
DE01.13.028.00.V1.0	开始吸烟年龄	MA_KSXYNL	患者开始吸第一只烟的周岁年龄	N	n2				单位:岁
DE01.13.029.00.V1.0	戒烟标志	MA_JYBZ	标识患者有无戒烟	N	n1	0.无；1.有			
DE01.13.030.00.V1.0	戒烟时长	MA_JYSC	最近一次戒烟的时长	n	n2				单位:周或月或年
DE01.13.031.00.V1.0	戒烟年龄	MA_JYNL	吸烟者成功戒烟时的周岁年龄	N	n2				单位:岁

表 18　个人史数据元（续）

标识符	数据元名称	域/汉语简拼	定义	数据类型	数据格式	值域	同义名称	关系	备注
DE01.13.032.00.V1.0	停止吸烟时长	MA_TZXYSC	患者停止吸烟的时间长度	N	n5				单位:d
DE01.13.033.00.V1.0	饮酒标志	MA_YJBZ	标识患者有无饮酒史	B		0.无; 1.有			
DE01.13.034.00.V1.0	饮酒频率代码	MA_YJPLDM	患者饮酒的频率在特定编码体系中的代码	N	n1	应符合WS 364—2011（所有部分）规定			
DE01.13.035.00.V1.0	饮酒时长	MA_YJSC	患者饮酒的累计时间长度	N	n2				单位:年
DE01.13.036.00.V1.0	饮酒种类代码	MA_YJZLDM	患者饮酒种类在特定编码体系中的代码	N	n1	应符合WS 364—2011（所有部分）规定			
DE01.13.037.00.V1.0	日饮酒量	MA_RYJL	患者平均每天的饮酒量相当于白酒量	N	n3				单位:两
DE01.13.038.00.V1.0	开始饮酒年龄	MA_KSYJNL	患者第一次饮酒时的周岁年龄	N	n2				单位:岁
DE01.13.039.00.V1.0	戒酒标志	MA_JJBZ	标识饮酒者有无成功戒酒	B		0.无; 1.有			
DE01.13.040.00.V1.0	戒酒时长	MA_JJSC	最近一次戒酒的时长	N	n2				单位:月或年
DE01.13.041.00.V1.0	戒酒年龄	MA_JJNL	饮酒者成功戒酒时的周岁年龄	N	n2				单位:岁
DE01.13.042.00.V1.0	婚姻状况代码	MA_HYZKDM	患者当前婚姻状况代码	C	n2	应符合GB/T 2261.2—2003规定			
DE01.13.043.00.V1.0	结婚日期	MA_JHRQ	患者当前婚姻办理结婚登记的日期	D	YYYY-MM-DD				
DE01.13.044.00.V1.0	配偶健康状况	MA_POJKZK	配偶是否患有先天性疾病或慢性疾病	C	an100				

表 18 个人史数据元（续）

标识符	数据元名称	域/汉语简拼	定义	数据类型	数据格式	值域	同义名称	关系	备注
DE01.13.045.00.V1.0	育子/女标志	MA_YZNBZ	标识患者有无育有子女	B		0.无；1.有			
DE01.13.046.00.V1.0	生育女数	MA_SYNS	育龄妇女生育女孩的数量	N	n1				
DE01.13.047.00.V1.0	生育子数	MA_SYZS	育龄妇女生育男孩的数量	N	n1				
DE01.13.048.00.V1.0	现有子女数	MA_XYZNS	患者现有的子女数量	N	n2				单位:个
DE01.13.049.00.V1.0	子女患遗传性疾病情况	MA_ZNHYCX-JBQK	对子女患遗传性疾病情况的详细描述	C	an100				
DE01.13.050.00.V1.0	月经异常标志	MA_YJYCBZ	标识有无月经异常症状	B		0.无；1.有			
DE01.13.051.00.V1.0	月经出血量类别代码	MA_YJCXLL-BDM	一个月经周期中月经出血量在特定分类中的代码	N	n1	1.多；2.中；3.少			
DE01.13.052.00.V1.0	初潮年龄	MA_CCNL	女性首次月经来潮时的年龄	N	n2				单位:岁
DE01.13.053.00.V1.0	行经期天数	MA_XJQTS	妇女行经期间的天数	N	n2				单位:d
DE01.13.054.00.V1.0	月经周期	MA_YJZQ	两次月经来潮第一天间隔的时间长度	N	n2				单位:d
DE01.13.055.00.V1.0	月经持续时间	MA_YJCXSJ	月经周期中持续出血的天数	N	n2				单位:d
DE01.13.056.00.V1.0	末次月经日期明确标志	MA_MCYJRQ-MQBZ	标识末次月经日期有无明确	B		0.无；1.有			
DE01.13.057.00.V1.0	末次月经日期	MA_MCYJRQ	末次月经首日的日期	D	YYYY-MM-DD				
DE01.13.058.00.V1.0	绝经标志	MA_JJBZ	标识妇女有无绝经	B		0.无；1.有			

表 18 个人史数据元（续）

标识符	数据元名称	域/汉语简拼	定义	数据类型	数据格式	值域	同义名称	关系	备注
DE01.13.059.00.V1.0	绝经年龄	MA_JJNL	绝经时的年龄	N	n2				单位:岁
DE01.13.060.00.V1.0	文档号	MA_WDH	后结构化数据来源文档的 ID	C	an32				

8.14 家族史

表 19 给出家族史对应表 1 中 DE01.14 的详细内容。

表 19 家族史数据元

标识符	数据元名称	域/汉语简拼	定义	数据类型	数据格式	值域	同义名称	关系	备注
DE01.01.001.00.V1.0	门诊号	AA_MZH	患者的唯一标识	C	an18		患者ID		
DE01.01.002.00.V1.0	住院号	AA_ZYH	住院患者的唯一标识	C	an18		病案号		
DE01.01.003.00.V1.0	住院次数	AA_ZYCS	患者在该医疗机构住院序次,与住院号联动,具备唯一性	N	n3				
DE01.14.001.00.V1.0	家族史描述	NA_JZSMS	某一种病的患者的家族成员（较大范围的家族成员,不仅限于祖孙等直系亲属）中发病情况	C	an2000				后结构化
DE01.14.002.00.V1.0	家族疾病名称	NA_JZJBMC	记录家族史中的疾病名称	C	an100	符合 ICD-10 规定			
DE01.14.003.00.V1.0	家族性疾病名称代码	NA_JZXJBMC-DM	患者近亲中患有家族疾病在特定编码体系中的代码	N	n2	应符合 WS 364—2011（所有部分）规定			
DE01.14.004.00.V1.0	家族近亲婚配标志	NA_JZJQHPBZ	标识患者有无家族近亲婚配	B		0.无;1.有			

表 19　家族史数据元（续）

标识符	数据元名称	域/汉语简拼	定义	数据类型	数据格式	值域	同义名称	关系	备注
DE01.14.005.00.V1.0	家族近亲婚配者与本人关系	NA_JZJQHP-ZYBRGX	家族中近亲婚配者与本人关系在特定编码体系中的代码	N	n1	应符合GB/T 4761—2008 规定			
DE01.14.006.00.V1.0	肿瘤家族史标志	NA_ZLJZSBZ	标识患者家族成员中有无肿瘤患者	B		0.无；1.有			
DE01.14.007.00.V1.0	肿瘤家族史瘤别	NA_ZLJZSLB	家族成员所患肿瘤的国际疾病分类代码	N	an5	符合 ICD-10 规定			
DE01.14.008.00.V1.0	家庭成员有乙肝患者标志	NA_JTCYYY-GHZBZ	标识患者家庭成员中有无乙肝患者	B		0.无；1.有			
DE01.14.009.00.V1.0	乙肝家族史标志	NA_YGJZSBZ	标识患者直系亲属中有无乙肝病毒感染者	B		0.无；1.有			
DE01.14.010.00.V1.0	家族疾病亲属关系	NA_JZJBQSGX	患有相同疾病的亲属，与患者的亲族关系	C	an8	应符合GB/T 4761—2008 规定			
DE01.14.011.00.V1.0	文档号	NA_WDH	后结构化数据来源文档的 ID	C	an32				

8.15　输血申请

表 20 给出输血申请对应表 1 中 DE01.15 的详细内容。

表 20　输血申请数据元

标识符	数据元名称	域/汉语简拼	定义	数据类型	数据格式	值域	同义名称	关系	备注
DE01.01.001.00.V1.0	门诊号	AA_MZH	患者的唯一标识	C	an18		患者ID		
DE01.01.002.00.V1.0	住院号	AA_ZYH	住院患者的唯一标识	C	an18		病案号		

表 20 输血申请数据元（续）

标识符	数据元名称	域/汉语简拼	定义	数据类型	数据格式	值域	同义名称	关系	备注
DE01.01.003.00.V1.0	住院次数	AA_ZYCS	患者在该医疗机构住院序次，与住院号联动，具备唯一性	N	n3				
DE01.15.001.00.V1.0	申请单号	OA_SQDH	预约申请单的唯一标识	C	an10				自行编码
DE01.15.002.00.V1.0	用血方式	OA_YXFS	患者本次用血来源	N	n1	1.异体输血；2.自体输血			
DE01.15.003.00.V1.0	自体输血类型	OA_ZTSXLX	患者自体输血回输形式	N	n1	1.储存自体血回输；2.稀释自体血回输；3.回收自体血回输			
DE01.15.004.00.V1.0	输血反应	OA_SXFY	患者在输血过程中或结束后，因输入血液或其制品或所用输注用具而产生的不良反应	N	n1	符合CV05.01.040规定			
DE01.15.005.00.V1.0	输血史标志	OA_SXSBZ	标识患者既往有无输血历史	B		0.无；1.有			
DE01.15.006.00.V1.0	不规则抗体筛查	OA_BGZKTSC	不规则抗体筛查结果描述	C	an100				
DE01.15.007.00.V1.0	末次输血时间	OA_MCSXSJ	最后一次输血时间	D	YYYY-MM-DD				
DE01.15.008.00.V1.0	怀孕史标志	OA_HYSBZ	标识患者既往有无怀孕经历	B		0.无；1.有			
DE01.15.009.00.V1.0	生产史标志	OA_SCSBZ	标识患者既往有无生产经历	B		0.无；1.有			
DE01.15.010.00.V1.0	输血目的	OA_SXMD	本次输血拟解决的临床问题	N	n1	1.手术；2.治疗			

表 20 输血申请数据元（续）

标识符	数据元名称	域/汉语简拼	定义	数据类型	数据格式	值域	同义名称	关系	备注
DE01.15.011.00.V1.0	输血时间	OA_SXSJ	本次输血拟定的输血时间	DT	YYYY-MM-DD hh：mm				
DE01.15.012.00.V1.0	血红蛋白值	OA_XHDBZ	患者最新血常规检验所得患者血液中的血红蛋白含量	C	an5				单位:g/L
DE01.15.013.00.V1.0	血小板数值	OA_XXBSZ	患者最新血常规检验所得患者血液中的血小板数	C	an10				单位:×10⁹ 个/L
DE01.15.014.00.V1.0	白细胞数值	OA_BXBSZ	患者最新血常规检验所得患者血液中的白细胞数	C	an10				单位:×10⁹ 个/L
DE01.15.015.00.V1.0	Hbs-Ag	OA_Hbs-Ag	患者最新血清学检验所得患者血液中的乙肝病毒表面抗原检验结果	N	n1	1.未查;2.阴性;3.阳性			
DE01.15.016.00.V1.0	HCV-Ab	OA_HCV-Ab	患者最新血清学检验所得患者血液中的丙肝病毒抗体检验结果	N	n1	1.未查;2.阴性;3.阳性			
DE01.15.017.00.V1.0	HIV-Ab	OA_HIV-Ab	患者最新血清学检验所得患者血液中的人类免疫缺陷病毒抗体检验结果	N	n1	1.未查;2.阴性;3.阳性			
DE01.15.018.00.V1.0	Hbs-Ab	OA_Hbs-Ab	患者最新血清学检验所得患者血液中的乙肝病毒表面抗体检验结果	N	n1	1.未查;2.阴性;3.阳性			

表20 输血申请数据元（续）

标识符	数据元名称	域/汉语简拼	定义	数据类型	数据格式	值域	同义名称	关系	备注
DE01.15.019.00.V1.0	Hbc-Ab	OA_Hbc-Ab	患者最新血清学检验所得患者血液中的乙肝病毒核心抗体检验结果	N	n1	1.未查；2.阴性；3.阳性			
DE01.15.020.00.V1.0	Hbe-Ab	OA_Hbe-Ab	患者最新血清学检验所得患者血液中的乙肝病毒e抗体检验结果	N	n1	1.未查；2.阴性；3.阳性			
DE01.15.021.00.V1.0	Hbe-Ag	OA_Hbe-Ag	患者最新血清学检验所得患者血液中的乙肝病毒e抗原检验结果	N	n1	1.未查；2.阴性；3.阳性			
DE01.15.022.00.V1.0	梅毒试验	OA_MDSY	患者最新血清学检验所得患者血液中的梅毒抗体检验结果	N	n1	1.未查；2.阴性；3.阳性			
DE01.15.023.00.V1.0	受血者ABO血型	OA_SXZABOXX	接受输血患者的血型	C	an10	应符合WS 445—2014（所有部分）规定			
DE01.15.024.00.V1.0	受血者Rh血型	OA_SXZRhXX	血型检测所获得的本患者Rh血型分型	N	N1	1.阳性；2.阴性			
DE01.15.025.00.V1.0	复检ABO血型	OA_FJABOXX	复检后接受输血患者的血型	C	an10	应符合WS 445—2014（所有部分）规定			
DE01.15.026.00.V1.0	复检Rh血型	OA_FJRhXX	复检后血型检测所获得的本患者Rh血型分型	N	n1	1.阳性；2.阴性			
DE01.15.027.00.V1.0	血制品用量	OA_XZPYL	本次申请中计划患者所需输入的各类血制品输注量	N	n5				单位:mL

56

表 20　输血申请数据元（续）

标识符	数据元名称	域/汉语简拼	定义	数据类型	数据格式	值域	同义名称	关系	备注
DE01.15.028.00.V1.0	血制品种类	OA_XZPZL	本次申请的血制品分类	C	an50				
DE01.15.029.00.V1.0	申请时间	OA_SQSJ	申请单提交的时间	DT	YYYY-MM-DD hh:mm				
DE01.15.030.00.V1.0	血库接受时间	OA_XKJSSJ	血库确认收到输血申请单的时间	DT	YYYY-MM-DD hh:mm				
DE01.15.031.00.V1.0	标本类型	OA_BBLX	送检用于患者配血的标本类型	N	n1	1.静脉血；2.动脉血			
DE01.15.032.00.V1.0	标本采集时间	OA_BBCJSJ	送检用于患者配血的标本采集时间	DT	YYYY-MM-DD hh:mm				
DE01.15.033.00.V1.0	送标本人姓名	OA_SBBRXM	将配血标本送至输血科的员工姓名	C	an36				
DE01.15.034.00.V1.0	送标本人编码	OA_SBBRBM	将配血标本送至输血科的员工编码	C	an8		员工编码		自行编码
DE01.15.035.00.V1.0	送标本时间	OA_SBBSJ	将配血标本送至输血科的时间	DT	YYYY-MM-DD hh:mm				
DE01.15.036.00.V1.0	检验者姓名	OA_JYZXM	输血科对本次送检标本检验的检验者姓名	C	an36				
DE01.15.037.00.V1.0	检验者编码	OA_JYZBM	输血科对本次送检标本检验的检验者编码	C	an8		员工编码		自行编码
DE01.15.038.00.V1.0	科主任姓名	OA_KZRXM	用血科室主任姓名	C	an36				

表20 输血申请数据元（续）

标识符	数据元名称	域/汉语简拼	定义	数据类型	数据格式	值域	同义名称	关系	备注
DE01.15.039.00.V1.0	科主任编码	OA_KZRBM	用血科室主任编码	C	an8		员工编码		自行编码
DE01.15.040.00.V1.0	主治医师姓名	OA_ZZYSXM	需要输血的患者的主治医师姓名	C	an36				
DE01.15.041.00.V1.0	主治医师编码	OA_ZZYSBM	需要输血的患者的主治医师员工编码	C	an8		员工编码		自行编码
DE01.15.042.00.V1.0	经治医师姓名	OA_JZYSXM	需要输血的患者的经治医师姓名	C	an36				
DE01.15.043.00.V1.0	经治医师编码	OA_JZYSBM	需要输血的患者的经治医师员工编码	C	an8		员工编码		自行编码

8.16 配血信息

表21给出配血信息对应表1中DE01.16的详细内容。

表21 配血信息数据元

标识符	数据元名称	域/汉语简拼	定义	数据类型	数据格式	值域	同义名称	关系	备注
DE01.01.001.00.V1.0	门诊号	AA_MZH	患者的唯一标识	C	an18		患者ID		
DE01.01.002.00.V1.0	住院号	AA_ZYH	住院患者的唯一标识	C	an18		病案号		
DE01.01.003.00.V1.0	住院次数	AA_ZYCS	患者在该医疗机构住院序次，与住院号联动，具备唯一性	N	n3				
DE01.16.001.00.V1.0	配血单编号	PA_PXDBH	配血单的唯一标识	C	an18				自行编码
DE01.15.001.00.V1.0	申请单号	OA_SQDH	与此配血单匹配的输血申请单的唯一标识	C	an10				

表 21 配血信息数据元（续）

标识符	数据元名称	域/汉语简拼	定义	数据类型	数据格式	值域	同义名称	关系	备注
DE01.16.002.00.V1.0	诊断	PA_ZD	患者此次输血的临床疾病诊断	C	n50	应符合WS 445—2014（所有部分）规定			
DE01.16.003.00.V1.0	血库配血时间	PA_XKPXSJ	血库配血的时间	DT	YYYY-MM-DD hh:mm				
DE01.16.004.00.V1.0	标本类型	PA_BBLX	送检用于患者配血的标本类型	N	n1	1.静脉血；2.动脉血			
DE01.16.005.00.V1.0	标本采集时间	PA_BBCJSJ	送检用于患者配血的标本采集时间	DT	YYYY-MM-DD hh:mm				
DE01.16.006.00.V1.0	配血方法	PA_PXFF	交叉配血方法	N	n1	1.盐水配血法；2.抗球蛋白配血法；3.聚凝胺配血法；4.卡式配血法			
DE01.16.007.00.V1.0	血库配血ABO血型	PA_XKPXABOXX	血库配血的ABO血型	C	an10	应符合WS 445—2014（所有部分）规定			
DE01.16.008.00.V1.0	血库配血Rh血型	PA_XKPXRhXX	血库配血Rh血型分型	N	n1	1.阳性；2.阴性			
DE01.16.009.00.V1.0	血袋号	PA_XDH	配血时献血者血袋号	C	an18				
DE01.16.010.00.V1.0	配血试管编号	PA_PXSGBH	配血时配血试管编号	C	an20				
DE01.16.011.00.V1.0	献血者ABO血型	PA_XXZABOXX	献血者的ABO血型	C	an110	应符合WS 445—2014（所有部分）规定			
DE01.16.012.00.V1.0	献血者Rh血型	PA_XXZRhXX	献血者的Rh血型分型	N	n1	1.阳性；2.阴性			
DE01.16.013.00.V1.0	献血者姓名	PA_XXZXM	献血者姓名	C	an36				

表 21 配血信息数据元（续）

标识符	数据元名称	域/汉语简拼	定义	数据类型	数据格式	值域	同义名称	关系	备注
DE01.16.014.00.V1.0	献血者编号	PA_XXZBH	采血时献血者编号	C	an18				自行编码
DE01.16.015.00.V1.0	血液成分	PA_XYCF	血袋内分离的血液成分具体名称	C	an50				
DE01.16.016.00.V1.0	血量	PA_XL	此血袋内血液成分总量	N	n3				单位:U
DE01.16.017.00.V1.0	配血结果	PA_PXJG	受血者血液与此血袋血液制品配血有无凝集	N	n1	0.无凝集;1.有凝集			
DE01.16.018.00.V1.0	患者核对成功标志	PA_HZHDCG-BZ	标识配血时核对患者信息是否成功	N	n1	0.否;1.是			
DE01.16.019.00.V1.0	配血人员姓名	PA_PXRYXM	配血人员的姓名	C	an36				
DE01.16.020.00.V1.0	配血人员编码	PA_PXRYBM	配血人员的员工编码	C	an8		员工编码		自行编码
DE01.16.021.00.V1.0	核对人员姓名	PA_HDRYXM	血库核对配血信息人员的员工姓名	C	an36				
DE01.16.022.00.V1.0	核对人员编码	PA_HDRYBM	血库核对配血信息人员的员工编码	C	an8		员工编码		自行编码

8.17 取血信息

表 22 给出取血信息对应表 1 中 DE01.17 的详细内容。

表 22 取血信息数据元

标识符	数据元名称	域/汉语简拼	定义	数据类型	数据格式	值域	同义名称	关系	备注
DE01.01.001.00.V1.0	门诊号	AA_MZH	患者的唯一标识	C	an18		患者ID		
DE01.01.002.00.V1.0	住院号	AA_ZYH	住院患者的唯一标识	C	an18		病案号		

表 22 取血信息数据元（续）

标识符	数据元名称	域/汉语简拼	定义	数据类型	数据格式	值域	同义名称	关系	备注
DE01.01.003.00.V1.0	住院次数	AA_ZYCS	患者在该医疗机构住院序次，与住院号联动，具备唯一性	N	n3				
DE01.17.001.00.V1.0	取血单号	QA_QXDH	主管医师开具的取血单唯一标识	C	an18				自行编码
DE01.16.001.00.V1.0	配血单编号	PA_PXDBH	与此取血单匹配的配血申请单的唯一标识	C	an18				
DE01.17.002.00.V1.0	取血日期	QA_QXRQ	医护人员取血的日期	D	YYYY-MM-DD				
DE01.17.003.00.V1.0	取血者姓名	QA_QXZXM	前往血库取血员工的姓名	C	an36				
DE01.17.004.00.V1.0	取血者编码	QA_QXZBM	前往血库取血员工的编码	C	an8		员工编码		自行编码
DE01.17.005.00.V1.0	经治医师姓名	QA_JZYSXM	开具取血单经治医师姓名	C	an36				
DE01.17.006.00.V1.0	经治医师编码	QA_JZYSBM	开具取血单经治医师编码	C	an8		员工编码		自行编码
DE01.17.007.00.V1.0	血制品种类	QA_XZPZL	本次提取的血制品种类	C	an50				
DE01.17.008.00.V1.0	血制品用量	QA_XZPYL	本次提取的各种血制品的用量	N	n5				单位:mL 或 U
DE01.17.009.00.V1.0	受血者ABO血型	QA_SXZABOXX	接受输血患者的ABO血型	C	an10	应符合WS 445—2014（所有部分）规定			
DE01.17.010.00.V1.0	受血者Rh血型	QA_SXZRhXX	接受输血患者的Rh血型	N	n1	1.阳性；2.阴性			
DE01.17.011.00.V1.0	签订医疗用血志愿书情况标志	QA_QDYLYXZYSQKBZ	标识患者或家属有无签订医疗用血志愿书	B		0.无；1.有			

61

8.18 发血信息

表 23 给出发血信息对应表 1 中 DE01.18 的详细内容。

表 23 发血信息数据元

标识符	数据元 名称	域/汉语 简拼	定义	数据 类型	数据 格式	值域	同义 名称	关系	备注
DE01.01.001. 00.V1.0	门诊号	AA_MZH	患者的唯一 标识	C	an18		患者 ID		
DE01.01.002. 00.V1.0	住院号	AA_ZYH	住院患者的唯 一标识	C	an18		病案 号		
DE01.01.003. 00.V1.0	住院次数	AA_ZYCS	患者在该医疗 机构住院序 次,与住院号 联动,具备唯 一性	N	n3				
DE01.18.001. 00.V1.0	诊断名称	RA_ZDMC	患者此次输血 的临床疾病诊 断的名称	C	an50	符合 ICD-10 规定			
DE01.18.002. 00.V1.0	诊断编码	RA_ZDBM	患者此次输血 的临床疾病诊 断的编码	C	an18	符合 ICD-10 规定			
DE01.18.003. 00.V1.0	发血单 序号	RA_FXDXH	发血单的唯一 标识	C	an18				自行编码
DE01.17.001. 00.V1.0	取血单号	QA_QXDH	与此发血单匹 配的取血申请 单的唯一标识	C	an18				
DE01.18.004. 00.V1.0	取血者 姓名	RA_QXZXM	前往血库取血 员工的姓名	C	an36				
DE01.18.005. 00.V1.0	取血者 编码	RA_QXZBM	前往血库取血 员工的编码	C	an8		员工 编码		自行编码
DE01.18.006. 00.V1.0	血袋号	RA_XDH	配血时献血者 血袋号	C	an18				
DE01.18.007. 00.V1.0	献血者 ABO 血型	RA_XXZABOXX	献血者的 ABO 血型	C	an10	应符合 WS 445—2014 (所有部分)规定			
DE01.18.008. 00.V1.0	献血者 Rh 血型	RA_XXZRhXX	献血者的 Rh 血型分型	N	n1	1.阳性; 2.阴性			

表 23 发血信息数据元（续）

标识符	数据元名称	域/汉语简拼	定义	数据类型	数据格式	值域	同义名称	关系	备注
DE01.18.009.00.V1.0	献血者编号	RA_XXZBH	采血时献血者编号	C	an18				自行编码
DE01.18.010.00.V1.0	血液类型	RA_XYLX	血袋内分离的血液成分具体名称	C	an20				
DE01.18.011.00.V1.0	血量	RA_XL	此血袋内血液成分总量	N	n3				单位:mL 或 U
DE01.18.012.00.V1.0	配血人员姓名	RA_PXRYXM	配血人员的姓名	C	an36				
DE01.18.013.00.V1.0	配血人员编码	RA_PXRYBM	配血人员的员工编码	C	an8		员工编码		自行编码
DE01.18.014.00.V1.0	配血结果	RA_PXJG	受血者血液与此血袋血液制品配血结果	N	n1	1.相合;2.不相合			
DE01.18.015.00.V1.0	发血人员姓名	RA_FXRYXM	发血员工的姓名	C	an36				
DE01.18.016.00.V1.0	发血人员编码	RA_FXRYBM	发血员工的编码	C	an8		员工编码		自行编码
DE01.18.017.00.V1.0	初次核对人员姓名	RA_CCHDRYXM	初次核对所提血制品相关信息员工的姓名	C	an36				
DE01.18.018.00.V1.0	初次核对人员编码	RA_CCHDRYBM	初次核对所提血制品相关信息员工的编码	C	an8		员工编码		自行编码
DE01.18.019.00.V1.0	复核人员姓名	RA_FHRYXM	复核所提血制品相关信息员工的姓名	C	an36				
DE01.18.020.00.V1.0	复核人员编码	RA_FHRYBM	复核所提血制品相关信息员工的编码	C	an8		员工编码		自行编码
DE01.18.021.00.V1.0	发血时间	RA_FXSJ	血液科工作人员发血的事件	D	YYYY-MM-DD hh-mm				

8.19 输血信息

表 24 给出输血信息对应于表 1 中 DE01.19 的详细信息。

表 24 输血信息数据元

标识符	数据元名称	域/汉语简拼	定义	数据类型	数据格式	值域	同义名称	关系	备注
DE01.01.001.00.V1.0	门诊号	AA_MZH	患者的唯一标识	C	an18		患者ID		
DE01.01.002.00.V1.0	住院号	AA_ZYH	住院患者的唯一标识	C	an18		病案号		
DE01.01.003.00.V1.0	住院次数	AA_ZYCS	患者在该医疗机构住院序次，与住院号联动，具备唯一性	N	n3				
DE01.25.001.00.V1.0	手术序号	YA_SSXH	患者本次住院手术的唯一标识，与住院次数联动	N	n3				自动递增1
DE01.19.001.00.V1.0	申请单号	SA_SQDH	用血申请单的唯一编号	C	an10				自行编码
DE01.18.003.00.V1.0	发血单序号	RA_FXDXH	与此输血申请单匹配的发血申请单的唯一标识	C	an18				
DE01.19.002.00.V1.0	血袋号	SA_XDH	拟输注血制品包装袋上的编码	C	an18				
DE01.19.003.00.V1.0	输血医师姓名	SA_SXYSXM	负责此次输血的医师姓名。该医师负责与输血护士完成输血前血制品核对	C	an36				
DE01.19.004.00.V1.0	输血医师编码	SA_SXYSBM	负责此次输血的医师编码	C	an8		员工编码		自行编码
DE01.19.005.00.V1.0	输血护士姓名	SA_SXHSXM	负责此次输血的护士姓名。该护士负责与输血医师完成输血前血制品核对	C	an36				

表 24 输血信息数据元（续）

标识符	数据元名称	域/汉语简拼	定义	数据类型	数据格式	值域	同义名称	关系	备注
DE01.19.006.00.V1.0	输血护士编码	SA_SXHSBM	负责此次输血的护士姓名。该护士负责与输血医师完成输血前血制品核对	C	an8		员工编码		自行编码
DE01.19.007.00.V1.0	核对完成情况	SA_HDWCQK	输血医师与输血护士是否完成血袋编号、姓名、血液制品成分、血液制品容量的核对	N	n1	1.未完成；2.已完成；3.核对失败出现错误			
DE01.19.008.00.V1.0	输血时间	SA_SXSJ	本次血制品输注的时间	DT	YYYY-MM-DD hh：mm				
DE01.19.009.00.V1.0	输血地点	SA_SXDD	患者进行本次输血操作的地点	N	n1	1.急诊科；2.病房；3.手术室；4.恢复室；5.AICU；6.ICU（包括所有专科的监护室）			
DE01.19.010.00.V1.0	受血者ABO血型	SA_SXZABOXX	受血者具体的ABO血型	C	an10	应符合WS 445—2014（所有部分)规定			
DE01.19.011.00.V1.0	受血者Rh血型	SA_SXZRhXX	受血者具体的Rh血型	N	n1	应符合WS 445—2014（所有部分)规定			
DE01.19.012.00.V1.0	供血者ABO血型	SA_GXZABOXX	供血者具体的ABO血型	C	an10	应符合WS 445—2014（所有部分)规定			
DE01.19.013.00.V1.0	供血者Rh血型	SA_GXZRhXX	供血者具体的Rh血型	N	n1	应符合WS 445—2014（所有部分)规定			

表 24 输血信息数据元（续）

标识符	数据元名称	域/汉语简拼	定义	数据类型	数据格式	值域	同义名称	关系	备注
DE01.19.014.00.V1.0	供血者编码	SA_GXZBM	供血者的身份编码	C	an18				自行编码
DE01.19.015.00.V1.0	失效时间	SA_SXSJ	血制品失效的时间	DT	YYYY-MM-DD hh:mm	应符合GB/T 7408—2005规定			
DE01.19.016.00.V1.0	输血品种代码	SA_SXPZDM	血制品种类的编码	C	an50				
DE01.19.017.00.V1.0	血袋血量	SA_XDXL	单个包装装载血制品的实际容量	N	n6				单位:mL 或 U
DE01.19.018.00.V1.0	实际输入血量	SA_SJSRXL	受血者实际输入本袋血制品的容量	N	n6				单位:mL 或 U
DE01.19.019.00.V1.0	输血总量	SA_SXZL	本次所有种类血制品的输入总量	N	n6				单位:mL 或 U
DE01.19.020.00.V1.0	输血反应	SA_SXFY	患者在输血过程中或结束后,因输入血液或其制品或所用输注用具而产生的不良反应	N	n1	符合 CV05.01.040 规定			

8.20 术前评估信息

表 25 给出术前评估信息对应表 1 中 DE01.20 的详细内容。

表 25 术前评估信息数据元

标识符	数据元名称	域/汉语简拼	定义	数据类型	数据格式	值域	同义名称	关系	备注
DE01.01.001.00.V1.0	门诊号	AA_MZH	患者的唯一标识	C	an18		患者ID		
DE01.01.002.00.V1.0	住院号	AA_ZYH	住院患者的唯一标识	C	an18		病案号		

表 25　术前评估信息数据元（续）

标识符	数据元名称	域/汉语简拼	定义	数据类型	数据格式	值域	同义名称	关系	备注
DE01.01.003.00.V1.0	住院次数	AA_ZYCS	患者在该医疗机构住院序次，与住院号联动，具备唯一性	N	n3				
DE01.25.001.00.V1.0	手术序号	YA_SSXH	患者本次住院手术的唯一标识，与住院次数联动	N	n3				自动递增1
DE01.20.001.00.V1.0	血压	TA_XY	包括收缩压/舒张压。此处为术前评估患者时最近一次的血压	C	an7				单位：mmHg
DE01.20.002.00.V1.0	心率	TA_XL	术前评估患者时最近一次心率	N	n3				单位：次/min
DE01.20.003.00.V1.0	呼吸频率	TA_HXPL	术前评估患者时最近一次呼吸频率	N	n2				单位：次/min
DE01.20.004.00.V1.0	心电图	TA_XDT	术前评估患者时最近一次心电图的检查结果	C	an50				
DE01.20.005.00.V1.0	胸部X片	TA_XBXP	术前评估患者时最近一次胸部X片检查的结果	C	an500				
DE01.20.006.00.V1.0	胸部CT	TA_XBCT	术前评估患者时最近一次胸部CT检查的结果	C	an500				
DE01.20.007.00.V1.0	血生化	TA_XSH	术前评估患者时最近一次血生化各项指标的检验结果	C	an1000				

表 25　术前评估信息数据元（续）

标识符	数据元名称	域/汉语简拼	定义	数据类型	数据格式	值域	同义名称	关系	备注
DE01.20.008.00.V1.0	血常规	TA_XCG	术前评估患者时最近一次血常规各项指标的检验结果	C	an1000				
DE01.20.009.00.V1.0	尿常规	TA_NCG	术前评估患者时最近一次尿常规各项指标的检验结果	C	an1000				
DE01.20.010.00.V1.0	其他	TA_QT	术前评估患者时最近一次其他有临床指导意义的检查或检验结果	C	an1000				
DE01.20.011.00.V1.0	术前治疗药物	TA_SQZLYW	术前患者所使用的药物名称	C	an100	符合 ATC 规定			
DE01.20.012.00.V1.0	急诊标志	TA_JZBZ	标识本次手术是否为急诊手术	N	n1	0.否；1.是			
DE01.20.013.00.V1.0	术前诊断	TA_SQZD	本次手术前临床病症诊断的名称	C	an100	符合 ICD-10 规定			
DE01.20.014.00.V1.0	术前诊断编码	TA_SQZDBM	本次手术前临床病症诊断的编码	C	an18	符合 ICD-10 规定			
DE01.20.015.00.V1.0	拟行手术名称	TA_NXSSMC	本次拟行手术治疗的名称	C	an200	符合 ICD-9-CM3 规定			
DE01.20.016.00.V1.0	拟行手术名称编码	TA_NXSSMCBM	本次拟行手术治疗名称的编码	C	an18	符合 ICD-9-CM3 规定			
DE01.20.017.00.V1.0	ASA 分级	TA_ASAFJ	患者术前病情的美国麻醉医师协会分级	C	an10	符合 CT05.01.008 规定			
DE01.20.018.00.V1.0	术前禁食标志	TA_SQJSBZ	标识有无术前禁食	B		0.无；1.有			
DE01.20.019.00.V1.0	急诊饱胃标志	TA_JZBWBZ	标识有无急诊饱胃	B		0.无；1.有			

68

表 25 术前评估信息数据元（续）

标识符	数据元名称	域/汉语简拼	定义	数据类型	数据格式	值域	同义名称	关系	备注
DE01.20.020.00.V1.0	麻醉方法	TA_MZFF	本次手术计划实施的麻醉方法	C	an50	应符合表 A.4			
DE01.20.021.00.V1.0	困难气道标志	TA_KNQDBZ	标识患者有无存在通气或建立人工气道困难的情况	B		0.无；1.有			
DE01.20.022.00.V1.0	颈部活动	TA_JBHD	颈部活动情况的详细描述	C	an100				
DE01.20.023.00.V1.0	腰部活动度	TA_YBHDD	腰部活动情况的详细描述	C	an100				
DE01.20.024.00.V1.0	牙齿情况	TA_YCQK	牙齿情况的详细描述	C	an50				
DE01.20.025.00.V1.0	Mallampati分级	TA_MFJ	对建立人工气道难易程度的分级	N	n1	1.一级；2.二级；3.三级；4.四级			
DE01.20.026.00.V1.0	手术史名称	TA_SSSMC	患者既往历次手术的名称	C	an50	符合 ICD-9-CM3 规定			
DE01.20.027.00.V1.0	手术史编码	TA_SSSBM	患者既往历次手术编码	C	an18	符合 ICD-9-CM3 规定			
DE01.20.028.00.V1.0	麻醉史	TA_MZS	患者既往历次麻醉方法的名称	C	an200	应符合表 A.4			
DE01.20.029.00.V1.0	过敏史标志	TA_GMSBZ	标识患者既往有无过敏反应史	B		0.无；1.有			
DE01.20.030.00.V1.0	循环系统疾病标志	TA_XHXTJBBZ	标识患者有无心血管系统疾病	B		0.无；1.有			
DE01.20.031.00.V1.0	呼吸系统疾病标志	TA_HXXTJBBZ	标识患者有无呼吸系统疾病	B		0.无；1.有			
DE01.20.032.00.V1.0	内分泌系统疾病标志	TA _NFMXTJBBZ	标识患者有无内分泌系统疾病	B		0.无；1.有			

表 25 术前评估信息数据元（续）

标识符	数据元名称	域/汉语简拼	定义	数据类型	数据格式	值域	同义名称	关系	备注
DE01.20.033.00.V1.0	消化系统疾病标志	TA_XHXTJBBZ	标识患者有无消化系统疾病	B		0.无；1.有			
DE01.20.034.00.V1.0	神经系统疾病标志	TA_SJXTJBBZ	标识患者有无神经系统疾病	B		0.无；1.有			
DE01.20.035.00.V1.0	血液系统疾病标志	TA_XYXTJBBZ	标识患者有无血液系统疾病	B		0.无；1.有			
DE01.20.036.00.V1.0	晕动症标志	TA_YDZBZ	标识患者有无晕动症	B		0.无；1.有			
DE01.20.037.00.V1.0	青光眼病史标志	TA_QGYBSBZ	标识患者有无青光眼病史	B		0.无；1.有			
DE01.20.038.00.V1.0	其他系统疾病	TA_QTXTJB	其他尚未归类的系统疾病	C	an500	符合 ICD-10 规定			
DE01.20.039.00.V1.0	吸烟状态代码	TA_XYZTDM	患者吸烟状态的代码	N	n1	应符合 WS 364—2011（所有部分）规定			
DE01.20.040.00.V1.0	饮酒状态代码	TA_YJZTDM	患者日常饮酒频率的代码	N	n2	应符合 WS 364—2011（所有部分）规定			
DE01.20.041.00.V1.0	其他嗜好	TA_QTSH	其他尚未归类的嗜好名称	C	an500				
DE01.20.042.00.V1.0	评估意见	TA_PGYJ	术前对患者进行麻醉评估的详细意见	C	an500				
DE01.20.043.00.V1.0	评估医师姓名	TA_PGYSXM	术前对患者进行麻醉评估的麻醉医师姓名	C	an36				
DE01.20.044.00.V1.0	评估医师编码	TA_PGYSBM	术前对患者进行麻醉评估的麻醉医师员工编码	C	an8		员工编码		自行编码
DE01.20.045.00.V1.0	评估时间	TA_PGSJ	术前对患者进行麻醉评估的时间	DT	YYYY-MM-DD hh:mm				

8.21 麻醉手术计划

表 26 给出麻醉手术计划对应表 1 中 DE01.21 的详细信息。

表 26 麻醉手术计划数据元

标识符	数据元名称	域/汉语简拼	定义	数据类型	数据格式	值域	同义名称	关系	备注
DE01.01.001.00.V1.0	门诊号	AA_MZH	患者的唯一标识	C	an18		患者ID		
DE01.01.002.00.V1.0	住院号	AA_ZYH	住院患者的唯一标识	C	an18		病案号		
DE01.01.003.00.V1.0	住院次数	AA_ZYCS	患者在该医疗机构住院序次,与住院号联动,具备唯一性	N	n3				
DE01.25.001.00.V1.0	手术序号	YA_SSXH	患者本次住院手术的唯一标识,与住院次数联动	N	n3				自动递增1
DE01.21.001.00.V1.0	麻醉前用药名称	UA_MZQYYMC	为消除患者紧张情绪、增强麻醉效果,降低麻醉风险,于手术前使用的镇静、镇痛及其他药物名称	C	an50	符合 ATC 规定			
DE01.21.002.00.V1.0	麻醉前用药编码	UA_MZQYYBM	为消除患者紧张情绪、增强麻醉效果,降低麻醉风险,于手术前使用的镇静、镇痛及其他药物编码	C	an18	符合 ATC 规定			
DE01.21.003.00.V1.0	效果	UA_XG	手术麻醉前用药的效果	N	n1	1.无效果;2.一般;3.效果好			
DE01.21.004.00.V1.0	麻醉方法	UA_MZFF	拟实施麻醉方法的名称	C	an50	应符合表 A.4			

表 26 麻醉手术计划数据元（续）

标识符	数据元名称	域/汉语简拼	定义	数据类型	数据格式	值域	同义名称	关系	备注
DE01.21.005.00.V1.0	录入时间	UA_LRSJ	实施麻醉的录入时刻	DT	YYYY-MM-DD hh：mm				
DE01.21.006.00.V1.0	手术操作名称	UA_SSCZMC	拟实施的手术操作标准名称	C	an50	符合 ICD-10 规定			
DE01.21.007.00.V1.0	手术操作编码	UA_SSCZBM	拟实施的手术操作标准编码	C	an18	符合 ICD-10 规定			

8.22 麻醉方法

表 27 给出麻醉方法对应表 1 中 DE01.22 的详细内容。

表 27 麻醉方法数据元

标识符	数据元名称	域/汉语简拼	定义	数据类型	数据格式	值域	同义名称	关系	备注
DE01.01.001.00.V1.0	门诊号	AA_MZH	患者的唯一标识	C	an18		患者ID		
DE01.01.002.00.V1.0	住院号	AA_ZYH	住院患者的唯一标识	C	an18		病案号		
DE01.01.003.00.V1.0	住院次数	AA_ZYCS	患者在该医疗机构住院序次，与住院号联动，具备唯一性	N	n3				
DE01.25.001.00.V1.0	手术序号	YA_SSXH	患者本次住院手术的唯一标识，与住院次数联动	N	n3				自动递增1
DE01.22.001.00.V1.0	口咽/鼻咽通气工具	VA_KY/BYTQGJ	实施人工通气所使用的口咽/鼻咽等通气工具名称	N	n1	1.鼻导管；2.面罩；3.鼻咽通气道；4.口咽通气道；5.储氧面罩；6.其他			

表 27 麻醉方法数据元（续）

标识符	数据元名称	域/汉语简拼	定义	数据类型	数据格式	值域	同义名称	关系	备注
DE01.22.002.00.V1.0	气管导管/喉罩	VA_QGDG/HZ	建立人工气道所使用的气管导管或喉罩的具体名称	N	n1	1.气管导管；2.双腔支气管导管；3.单腔气管导管＋气管封堵器；4.喉罩；5.神经监测气管导管；6.其他			
DE01.22.003.00.V1.0	有创气道标志	VA_YCQDBZ	标识建立人工气道有无使用有创伤性方法	B		0.无；1.有			
DE01.22.004.00.V1.0	有创气道名称	VA_YCQDMC	建立人工气道所使用的有创伤性方法名称	N	n1	1.环甲膜穿刺；2.气管切开；3.其他			
DE01.22.005.00.V1.0	麻醉方法	VA_MZFF	实际实施的麻醉方法名称	C	an50	应符合表A.4			
DE01.22.006.00.V1.0	神经阻滞实施部位	VA_SJZZSSBW	实施神经阻滞麻醉的部位	C	an50	应符合表A.4			
DE01.22.007.00.V1.0	神经阻滞实施入路	VA_SJZZSSRL	实施神经阻滞麻醉的入路，如肌间沟、锁骨上等	C	an50				
DE01.22.008.00.V1.0	椎管内阻滞穿刺间隙	VA_ZGNZZCCJX	实施硬膜外麻醉或腰麻时穿刺间隙	C	an50				
DE01.22.009.00.V1.0	穿刺体位	VA_CCTW	实施神经阻滞麻醉或椎管内阻滞时患者的体位	C	an50				
DE01.22.010.00.V1.0	针尖朝向	VA_ZJCX	实施椎管内阻滞时穿刺针针尖斜面的朝向	N	n1	1.头侧；2.尾侧；3.左侧；4.右侧			

表 27 麻醉方法数据元（续）

标识符	数据元名称	域/汉语简拼	定义	数据类型	数据格式	值域	同义名称	关系	备注
DE01.22.011.00.V1.0	置管深度	VA_ZGSD	实施椎管内阻滞或连续神经阻滞时导管从尖端到皮肤表面的长度	N	n2				单位:cm
DE01.22.012.00.V1.0	椎间隙穿刺节段	VA_ZJXCCJD	椎管内麻醉穿刺的椎间隙节段	C	an4	应符合表 A.5			
DE01.22.013.00.V1.0	椎管内麻醉穿刺针型号	VA_ZGNMZC-CZXH	椎管内麻醉穿刺针型号	C	an50				
DE01.22.014.00.V1.0	神经阻滞麻醉穿刺针型号	VA_SJZZMZC-CZXH	神经阻滞麻醉穿刺针型号	C	an50				
DE01.22.015.00.V1.0	神经阻滞超声引导标志	VA_SJZZCSY-DBZ	标识神经阻滞有无使用超声引导	B		0.无; 1.有			
DE01.22.016.00.V1.0	神经刺激仪定位标志	VA_SJCJYDWBZ	标识神经阻滞有无使用神经刺激仪	B		0.无; 1.有			
DE01.22.017.00.V1.0	气管插管设备	VA_QGCGSB	行气管插管操作所使用的辅助性设备或器具的名称	C	an10	1.普通喉镜; 2.可视喉镜; 3.硬质可视气管镜; 4.纤维支气管镜; 5.光棒; 6.插管型喉罩; 7.其他; 8.无辅助器具			
DE01.22.018.00.V1.0	气管插管建立途径	VA_QGCGJLTJ	行气管插管的具体途径	N	n1	1.经口; 2.经左鼻; 3.经右鼻; 4.经左支气管; 5.经右支气管; 6.经气管切开口			

表 27 麻醉方法数据元（续）

标识符	数据元名称	域/汉语简拼	定义	数据类型	数据格式	值域	同义名称	关系	备注
DE01.22.019.00.V1.0	气管插管诱导方法	VA_QGCGYDFF	行气管插管操作所采用的具体麻醉诱导方法名称的描述	N	n1	1.快速诱导气管插管；2.遗忘镇痛慢诱导气管插管；3.清醒气管插管；4.快速顺序诱导气管插管；5.其他			
DE01.22.020.00.V1.0	麻醉维持方法	VA_MZWCFF	维持麻醉状态或镇静状态所采用的方法描述	N	n1	应符合表A.4			

8.23 麻醉药物

表 28 给出麻醉药物对应表1中 DE01.23 的详细内容。

表 28 麻醉药物数据元

标识符	数据元名称	域/汉语简拼	定义	数据类型	数据格式	值域	同义名称	关系	备注
DE01.01.001.00.V1.0	门诊号	AA_MZH	患者的唯一标识	C	an18		患者ID		
DE01.01.002.00.V1.0	住院号	AA_ZYH	住院患者的唯一标识	C	an18		病案号		
DE01.01.003.00.V1.0	住院次数	AA_ZYCS	患者在该医疗机构住院序次，与住院号联动，具备唯一性	N	n3				
DE01.25.001.00.V1.0	手术序号	YA_SSXH	患者本次住院手术的唯一标识，与住院次数联动	N	n3				自动递增1
DE01.23.001.00.V1.0	麻醉药物序号	WA_MZYWXH	标记本次手术使用的麻醉药物编号	C	an8				

表 28 麻醉药物数据元（续）

标识符	数据元名称	域/汉语简拼	定义	数据类型	数据格式	值域	同义名称	关系	备注
DE01.23.002.00.V1.0	麻醉药物名称	WA_MZYWMC	本次手术所使用的麻醉药物名称	C	an50	符合 ATC 规定			
DE01.23.003.00.V1.0	麻醉药物编码	WA_MZYWBM	本次手术所使用的麻醉药物编码	C	an18	符合 ATC 规定			
DE01.23.004.00.V1.0	用药途径	WA_YYTJ	本次手术所使用的麻醉药物的用药途径	C	an50	应符合 WS 364—2011（所有部分）规定			
DE01.23.005.00.V1.0	开始时间	WA_KSSJ	开始给予麻醉药物的时间	DT	YYYY-MM-DD hh：mm				
DE01.23.006.00.V1.0	停止时间	WA_TZSJ	停止给予麻醉药物的时间	DT	YYYY-MM-DD hh：mm				
DE01.23.007.00.V1.0	剂量	WA_JL	麻醉药物的用药剂量	N	n15				
DE01.23.008.00.V1.0	剂量单位	WA_JLDW	药物的剂量单位	C	a10	应符合表 A.1			
DE01.23.009.00.V1.0	浓度	WA_ND	药物的浓度	C	n5				
DE01.23.010.00.V1.0	浓度单位	WA_NDDW	药物的浓度单位	C	a10	应符合表 A.1			
DE01.23.011.00.V1.0	挥发性麻醉药吸入浓度	WA_HFXMZYXRND	在吸气相所测得的挥发性麻醉药物浓度	N	n5				单位：%
DE01.23.012.00.V1.0	挥发性麻醉药呼出气浓度	WA_HFXMZYHCQND	在呼气相所测得的挥发性麻醉药物浓度	N	n5				单位：%
DE01.23.013.00.V1.0	输注速度	WA_SZSD	进行泵注或滴注的给药速度	N	n4,2				
DE01.23.014.00.V1.0	输注速度单位	WA_SZSDDW	进行泵注或滴注给药速度的单位	C	a10	应符合表 A.1			

8.24 术中用药

表 29 给出术中用药对应表 1 中 DE01.24 的详细信息。

表 29 术中用药数据元

标识符	数据元名称	域/汉语简拼	定义	数据类型	数据格式	值域	同义名称	关系	备注
DE01.01.001.00.V1.0	门诊号	AA_MZH	患者的唯一标识	C	an18		患者ID		
DE01.01.002.00.V1.0	住院号	AA_ZYH	住院患者的唯一标识	C	an18		病案号		
DE01.01.003.00.V1.0	住院次数	AA_ZYCS	患者在该医疗机构住院序次,与住院号联动,具备唯一性	N	n3				
DE01.25.001.00.V1.0	手术序号	YA_SSXH	患者本次住院手术的唯一标识,与住院次数联动	N	n3				自动递增1
DE01.24.001.00.V1.0	药物名称	XA_YWMC	ATC 药物名称	C	an50	符合 ATC 规定			
DE01.24.002.00.V1.0	药物编码	XA_YWBM	ATC 药物编码	C	an18	符合 ATC 规定			
DE01.24.003.00.V1.0	用药开始时间	XA_YYKSSJ	术中开始使用药物的时间	DT	YYYY-MM-DD hh:mm				
DE01.24.004.00.V1.0	用药结束时间	XA_YYJSSJ	术中停止使用药物的时间	DT	YYYY-MM-DD hh:mm				
DE01.24.005.00.V1.0	给药途径	XA_GYTJ	术中药物进入人体的方法	C	an50	应符合WS 364—2011(所有部分)规定			
DE01.24.006.00.V1.0	药物剂量	XA_YWJL	术中药物使用的剂量	N	n5				
DE01.24.007.00.V1.0	药物单位	XA_YWDW	术中药物使用剂量的单位	C	a10	应符合表 A.1			

表 29 术中用药数据元（续）

标识符	数据元名称	域/汉语简拼	定义	数据类型	数据格式	值域	同义名称	关系	备注
DE01.24.008.00.V1.0	药物浓度	XA_YWND	术中药物使用剂量的浓度	C	n5				
DE01.24.009.00.V1.0	浓度单位	XA_NDDW	术中药物使用剂量浓度的单位	C	a10	应符合表 A.1			
DE01.24.010.00.V1.0	输注速度	XA_SZSD	进行泵注或滴注的给药速度	N	n4,2				
DE01.24.011.00.V1.0	输注速度单位	XA_SZSDDW	进行泵注或滴注给药速度的单位	C	a10	应符合表 A.1			

8.25 手术信息

表 30 给出手术信息对应表 1 中 DE01.25 的详细信息。

表 30 手术信息数据元

标识符	数据元名称	域/汉语简拼	定义	数据类型	数据格式	值域	同义名称	关系	备注
DE01.01.001.00.V1.0	门诊号	AA_MZH	患者的唯一标识	C	an18		患者ID		
DE01.01.002.00.V1.0	住院号	AA_ZYH	住院患者的唯一标识	C	an18		病案号		
DE01.01.003.00.V1.0	住院次数	AA_ZYCS	患者在该医疗机构住院序次，与住院号联动，具备唯一性	N	n3				
DE01.25.001.00.V1.0	手术序号	YA_SSXH	患者本次住院手术的唯一标识，与住院次数联动	N	n3				自动递增1
DE01.25.002.00.V1.0	手术科室名称	YA_SSKSMC	执行手术科室的具体名称	C	an50				
DE01.25.003.00.V1.0	手术科室代码	YA_SSKSDM	执行手术的科室唯一标识	C	an18				自行编码

表 30 手术信息数据元（续）

标识符	数据元名称	域/汉语简拼	定义	数据类型	数据格式	值域	同义名称	关系	备注
DE01.25.004.00.V1.0	拟实施手术名称	YA_NSSSSMC	计划实施手术方式名称	C	an50	符合 ICD-9-CM3 规定			
DE01.25.005.00.V1.0	拟实施手术名称编码	YA_NSSSSMCBM	计划实施手术方式名称的编码	C	an18	符合 ICD-9-CM3 规定			
DE01.25.006.00.V1.0	实际手术名称	YA_SJSSMC	实际实施的手术准确名称	C	an50	符合 ICD-9-CM3 规定			
DE01.25.007.00.V1.0	实际手术名称编码	YA_SJSSMCBM	实际实施的手术名称的编码	C	an18	符合 ICD-9-CM3 规定			
DE01.25.008.00.V1.0	切口分类	YA_QKFL	手术切口部位的微生物污染情况	N	n1	1.Ⅰ类切口:清洁切口; 2.Ⅱ类切口:可能污染的切口; 3.Ⅲ类切口:污染的切口; 4.Ⅳ类切口:严重污染并伴有感染的切口			
DE01.25.009.00.V1.0	术前诊断名称	YA_SQZDMC	本次手术前临床病症诊断的名称	C	an100	符合 ICD-10 规定			
DE01.25.0010.00.V1.0	术前诊断编码	YA_SQZDBM	本次手术前临床病症诊断的编码	C	an18	符合 ICD-10 规定			
DE01.25.011.00.V1.0	术后诊断名称	YA_SHZDMC	根据术中所见,对疾病做出的诊断	C	an50	符合 ICD-10 规定			
DE01.25.012.00.V1.0	术后诊断编码	YA_SHZDBM	根据术中所见,对疾病做出诊断的编码	C	an18	符合 ICD-10 规定			
DE01.25.013.00.V1.0	手术级别	YA_SSJB	所实施手术依据技术难度、复杂性、风险度划分的级别	N	n1	应符合 WS 364—2011（所有部分)规定			
DE01.25.014.00.V1.0	手术类型	YA_SSLX	依据手术缓急程度的手术分类	N	n1	1.急诊手术; 2.限期手术; 3.择期手术			

表 30 手术信息数据元（续）

标识符	数据元名称	域/汉语简拼	定义	数据类型	数据格式	值域	同义名称	关系	备注
DE01.25.015.00.V1.0	手术医师姓名	YA_SSYSXM	实施手术的主刀医师的员工姓名	C	an36				
DE01.25.016.00.V1.0	手术医师编码	YA_SSYSBM	实施手术的主刀医师的员工编码	C	an8		员工编码		自行编码
DE01.25.017.00.V1.0	第一手术助手姓名	YA_DYSSZSXM	实施手术的第一手术助手的员工姓名	C	an36				
DE01.25.018.00.V1.0	第一手术助手编码	YA_DYSSZSBM	实施手术的第一手术助手的员工编码	C	an8		员工编码		自行编码
DE01.25.019.00.V1.0	第二手术助手姓名	YA_DESSZSXM	实施手术的第二手术助手的员工姓名	C	an36				
DE01.25.020.00.V1.0	第二手术助手编码	YA_DESSZSBM	实施手术的第二手术助手的员工编码	C	an8		员工编码		自行编码
DE01.25.021.00.V1.0	第三手术助手姓名	YA_DSSSZSXM	实施手术的第三手术助手的员工姓名	C	an36				
DE01.25.022.00.V1.0	第三手术助手编码	YA_DSSSZSBM	实施手术的第三手术助手的员工编码	C	an8		员工编码		自行编码
DE01.25.023.00.V1.0	第四手术助手姓名	YA_DSSSZSXM	实施手术的第四手术助手的员工姓名	C	an36				
DE01.25.024.00.V1.0	第四手术助手编码	YA_DSSSZSBM	实施手术的第四手术助手的员工编码	C	an8		员工编码		自行编码
DE01.25.025.00.V1.0	麻醉方法	YA_MZFF	当前手术所实施的麻醉方法	C	an50	应符合表A.4			
DE01.25.026.00.V1.0	主责麻醉医师姓名	YA_ZZMZYSXM	实施本次手术麻醉的主责麻醉医师的员工姓名	C	an36				

表 30　手术信息数据元（续）

标识符	数据元名称	域/汉语简拼	定义	数据类型	数据格式	值域	同义名称	关系	备注
DE01.25.027.00.V1.0	主责麻醉医师编码	YA_ZZMZYSBM	实施本次手术麻醉的主责麻醉医师的员工编码	C	an8		员工编码		自行编码
DE01.25.028.00.V1.0	辅助麻醉医师姓名1	YA_FZMZYSXM1	实施本次手术麻醉的第一辅助麻醉医师的员工姓名	C	an36				
DE01.25.029.00.V1.0	辅助麻醉医师编码1	YA_FZMZYSBM1	实施本次手术麻醉的第一辅助麻醉医师的员工编码	C	an8		员工编码		自行编码
DE01.25.030.00.V1.0	辅助麻醉医师姓名2	YA_FZMZYSXM2	实施本次手术麻醉的第二辅助麻醉医师的员工姓名	C	an36				
DE01.25.031.00.V1.0	辅助麻醉医师编码2	YA_FZMZYSBM2	实施本次手术麻醉的第二辅助麻醉医师的员工编码	C	an8		员工编码		自行编码
DE01.25.032.00.V1.0	辅助麻醉医师姓名3	YA_FZMZYSXM3	实施本次手术麻醉的第三辅助麻醉医师的员工姓名	C	an36				
DE01.25.033.00.V1.0	辅助麻醉医师编码3	YA_FZMZYSBM3	实施本次手术麻醉的第三辅助麻醉医师的员工编码	C	an8		员工编码		自行编码
DE01.25.034.00.V1.0	辅助麻醉医师姓名4	YA_FZMZYSXM4	实施本次手术麻醉的第四辅助麻醉医师的员工编码	C	an8				
DE01.25.035.00.V1.0	辅助麻醉医师编码4	YA_FZMZYSBM4	实施本次手术麻醉的第四辅助麻醉医师的员工编码	C	an8		员工编码		自行编码

表 30 手术信息数据元（续）

标识符	数据元名称	域/汉语简拼	定义	数据类型	数据格式	值域	同义名称	关系	备注
DE01.25.036.00.V1.0	麻醉护士姓名	YA_MZHSXM	参与本次手术麻醉的麻醉护士的员工姓名	C	an36				
DE01.25.037.00.V1.0	麻醉护士编码	YA_MZHSBM	参与本次手术麻醉的麻醉护士的员工编码	C	an8		员工编码		自行编码
DE01.25.038.00.V1.0	器械护士姓名1	YA_QXHSXM1	参与本次手术的第一器械护士的员工姓名	C	an36				
DE01.25.039.00.V1.0	器械护士编码1	YA_QXHSBM1	参与本次手术的第一器械护士的员工编码	C	an8		员工编码		自行编码
DE01.25.040.00.V1.0	器械护士姓名2	YA_QXHSXM2	参与本次手术的第二器械护士的员工姓名	C	an36				
DE01.25.041.00.V1.0	器械护士编码2	YA_QXHSBM2	参与本次手术的第二器械护士的员工编码	C	an8		员工编码		自行编码
DE01.25.042.00.V1.0	巡回护士姓名1	YA_XHHSXM1	参与本次手术的第一巡回护士的员工姓名	C	an36				
DE01.25.043.00.V1.0	巡回护士编码1	YA_XHHSBM1	参与本次手术的第一巡回护士的员工编码	C	an8		员工编码		自行编码
DE01.25.044.00.V1.0	巡回护士姓名2	YA_XHHSXM2	参与本次手术的第二巡回护士的员工姓名	C	an36				
DE01.25.045.00.V1.0	巡回护士编码2	YA_XHHSBM2	参与本次手术的第二巡回护士的员工编码	C	an8		员工编码		自行编码
DE01.25.046.00.V1.0	手术开始时间	YA_SSKSSJ	手术医师开始有创操作的时间	DT	YYYY-MM-DD hh:mm				

表 30 手术信息数据元（续）

标识符	数据元名称	域/汉语简拼	定义	数据类型	数据格式	值域	同义名称	关系	备注
DE01.25.047.00.V1.0	手术结束时间	YA_SSJSSJ	手术医师完成全部伤口包扎的时间	DT	YYYY-MM-DD hh：mm				
DE01.25.048.00.V1.0	手术持续时间	YA_SSCXSJ	从手术开始到手术结束的时长	N	n4				单位：min
DE01.25.049.00.V1.0	总出量	YA_ZCL	手术过程中出血、尿量、胸腹水等的总量	N	n4				单位：mL
DE01.25.050.00.V1.0	尿量	YA_NL	手术过程中患者产生的总尿量	N	n5				单位：mL
DE01.25.051.00.V1.0	失血量	YA_SXL	手术过程中患者的失血总量	N	n5				单位：mL
DE01.25.052.00.V1.0	胸腹水量	YA_XFSL	手术过程中患者吸引出的胸水和腹水的总量	N	n5				单位：mL
DE01.25.053.00.V1.0	总入量	YA_ZRL	手术过程中预计各类液体和血制品的总输入量	N	n5				单位：mL
DE01.25.054.00.V1.0	实入量	YA_SRL	手术过程中实际各类液体和血制品的总输入量	N	n5				单位：mL
DE01.25.055.00.V1.0	输液量	YA_SYL	手术过程中各类人工液体的总输入量	N	n5				单位：mL
DE01.25.056.00.V1.0	输血量	YA_SXL	手术过程中各类血制品的总输入量	N	n5				单位：mL

表 30 手术信息数据元（续）

标识符	数据元名称	域/汉语简拼	定义	数据类型	数据格式	值域	同义名称	关系	备注
DE01.25.057.00.V1.0	手术体位	YA_SSTW	手术过程中患者所处的体位	N	n2	1.水平仰卧位； 2.头高脚低仰卧位； 3.俯卧位； 4.膝胸位； 5.左侧卧折刀位； 6.右侧卧折刀位； 7.头低脚高仰卧位； 8.截石位； 9.仰卧折刀位； 10.左侧卧位； 11.右侧卧位； 12.其他			
DE01.25.058.00.V1.0	麻醉开始时间	YA_MZKSSJ	麻醉记录单标识的本次手术麻醉开始时间	DT	YYYY-MM-DD hh:mm				
DE01.25.059.00.V1.0	麻醉结束时间	YA_MZJSSJ	麻醉记录单标识的本次手术麻醉结束时间	DT	YYYY-MM-DD hh:mm				
DE01.25.060.00.V1.0	进入手术间时间	YA_JRSSJSJ	患者进入手术间的时间	DT	YYYY-MM-DD hh:mm				
DE01.25.061.00.V1.0	离开手术间时间	YA_LKSSJSJ	患者离开手术间的时间	DT	YYYY-MM-DD hh:mm				
DE01.25.062.00.V1.0	患者去向	YA_HZQX	患者离开手术间的去向	N	n1	1.病房； 2.恢复室； 3.AICU； 4.ICU（包括所有专科的监护室）； 5.其他			

表 30 手术信息数据元（续）

标识符	数据元名称	域/汉语简拼	定义	数据类型	数据格式	值域	同义名称	关系	备注
DE01.25.063.00.V1.0	恢复室标志	YA_HFSBZ	标识患者术后有无进入恢复室	B		0.无；1.有			
DE01.25.064.00.V1.0	进入恢复室时间	YA_JRHFSSJ	患者进入恢复室的时间	DT	YYYY-MM-DD hh：mm				
DE01.25.065.00.V1.0	离开恢复室时间	YA_LKHFSSJ	患者离开恢复室的时间	DT	YYYY-MM-DD hh：mm				
DE01.25.066.00.V1.0	术中特殊情况	YA_SZTSQK	患者术中出现的需要特殊说明和记录的相关情况	C	an200				

8.26 液体输注信息

表 31 给出液体输注信息对应表 1 中 DE01.26 的详细信息。

表 31 液体输注信息数据元

标识符	数据元名称	域/汉语简拼	定义	数据类型	数据格式	值域	同义名称	关系	备注
DE01.01.001.00.V1.0	门诊号	AA_MZH	患者的唯一标识	C	an18		患者ID		
DE01.01.002.00.V1.0	住院号	AA_ZYH	住院患者的唯一标识	C	an18		病案号		
DE01.01.003.00.V1.0	住院次数	AA_ZYCS	患者在该医疗机构住院序次，与住院号联动，具备唯一性	N	n3				
DE01.25.001.00.V1.0	手术序号	YA_SSXH	患者本次住院手术的唯一标识，与住院次数联动	N	n3				自动递增1

表 31 液体输注信息数据元（续）

标识符	数据元名称	域/汉语简拼	定义	数据类型	数据格式	值域	同义名称	关系	备注
DE01.26.001.00.V1.0	输液类别	ZA_SYLB	本次输入液体所属的类别	C	a10	应符合表 A.3			
DE01.26.002.00.V1.0	液体名称	ZA_YTMC	本次输入液体的名称	C	a10	应符合表 A.3	药物名称		
DE01.26.003.00.V1.0	开始时间	ZA_KSSJ	本次液体开始输注的时间	DT	YYYY-MM-DD hh:mm				
DE01.26.004.00.V1.0	输入液体地点	ZA_SRYTDD	本次开始输注液体的具体地点	N	n1	1.病房；2.手术准备间；3.手术间；4.恢复室；5.AICU；6.ICU（包括所有专科的监护室）			
DE01.26.005.00.V1.0	实际输注量	ZA_SJSZL	此液体实际的输注量	N	n5				单位:mL
DE01.26.006.00.V1.0	输注速度	ZA_SZSD	本次输液中，单位时间内输入某种液体的容积	N	n5,2				单位:mL/h
DE01.26.007.00.V1.0	总输液量	ZA_ZSYL	手术过程中各类液体的总输入量	N	n5				单位:mL
DE01.26.008.00.V1.0	备注	ZA_BZ	描述液体输注过程中的其他相关信息	C	an100				

8.27 监测指标信息

表 32 给出监测指标信息对应表 1 中 DE01.27 的详细信息。

表 32　监测指标信息数据元

标识符	数据元名称	域/汉语简拼	定义	数据类型	数据格式	值域	同义名称	关系	备注
DE01.01.001.00.V1.0	门诊号	AA_MZH	患者的唯一标识	C	an18		患者ID		
DE01.01.002.00.V1.0	住院号	AA_ZYH	住院患者的唯一标识	C	an18		病案号		
DE01.01.003.00.V1.0	住院次数	AA_ZYCS	患者在该医疗机构住院序次,与住院号联动,具备唯一性	N	n3				
DE01.25.001.00.V1.0	手术序号	YA_SSXH	患者本次住院手术的唯一标识,与住院次数联动	N	n3				自动递增1
DE01.27.001.00.V1.0	监测类别	AB_JCLB	监测项目的所属类别	C	a10				
DE01.27.002.00.V1.0	监测指标	AB_JCZB	监测项目的具体名称	C	a10				
DE01.27.003.00.V1.0	监测值	AB_JCZ	监测指标所测得的具体数值	N	n5,2				
DE01.27.004.00.V1.0	监测值单位	AB_JCZDW	监测指标监测数值的单位	C	a10	应符合表 A.1			
DE01.27.005.00.V1.0	记录时间	AB_JLSJ	记录监测项目相关信息的时间	DT	YYYY-MM-DD hh:mm				

8.28　术中体征信息

表 33 给出术中体征信息对应表 1 中 DE01.28 的详细信息。

表 33　术中体征信息数据元

标识符	数据元名称	域/汉语简拼	定义	数据类型	数据格式	值域	同义名称	关系	备注
DE01.01.001.00.V1.0	门诊号	AA_MZH	患者的唯一标识	C	an18		患者ID		
DE01.01.002.00.V1.0	住院号	AA_ZYH	住院患者的唯一标识	C	an18		病案号		

表 33 术中体征信息数据元（续）

标识符	数据元名称	域/汉语简拼	定义	数据类型	数据格式	值域	同义名称	关系	备注
DE01.01.003.00.V1.0	住院次数	AA_ZYCS	患者在该医疗机构住院序次，与住院号联动，具备唯一性	N	n3				
DE01.25.001.00.V1.0	手术序号	YA_SSXH	患者本次住院手术的唯一标识，与住院次数联动	N	n3				自动递增1
DE01.28.001.00.V1.0	体征名称	BB_TZMC	术中所监测记录的生理体征、体征的异常变化及病理体征的名称	C	a50				
DE01.28.002.00.V1.0	体征描述	BB_TZMS	患者术中体征的详细描述	C	a500				
DE01.28.003.00.V1.0	异常体征观测结果标志	BB_YCTZGCJGBZ	标识患者术中有无异常体征	B		0.无；1.有			
DE01.28.004.00.V1.0	异常体征出现时间	BB_YCTZCXSJ	发现患者出现某异常体征的时间	DT	YYYY-MM-DD hh：mm				
DE01.28.005.00.V1.0	异常体征结束时间	BB_YCTZJSSJ	患者某异常体征结束的时间	DT	YYYY-MM-DD hh：mm				
DE01.28.006.00.V1.0	体征发作次数	BB_TZFZCS	患者某异常体征出现的次数	N	n3				
DE01.28.007.00.V1.0	记录时间	BB_JLSJ	术中体征记录的具体时间	DT	YYYY-MM-DD hh：mm				

8.29 术中检测

表 34 给出术中检测对应表 1 中 DE01.29 的详细信息。

表 34 术中检测数据元

标识符	数据元名称	域/汉语简拼	定义	数据类型	数据格式	值域	同义名称	关系	备注
DE01.01.001.00.V1.0	门诊号	AA_MZH	患者的唯一标识	C	an18		患者ID		
DE01.01.002.00.V1.0	住院号	AA_ZYH	住院患者的唯一标识	C	an18		病案号		
DE01.01.003.00.V1.0	住院次数	AA_ZYCS	患者在该医疗机构住院序次，与住院号联动，具备唯一性	N	n3				
DE01.25.001.00.V1.0	手术序号	YA_SSXH	患者本次住院手术的唯一标识，与住院次数联动	N	n3				自动递增1
DE01.29.001.00.V1.0	申请科室名称	CB_SQKSMC	申请科室的具体名称	C	an50				
DE01.29.002.00.V1.0	申请科室代码	CB_SQKSDM	申请科室的唯一标识	C	an18		科室代码		自行编码
DE01.29.003.00.V1.0	申请时间	CB_SQSJ	提出检验申请的时间	DT	YYYY-MM-DD hh:mm				
DE01.29.004.00.V1.0	申请序号	CB_SQXH	提出检验申请的唯一编码	C	a10				
DE01.29.005.00.V1.0	申请医师姓名	CB_SQYSXM	提出检验申请的医师姓名	C	an36				
DE01.29.006.00.V1.0	申请医师编码	CB_SQYSBM	提出检验申请的医师员工的唯一标识	C	an8		员工编码		自行编码
DE01.29.007.00.V1.0	临床诊断名称	CB_LCZDMC	检验申请单所标注的诊断名称	C	an50	符合ICD-10规定			
DE01.29.008.00.V1.0	临床诊断编码	CB_LCZDBM	检验申请单所标注诊断的编码	C	an18	符合ICD-10规定			
DE01.29.009.00.V1.0	检验目的	CB_JYMD	查体、明确诊断等文本描述	C	an100		目的		

表 34 术中检测数据元（续）

标识符	数据元名称	域/汉语简拼	定义	数据类型	数据格式	值域	同义名称	关系	备注
DE01.29.010.00.V1.0	标本	CB_BB	尿液、血液等样本的名称	C	an20				
DE01.29.011.00.V1.0	标本采集时间	CB_BBCJSJ	采集患者标本的时间	DT	YYYY-MM-DD hh:mm				
DE01.29.012.00.V1.0	标本采集者姓名	CB_BBCJZXM	标本采集者的员工姓名	C	an36				
DE01.29.013.00.V1.0	标本采集者编码	CB_BBCJZBM	标本采集者的员工编码	C	an8		员工编码		自行编码
DE01.29.014.00.V1.0	标本接收时间	CB_BBJSSJ	接收患者标本的时间	DT	YYYY-MM-DD hh:mm				
DE01.29.015.00.V1.0	标本说明	CB_BBSM	关于标本来源、检测目的等情况的补充说明	C	an20				
DE01.29.016.00.V1.0	检验申请项目名称	CB_JYSQXMMC	申请检验的具体项目名称	C	an50				
DE01.29.017.00.V1.0	检验申请项目代码	CB_JYSQXMDM	申请检验的具体项目代码	C	an10				
DE01.29.018.00.V1.0	执行科室名称	CB_ZXKSMC	执行检验的科室名称	C	an50				
DE01.29.019.00.V1.0	执行科室代码	CB_ZXKSDM	执行检验的科室的唯一标识	C	an18		科室代码		自行编码
DE01.29.020.00.V1.0	子项目序号	CB_ZXMXH	一份检验报告中的每个具体项目的序号	C	a10				
DE01.29.021.00.V1.0	检验报告项目代码	CB_JYBGXMDM	检验结果中具体报告项目的代码	C	an50				
DE01.29.022.00.V1.0	检验时间	CB_JYSJ	实施检验的时间	DT	YYYY-MM-DD hh:mm				

表 34 术中检测数据元（续）

标识符	数据元名称	域/汉语简拼	定义	数据类型	数据格式	值域	同义名称	关系	备注
DE01.29.023.00.V1.0	结果正常标志	CB_JGZCBZ	标识检验结果是否正常	N	n1	0.否；1.是			
DE01.29.024.00.V1.0	检验项目结果值	CB_JYXMJGZ	标本检验项目的结果值	C	an20				
DE01.29.025.00.V1.0	检验项目结果单位	CB_JYXMJGDW	检验项目结果值的单位	C	a10	应符合表 A.1			
DE01.29.026.00.V1.0	参考范围	CB_CKFW	检验项目值的正常值范围	C	an50	应符合 WS/T 402—2012 规定			
DE01.29.027.00.V1.0	报告时间	CB_BGSJ	检验结果的报告时间	DT	YYYY MM-DD hh:mm				
DE01.29.028.00.V1.0	审核时间	CB_SHSJ	审核检验结果的时间	D	YYYY MM-DD hh:mm				
DE01.29.029.00.V1.0	审核者姓名	CB_SHZXM	检验结果审核人员的姓名	C	an36				
DE01.29.030.00.V1.0	审核者编码	CB_SHZBM	检验结果审核医师的唯一标识	C	an8		员工编码		自行编码

8.30 术中冲洗或灌洗

表 35 给出术中冲洗或灌洗对应表 1 中 DE01.30 的详细信息。

表 35 术中冲洗或灌洗数据元

标识符	数据元名称	域/汉语简拼	定义	数据类型	数据格式	值域	同义名称	关系	备注
DE01.01.001.00.V1.0	门诊号	AA_MZH	患者的唯一标识	C	an18		患者ID		
DE01.01.002.00.V1.0	住院号	AA_ZYH	住院患者的唯一标识	C	an18		病案号		

表 35 术中冲洗或灌洗数据元（续）

标识符	数据元名称	域/汉语简拼	定义	数据类型	数据格式	值域	同义名称	关系	备注
DE01.01.003.00.V1.0	住院次数	AA_ZYCS	患者在该医疗机构住院序次，与住院号联动，具备唯一性	N	n3				
DE01.25.001.00.V1.0	手术序号	YA_SSXH	患者本次住院手术的唯一标识，与住院次数联动	N	n3				自动递增1
DE01.30.001.00.V1.0	冲洗或灌洗标志	DB_CXHGXBZ	标识术中有无冲洗或灌洗（冲洗指术野开放的浸泡及冲洗，灌洗指特定体腔内的液体持续浸洗）	B		0.无；1.有			
DE01.30.002.00.V1.0	冲洗或灌洗方式	DB_CXHGXFS	术中是否冲洗或灌洗（冲洗指术野开放的浸泡及冲洗，灌洗指特定体腔内的液体持续浸洗）	N	n1	1.开放式冲洗；2.闭合式灌洗			
DE01.30.003.00.V1.0	冲洗或灌洗目的	DB_CXHGXMD	行术中冲洗或灌洗的目的	N	n1	1.填充术野；2.化疗；3.抗菌；4.透析；5.止血；6.清洁术野；7.其他			
DE01.30.004.00.V1.0	主要冲洗或灌洗液名称	DB_ZYCXHG-XYMC	冲洗液或灌洗液主体成分的具体名称（仅限一种）	C	an50				
DE01.30.005.00.V1.0	添加药物名称	DB_TJYWMC	冲洗液或灌洗液主体成分内添加的药物名称	C	an50	符合 ATC 规定			

表 35　术中冲洗或灌洗数据元（续）

标识符	数据元名称	域/汉语简拼	定义	数据类型	数据格式	值域	同义名称	关系	备注
DE01.30.006.00.V1.0	添加药物编码	DB_TJYWBM	冲洗液或灌洗液主体成分内添加的药物编码	C	an18	符合 ATC 规定			
DE01.30.007.00.V1.0	灌注压力	DB_GZYL	冲洗液或灌洗液的冲洗或灌注压力	N	n3,1				单位:mmHg
DE01.30.008.00.V1.0	控制流速	DB_KZLS	冲洗液或灌洗液所设定的流速	N	n3,1				单位:mL/min
DE01.30.009.00.V1.0	冲洗或灌洗液温度	DB_CXHGXY-WD	冲洗液或灌洗液在冲洗或灌洗时的温度	N	n1	1.常温灌注；2.热灌注；3.低温灌注			
DE01.30.010.00.V1.0	控制温度	DB_KZWD	冲洗液或灌洗液在冲洗或灌洗时所设定的温度	N	n3,1				单位:℃
DE01.30.011.00.V1.0	冲洗或灌洗部位	DB_CXHGXBW	冲洗液或灌洗液所冲洗或灌洗的部位	C	an18	符合 ICD-O 规定			
DE01.30.012.00.V1.0	冲洗或灌洗开始时间	DB_CXHGXKSSJ	术中第一袋冲洗液或灌洗液开始使用的时间	DT	YYYY-MM-DD hh:mm				
DE01.30.013.00.V1.0	冲洗或灌洗液用量	EB_CXHGXYYL	术中使用冲洗或灌洗液的量	N	n6				单位:mL

8.31　全麻恢复信息

表 36 给出全麻恢复信息对应表 1 中 DE01.31 的详细信息。

表 36　全麻恢复信息数据元

标识符	数据元名称	域/汉语简拼	定义	数据类型	数据格式	值域	同义名称	关系	备注
DE01.01.001.00.V1.0	门诊号	AA_MZH	患者的唯一标识	C	an18		患者ID		

表 36　全麻恢复信息数据元（续）

标识符	数据元名称	域/汉语简拼	定义	数据类型	数据格式	值域	同义名称	关系	备注
DE01.01.002.00.V1.0	住院号	AA_ZYH	住院患者的唯一标识	C	an18		病案号		
DE01.01.003.00.V1.0	住院次数	AA_ZYCS	患者在该医疗机构住院序次，与住院号联动，具备唯一性	N	n3				
DE01.25.001.00.V1.0	手术序号	YA_SSXH	患者本次住院手术的唯一标识，与住院次数联动	N	n3				自动递增1
DE01.31.001.00.V1.0	恢复地点	EB_HFDD	全身麻醉结束后患者恢复的地点	N	n1	1.病房；2.手术间；3.恢复室；4.AICU；5.ICU（包括所有专科的监护室）；6.其他			
DE01.31.002.00.V1.0	恢复室标志	EB_HFSBZ	标识患者术后有无进入恢复室	B		0.无；1.有			
DE01.31.003.00.V1.0	入恢复室时间	EB_RHFSSJ	进入恢复室的时间	DT	YYYY-MM-DD hh:mm				
DE01.31.004.00.V1.0	监测时间	EB_JCSJ	在恢复室记录患者监测指标的时间	DT	YYYY-MM-DD hh:mm				
DE01.31.005.00.V1.0	监测项目名称	EB_JCXMMC	在恢复室记录患者监测指标的名称	C	a50				
DE01.31.006.00.V1.0	监测项目编码	EB_JCXMBM	在恢复室记录患者监测指标的编码	C	an18				自行编码

表 36 全麻恢复信息数据元（续）

标识符	数据元名称	域/汉语简拼	定义	数据类型	数据格式	值域	同义名称	关系	备注
DE01.31.007.00.V1.0	监测项目描述	EB_JCXMMS	在恢复室记录患者监测指标的具体描述	C	a500				
DE01.31.008.00.V1.0	异常监测项目标志	EB_YCJCXMBZ	标识患者监测项目有无异常	B		0.无；1.有			
DE01.31.009.00.V1.0	监测项目异常出现时间	EB_JCXMYCCXSJ	监测项目出现异常的时间	DT	YYYY-MM-DD hh:mm				
DE01.31.010.00.V1.0	监测项目异常结束时间	EB_JCXMYCJSSJ	监测项目异常变化结束的时间	DT	YYYY-MM-DD hh:mm				
DE01.31.011.00.V1.0	苏醒时间	EB_SXSJ	患者自麻醉状态清醒的具体时间	DT	YYYY-MM-DD hh:mm				
DE01.31.012.00.V1.0	拔管时间	EB_BGSJ	患者拔除气管导管的具体时间	DT	YYYY-MM-DD hh:mm				包括喉罩
DE01.31.013.00.V1.0	并发症名称	EB_BFZMC	患者在恢复期内发生并发症的具体名称	C	an50	符合 ICD-10 规定			
DE01.31.014.00.V1.0	并发症编码	EB_BFZBM	患者在恢复期内发生并发症名称的编码	C	an18	符合 ICD-10 规定			
DE01.31.015.00.V1.0	恢复期用药名称	EB_HFQYYMC	患者在恢复期间所使用药物的名称	C	an50	符合 ATC 规定			
DE01.31.016.00.V1.0	恢复期用药编码	EB_HFQYYBM	患者在恢复期间所使用药物的编码	C	an18	符合 ATC 规定			
DE01.31.017.00.V1.0	恢复期用药方法	EB_HFQYYFF	患者在恢复期间所用药物的使用方法	C	an50	应符合 WS 364—2011（所有部分）规定			

表 36 全麻恢复信息数据元（续）

标识符	数据元名称	域/汉语简拼	定义	数据类型	数据格式	值域	同义名称	关系	备注
DE01.31.018.00.V1.0	恢复期用药量	EB_HFQYYL	患者在恢复期间所用药物的剂量	N	n5				
DE01.31.019.00.V1.0	恢复期用药单位	EB_HFQYYDW	患者在恢复期间所用药物的剂量单位	C	a10	应符合表 A.1			
DE01.31.020.00.V1.0	改良Aldrete评分	EB_GLAPF	用于评估患者麻醉恢复情况进行的相关评分	N	n2	见表 B.25			
DE01.31.021.00.V1.0	出恢复室后去向	EB_CHFSHQX	患者麻醉恢复后的具体去向	N	n1	1.病房；2.AICU；3.ICU（包括所有专科的监护室）；4.出院；5.其他			
DE01.31.022.00.V1.0	出恢复室时间	EB_CHFSSJ	患者离开恢复室的具体时间	DT	YYYY-MM-DD hh:mm				
DE01.31.023.00.V1.0	出室前阻滞平面	EB_CSQZZPM	行椎管内麻醉的患者离开手术室或恢复室时的麻醉阻滞感觉平面	C	an7	应符合表 A.5			
DE01.31.024.00.V1.0	出室前阻滞区肢体肌力	EB_CSQZZQZTJL	行区域阻滞麻醉的患者离开手术室或恢复室时相应肢体的肌力分级	N	n1	1.0级；2.1级；3.2级；4.3级；5.4级；6.5级			
DE01.31.025.00.V1.0	恢复室尿量	EB_HFSNL	患者在恢复室期间的尿量	N	n4				单位:mL
DE01.31.026.00.V1.0	恢复期引流总量	EB_HFQYLZL	患者在恢复期间的引流总量	N	n4				单位:mL

表 36 全麻恢复信息数据元（续）

标识符	数据元名称	域/汉语简拼	定义	数据类型	数据格式	值域	同义名称	关系	备注
DE01.31.027.00.V1.0	输液类别	EB_SYLB	患者在恢复期间输入液体所属的类别	C	a10	应符合表 A.3			
DE01.31.028.00.V1.0	液体名称	EB_YTMC	患者在恢复期间输入液体的名称	C	a10	应符合表 A.3	药物名称		
DE01.31.029.00.V1.0	液体输入量	EB_YTSRL	患者在麻醉恢复期间液体的输入总量	N	n5				单位:mL
DE01.31.030.00.V1.0	输血品种名称	EB_SXPZMC	血制品种类的具体名称	C	an50				
DE01.31.031.00.V1.0	输血品种代码	EB_SXPZDM	血制品种类的代码	C	an50				
DE01.31.032.00.V1.0	输血量	EB_SXL	患者在麻醉恢复期间血液制品的输入总量	N	n5				单位:mL

8.32 手术护理信息

表 37 给出手术护理信息对应表 1 中 DE01.32 的详细内容。

表 37 手术护理信息数据元

标识符	数据元名称	域/汉语简拼	定义	数据类型	数据格式	值域	同义名称	关系	备注
DE01.01.001.00.V1.0	门诊号	AA_MZH	患者的唯一标识	C	an18		患者ID		
DE01.01.002.00.V1.0	住院号	AA_ZYH	住院患者的唯一标识	C	an18		病案号		
DE01.01.003.00.V1.0	住院次数	AA_ZYCS	患者在该医疗机构住院序次，与住院号联动，具备唯一性	N	n3				
DE01.25.001.00.V1.0	手术序号	YA_SSXH	患者本次住院手术的唯一标识，与住院次数联动	N	n3				自动递增1

表 37 手术护理信息数据元（续）

标识符	数据元名称	域/汉语简拼	定义	数据类型	数据格式	值域	同义名称	关系	备注
DE01.32.001.00.V1.0	护理措施序号	FB_HLCSXH	护理措施的唯一标识，与手术序号联动	N	n4				自动递增1
DE01.32.002.00.V1.0	护理措施	FB_HLCS	实施护理措施的具体描述	C	an200				
DE01.32.003.00.V1.0	操作时间	FB_CZSJ	护理措施的实际操作时间	DT	YYYY-MM-DD hh：mm				
DE01.32.004.00.V1.0	器械护士姓名	FB_QXHSXM	实施护理操作器械护士的员工姓名	C	an36				
DE01.32.005.00.V1.0	器械护士编码	FB_QXHSBM	实施护理操作器械护士的员工编码	C	an8		员工编码		自行编码
DE01.32.006.00.V1.0	巡回护士姓名	FB_XHHSXM	实施护理操作巡回护士的员工姓名	C	an36				
DE01.32.007.00.V1.0	巡回护士编码	FB_XHHSBM	实施护理操作巡回护士的员工编码	C	an8		员工编码		自行编码
DE01.32.008.00.V1.0	引流管标志	FB_YLGBZ	标识患者进入手术室时有无留置引流管	B		0.无；1.有			
DE01.32.009.00.V1.0	引流部位	FB_YLBW	记录患者术前留置引流管的引流部位	N	n1	1.颅内；2.胸腔；3.腹腔；4.胆道；5.输尿管；6.其他			
DE01.32.010.00.V1.0	输液留置导管标志	FB_SYLZDGBZ	标识患者进入手术室时有无带输液留置导管	B		0.无；1.有			
DE01.32.011.00.V1.0	输液留置导管部位	FB_SYLZDGBW	患者入手术室前输液留置导管的部位	C	an20				

表 37 手术护理信息数据元（续）

标识符	数据元名称	域/汉语简拼	定义	数据类型	数据格式	值域	同义名称	关系	备注
DE01.32.012.00.V1.0	穿刺针种类	FB_CCZZL	患者输液时所使用穿刺针的种类	N	n1	1.留置针；2.中心静脉导管；3.头皮针；4.其他			
DE01.32.013.00.V1.0	导尿标志	FB_DNBZ	标识患者进入手术室后有无进行导尿	B		0.无；1.有			
DE01.32.014.00.V1.0	术前皮肤状况	FB_SQPFZK	患者手术前皮肤状况描述	N	n1	1.完好；2.压红；3.水泡；4.破溃；5.其他			
DE01.32.015.00.V1.0	术前异常皮肤部位	FB_SQYCPFBW	患者手术前异常皮肤的部位	C	an100	符合 ICD-O 规定			
DE01.32.016.00.V1.0	术后皮肤状况	FB_SHPFZK	患者手术后皮肤状况描述	N	n1	1.完好；2.压红；3.水泡；4.破溃；5.其他			
DE01.32.017.00.V1.0	术后异常皮肤部位	FB_SHYCPFBW	患者手术后异常皮肤的部位	C	an100	符合 ICD-O 规定			
DE01.32.018.00.V1.0	使用电刀标志	FB_SYDDBZ	标识术中有无使用电刀	B		0.无；1.有			
DE01.32.019.00.V1.0	负极板位置	FB_FJBWZ	术中负极板粘贴的位置	C	an20				
DE01.32.020.00.V1.0	变温设备标志	FB_BWSBBZ	标识术中有无使用变温设备	B		0.无；1.有			
DE01.32.021.00.V1.0	变温设备名称	FB_BWSBMC	术中使用的变温设备名称	C	an20				
DE01.32.022.00.V1.0	变温设备温度	FB_BWSBWD	术中变温设备的设定温度	N	n3,1				单位：℃
DE01.32.023.00.V1.0	开始时间	FB_KSSJ	术中使用变温设备开始时间	DT	YYYY-MM-DD hh:mm				

表 37 手术护理信息数据元（续）

标识符	数据元名称	域/汉语简拼	定义	数据类型	数据格式	值域	同义名称	关系	备注
DE01.32.024.00.V1.0	结束时间	FB_JSSJ	术中使用变温设备结束时间	DT	YYYY-MM-DD hh:mm				
DE01.32.025.00.V1.0	止血带标志	FB_ZXDBZ	标识手术中有无使用止血带	B		0.无；1.有			
DE01.32.026.00.V1.0	止血带部位	FB_ZXDBW	患者手术过程中放置止血带的部位	C	an100	符合 ICD-O 规定			
DE01.32.027.00.V1.0	止血带压力	FB_ZXDYL	患者手术过程中止血带的维持压力	N	n3				单位:mmHg
DE01.32.028.00.V1.0	止血带开始时间	FB_ZXDKSSJ	手术过程中止血带开始充气时间	DT	YYYY-MM-DD hh:mm				
DE01.32.029.00.V1.0	止血带结束时间	FB_ZXDJSSJ	手术过程中止血带开始放气时间	DT	YYYY-MM-DD hh:mm				
DE01.32.030.00.V1.0	引流标志	FB_YLBZ	标识患者手术过程中有无放置引流管或其他引流物	B		0.无；1.有			
DE01.32.031.00.V1.0	术中引流位置	FB_SZYLWZ	患者手术过程中放置引流的解剖位置	C	an50	符合 ICD-O 规定			
DE01.32.032.00.V1.0	病理送检标志	FB_BLSJBZ	标识有无手术标本病理送检	B		0.无；1.有			
DE01.32.033.00.V1.0	病理送检类型	FB_BLSJLX	手术标本的病理送检类型	N	n1	1.常规病理；2.术中冰冻病理			
DE01.32.034.00.V1.0	冰冻标本送检时间	FB_BDBBSJSJ	手术过程中冰冻标本的病理送检时间	DT	YYYY-MM-DD hh:mm				

表 37　手术护理信息数据元（续）

标识符	数据元名称	域/汉语简拼	定义	数据类型	数据格式	值域	同义名称	关系	备注
DE01.32.035.00.V1.0	冰冻病理报告时间	FB_BDBLBGSJ	冰冻标本病理结果的报告时间	DT	YYYY-MM-DD hh:mm				

8.33　术中流程及操作信息

表 38 给出术中流程及操作信息对应表 1 中 DE01.33 的详细信息。

表 38　术中流程及操作信息数据元

标识符	数据元名称	域/汉语简拼	定义	数据类型	数据格式	值域	同义名称	关系	备注
DE01.01.001.00.V1.0	门诊号	AA_MZH	患者的唯一标识	C	an18		患者ID		
DE01.01.002.00.V1.0	住院号	AA_ZYH	住院患者的唯一标识	C	an18		病案号		
DE01.01.003.00.V1.0	住院次数	AA_ZYCS	患者在该医疗机构住院序次，与住院号联动，具备唯一性	N	n3				
DE01.25.001.00.V1.0	手术序号	YA_SSXH	患者本次住院手术的唯一标识，与住院次数联动	N	n3				自动递增1
DE01.33.001.00.V1.0	事件序号	GB_SJXH	麻醉记录单依照时间顺序所记录事件发生的序号，使用阿拉伯数据排序	N	n5				
DE01.33.002.00.V1.0	事件名称	GB_SJMC	患者进入手术室后发生或实施的事件名称	C	an100				
DE01.33.003.00.V1.0	事件持续类型	GB_SJCXLX	标识该事件属于持续性事件还是瞬时事件	N	n1	1.持续性事件；2.瞬时事件			

表 38 术中流程及操作信息数据元（续）

标识符	数据元名称	域/汉语简拼	定义	数据类型	数据格式	值域	同义名称	关系	备注
DE01.33.004.00.V1.0	开始时间	GB_KSSJ	持续性事件的开始时间	DT	YYYY-MM-DD hh:mm				
DE01.33.005.00.V1.0	结束时间	GB_JSSJ	持续性事件的结束时间	DT	YYYY-MM-DD hh:mm				
DE01.33.006.00.V1.0	发生时间	GB_FSSJ	瞬时事件的发生时间	DT	YYYY-MM-DD hh:mm				
DE01.33.007.00.V1.0	静脉穿刺针型号	GB_JMCCZXH	静脉穿刺针型号	C	an50				
DE01.33.008.00.V1.0	动脉穿刺针型号	GB_DMCCZXH	动脉穿刺针型号	C	an50				
DE01.33.009.00.V1.0	动静脉穿刺超声引导标志	GB_DJMCCCS-YDBZ	标识患者动静脉穿刺操作有无用超声引导	B		0.无；1.有			

8.34 麻醉总结

表 39 给出麻醉总结对应表 1 中 DE01.34 的详细信息。

表 39 麻醉总结数据元

标识符	数据元名称	域/汉语简拼	定义	数据类型	数据格式	值域	同义名称	关系	备注
DE01.01.001.00.V1.0	门诊号	AA_MZH	患者的唯一标识	C	an18		患者ID		
DE01.01.002.00.V1.0	住院号	AA_ZYH	住院患者的唯一标识	C	an18		病案号		
DE01.01.003.00.V1.0	住院次数	AA_ZYCS	患者在该医疗机构住院序次，与住院号联动，具备唯一性	N	n3				

表 39 麻醉总结数据元（续）

标识符	数据元名称	域/汉语简拼	定义	数据类型	数据格式	值域	同义名称	关系	备注
DE01.25.001.00.V1.0	手术序号	YA_SSXH	患者本次住院手术的唯一标识，与住院次数联动	N	n3				自动递增1
DE01.34.001.00.V1.0	麻醉诱导效果评价	HB_MZYDXGPJ	全身麻醉诱导效果的评价	N	n1	1.满意；2.不满意			
DE01.34.002.00.V1.0	全身麻醉诱导期特殊事件	HB_QSMZYD-TSSJ	全身麻醉诱导期发生的特殊事件描述	C	an20				
DE01.34.003.00.V1.0	改变麻醉方法标志	HB_GBMZFFBZ	标识麻醉过程中有无改变麻醉方法	B		0.无；1.有			
DE01.34.004.00.V1.0	实际麻醉方法	HB_SJMZFF	实际实施的麻醉方法	C	an50	应符合表A.4			
DE01.34.005.00.V1.0	手术方式	HB_SSFS	实际实施的手术方式	C	an100				
DE01.34.006.00.V1.0	总麻醉时间	HB_ZMZSJ	麻醉结束时间与麻醉开始时间之差	N	n5,1				由"麻醉开始时间"和"麻醉结束时间"相减得来 单位:min
DE01.34.007.00.V1.0	气腹开始时间	HB_QFKSSJ	本次气腹建立的时间	DT	YYYY-MM-DD hh:mm				
DE01.34.008.00.V1.0	气腹结束时间	HB_QFJSSJ	本次气腹结束的时间	DT	YYYY-MM-DD hh:mm				

表 39 麻醉总结数据元（续）

标识符	数据元名称	域/汉语简拼	定义	数据类型	数据格式	值域	同义名称	关系	备注
DE01.34.009.00.V1.0	气腹总时间	HB_QFZSJ	气腹结束时间与气腹开始时间之差	N	n5,1			由"气腹开始时间"和"气腹结束时间"相减得来	单位:min
DE01.34.010.00.V1.0	全麻效果评估	HB_QMXGPG	对实施全麻患者的麻醉效果评估	C	an5	见表B.3			
DE01.34.011.00.V1.0	椎管内麻醉效果评估	HB_ZGNMZXGPG	对实施椎管内麻醉患者的麻醉效果评估	C	an5	见表B.4			
DE01.34.012.00.V1.0	神经阻滞效果评估	HB_SJZZXGPG	对实施神经阻滞患者的麻醉效果评估	C	an5	见表B.5			
DE01.34.013.00.V1.0	总入量	HB_ZRL	手术过程中实际输入的液体和血制品总量	N	n5				单位:mL
DE01.34.014.00.V1.0	总出量	HB_ZCL	手术过程中出血、尿量、胸腹水等总量	N	n4				单位:mL
DE01.34.015.00.V1.0	PCA标志	HB_PCABZ	标识患者术后有无采用的自控镇痛	B		0.无; 1.有			
DE01.34.016.00.V1.0	PCA类型	HB_PCALX	患者术后采用的自控镇痛类型	N	n1	1.PCIA; 2.PCNA; 3.PCEA; 4.PCSA; 5.其他			
DE01.34.017.00.V1.0	PCA时长	HB_PCASC	患者术后采用的自控镇痛的时长	n	n4,1				单位:d

表 39 麻醉总结数据元（续）

标识符	数据元名称	域/汉语简拼	定义	数据类型	数据格式	值域	同义名称	关系	备注
DE01.34.018.00.V1.0	PCA药物名称	HB_PCAYWMC	患者自控镇痛所用的药物名称	C	an50	符合ATC规定			
DE01.34.019.00.V1.0	PCA药物编码	HB_PCAYWBM	患者自控镇痛所用的药物编码	C	an18	符合ATC规定			
DE01.34.020.00.V1.0	PCA药物剂量	HB_PCAYWJL	患者自控镇痛所用的药物剂量	n	n10				
DE01.34.021.00.V1.0	PCA药物剂量单位	HB_PCAYWJLDW	患者自控镇痛所用的药物剂量单位	C	a10	见表A.1			
DE01.34.022.00.V1.0	PCA稀释体积	HB_PCAXSTJ	患者自控镇痛药物的稀释后总体积	n	n3				单位:mL
DE01.34.023.00.V1.0	PCA输入速度	HB_PCASRSD	患者自控镇痛药物的持续泵入速度	n	n2,2				单位:mL/h
DE01.34.024.00.V1.0	PCABolus量	HB_PCABL	患者自控镇痛时单次给药的容量	n	n2,2				单位:mL
DE01.34.025.00.V1.0	PCA锁定时间	HB_PCASDSJ	患者自控镇痛泵自控锁定不可Bolus给药的时间	n	n2				单位:min

8.35 术中特殊事件

表 40 给出术中特殊事件对应表 1 中 DE01.35 的详细信息。

表 40 术中特殊事件数据元

标识符	数据元名称	域/汉语简拼	定义	数据类型	数据格式	值域	同义名称	关系	备注
DE01.01.001.00.V1.0	门诊号	AA_MZH	患者的唯一标识	C	an18		患者ID		
DE01.01.002.00.V1.0	住院号	AA_ZYH	住院患者的唯一标识	C	an18		病案号		

表 40 术中特殊事件数据元（续）

标识符	数据元名称	域/汉语简拼	定义	数据类型	数据格式	值域	同义名称	关系	备注
DE01.01.003.00.V1.0	住院次数	AA_ZYCS	患者在该医疗机构住院序次，与住院号联动，具备唯一性	N	n3				
DE01.25.001.00.V1.0	手术序号	YA_SSXH	患者本次住院手术的唯一标识，与住院次数联动	N	n3				自动递增1
DE01.35.001.00.V1.0	气道管理不良事件	IB_QDGLBLSJ	围手术期行气管插管、气道管理、拔管等气道通气过程中出现的不良事件描述	C	an20				
DE01.35.002.00.V1.0	插管次数	IB_CGCS	实施气管插管的次数	N	n2				
DE01.35.003.00.V1.0	麻醉及监测操作不良事件	IB_MZJJCCZB-LSJ	麻醉及监测过程中出现的术中可觉察的不良事件描述	C	an50				
DE01.35.004.00.V1.0	坠床标志	IB_ZCBZ	标识有无术中坠床	B		0.无；1.有			
DE01.35.005.00.V1.0	术中体温异常标志	IB_SZTWYCBZ	标识术中体温有无异常	B		0.无；1.有			
DE01.35.006.00.V1.0	术中体温异常类型	IB_SZTWYCLX	记录术中体温异常的具体类型	N	n1	1.发热；2.低体温			
DE01.35.007.00.V1.0	局麻药中毒标志	IB_JMYZDBZ	标识麻醉过程中有无发生局麻药中毒	B		0.无；1.有			
DE01.35.008.00.V1.0	全脊麻标志	IB_QJMBZ	标识麻醉过程中有无发生全脊麻	B		0.无；1.有			
DE01.35.009.00.V1.0	术中知晓标志	IB_SZZXBZ	标识麻醉过程中有无发生术中知晓	B		0.无；1.有			

表 40　术中特殊事件数据元（续）

标识符	数据元名称	域/汉语简拼	定义	数据类型	数据格式	值域	同义名称	关系	备注
DE01.35.010.00.V1.0	恶性高热标志	IB_EXGRBZ	标识麻醉过程中有无发生恶性高热	B		0.无；1.有			
DE01.35.011.00.V1.0	术中发生特殊事件所属人体系统	IB_SZFSTSSJSSRTXT	术中非插管、非麻醉穿刺导致的特殊不良事件所属的人体系统	N	n1	1.心血管系统；2.呼吸系统；3.神经系统；4.肌肉骨骼结缔组织；5.内分泌系统；6.泌尿生殖系统；7.血液系统；8.消化系统；9.其他			
DE01.35.012.00.V1.0	心血管系统术中特殊事件	IB_XXGXTSZTSSJ	术中非插管、非麻醉穿刺导致的心血管特殊事件的名称	C	an50	符合ICD-10规定			
DE01.35.013.00.V1.0	呼吸系统术中特殊事件	IB_HXXTSZTSSJ	术中非插管、非麻醉穿刺导致的呼吸系统特殊事件的名称	C	an50	符合ICD-10规定			
DE01.35.014.00.V1.0	内分泌系统术中特殊事件	IB_NFMXTSZTSSJ	术中非插管、非麻醉穿刺导致的内分泌系统特殊事件的名称	C	an50	符合ICD-10规定			
DE01.35.015.00.V1.0	神经系统术中特殊事件	IB_SJXTSZTSSJ	术中非插管、非麻醉穿刺导致的神经系统特殊事件的名称	C	an50	符合ICD-10规定			
DE01.35.016.00.V1.0	骨骼肌肉结缔组织术中特殊事件	IB_GGJRJDZZSZTSSJ	术中非插管、非麻醉穿刺导致的骨骼肌肉结缔组织特殊事件的名称	C	an50	符合ICD-10规定			

表 40 术中特殊事件数据元（续）

标识符	数据元名称	域/汉语简拼	定义	数据类型	数据格式	值域	同义名称	关系	备注
DE01.35.017.00.V1.0	泌尿生殖系统术中特殊事件	IB_MNSZXTSZTSSJ	术中非插管、非麻醉穿刺导致的泌尿生殖系统特殊事件的名称	C	an50	符合 ICD-10 规定			
DE01.35.018.00.V1.0	血液系统术中特殊事件	IB_XYXTSZTSSJ	术中非插管、非麻醉穿刺导致的血液系统特殊事件的名称	C	an50	符合 ICD-10 规定			
DE01.35.019.00.V1.0	消化系统术中特殊事件	IB_XHXTSZTSSJ	术中非插管、非麻醉穿刺导致的消化系统特殊事件的名称	C	an50	符合 ICD-10 规定			
DE01.35.020.00.V1.0	损伤事件标志	IB_SSSJBZ	标识术中有无损伤事件	B		0.无；1.有			
DE01.35.021.00.V1.0	损伤事件描述	IB_SSSJMS	术中发生损伤事件的具体描述	C	an100				
DE01.35.022.00.V1.0	大出血标志	IB_DCXBZ	标识术中有无发生大出血	B		0.无；1.有			
DE01.35.023.00.V1.0	休克标志	IB_XKBZ	标识术中有无发生休克	B		0.无；1.有			
DE01.35.024.00.V1.0	休克类型	IB_XKLX	术中发生休克的类型	N	n1	应符合表 A.13			
DE01.35.025.00.V1.0	输血反应标志	IB_SXFYBZ	标识手术期间患者有无发生输血反应	B		0.无；1.有			

9 访视及随访数据类

9.1 术前一般情况评估

表 41 给出术前一般情况评估对应表 2 中 DE02.01 的详细信息。

表41 术前一般情况评估数据元

标识符	数据元名称	域/汉语简拼	定义	数据类型	数据格式	值域	同义名称	关系	备注
DE01.01.001.00.V1.0	门诊号	AA_MZH	患者的唯一标识	C	an18		患者ID		
DE01.01.002.00.V1.0	住院号	AA_ZYH	住院患者的唯一标识	C	an18		病案号		
DE01.01.003.00.V1.0	住院次数	AA_ZYCS	患者在该医疗机构住院序次，与住院号联动，具备唯一性	N	n3				
DE01.25.001.00.V1.0	手术序号	YA_SSXH	患者本次住院手术的唯一标识，与住院次数联动	N	n3				自动递增1
DE02.01.001.00.V1.0	食量减少标志	JB_SLJSBZ	标识患者既往3个月有无因食欲不振、消化问题、咀嚼、吞咽困难而减少食量	B		0.无；1.有			
DE02.01.002.00.V1.0	食量减少程度	JB_SLJSCD	患者既往3个月因食欲不振、消化问题、咀嚼、吞咽困难发生的食量减少程度	N	n1	1.轻度减少；2.严重减少			
DE02.01.003.00.V1.0	体重下降标志	JB_TZXJBZ	标识患者既往3个月有无体重下降情况	B		0.无；1.有			
DE02.01.004.00.V1.0	体重下降程度	JB_TZXJCD	患者既往3个月体重下降的程度	N	n1	1.体重下降小于或等于3 kg；2.体重下降大于3 kg			
DE02.01.005.00.V1.0	活动能力情况	JB_HDNLQK	患者既往3个月内活动情况分级	N	n1	1.需长期卧床或轮椅；2.可下床活动或不需要轮椅但不能出门活动；3.可外出活动			

表 41 术前一般情况评估数据元（续）

标识符	数据元名称	域/汉语简拼	定义	数据类型	数据格式	值域	同义名称	关系	备注
DE02.01.006.00.V1.0	BMI	JB_BMI	患者入院时BMI指数	N	n22	BMI ＝ 体重（kg）/身高（cm）^{2}			单位:kg/cm^2
DE02.01.007.00.V1.0	营养不良标志	JB_YYBLBZ	标识患者有无营养不良	B		0.无；1.有			
DE02.01.008.00.V1.0	营养不良描述	JB_YYBLMS	对患者营养不良的具体描述	C	an50				
DE02.01.009.00.V1.0	胃肠道准备标志	JB_WCDZBBZ	标识患者术前是否进行胃肠道准备	N	n1	0.否；1.是			
DE02.01.010.00.V1.0	患者体位	JB_HZTW	患者体位情况分类	N	n1	1.自主体位；2.被动体位；3.强迫体位			
DE02.01.011.00.V1.0	面容与表情	JB_MRYBQ	患者面容与表情情况的具体描述	C	an100				
DE02.01.012.00.V1.0	评估时间	JB_PGSJ	评估术前一般情况的时间	DT	YYYY-MM-DD hh：mm				

9.2 术前气道评估

表 42 给出术前气道评估对应表 2 中 DE02.02 的详细内容。

表 42 术前气道评估数据元

标识符	数据元名称	域/汉语简拼	定义	数据类型	数据格式	值域	同义名称	关系	备注
DE01.01.001.00.V1.0	门诊号	AA_MZH	患者的唯一标识	C	an18		患者ID		
DE01.01.002.00.V1.0	住院号	AA_ZYH	住院患者的唯一标识	C	an18		病案号		
DE01.01.003.00.V1.0	住院次数	AA_ZYCS	患者在该医疗机构住院序次,与住院号联动,具备唯一性	N	n3				

表 42 术前气道评估数据元（续）

标识符	数据元名称	域/汉语简拼	定义	数据类型	数据格式	值域	同义名称	关系	备注
DE01.25.001.00.V1.0	手术序号	YA_SSXH	患者本次住院手术的唯一标识，与住院次数联动	N	n3				自动递增1
DE02.02.001.00.V1.0	气道独立危险因素	KB_QDDLWXYS	被证实发生困难气道的独立危险因素	N	n12	1.年龄＞55岁；2.BMI＞26 kg/m²；3.牙齿异常；4.睡眠呼吸暂停综合征/鼾症；5.其他			
DE02.02.002.00.V1.0	特殊病史描述	KB_TSBSMS	对影响气道特殊病史的具体描述	C	an100				
DE02.02.003.00.V1.0	呼吸困难标志	KB_HXKNBZ	标识有无呼吸困难	B		0.无；1.有			
DE02.02.004.00.V1.0	上下切牙关系	KB_SXQYGX	患者自然状态下闭口时上下切牙的关系	N	n1	1.上切牙在下切牙之前（"天包地"）；2.上下切牙齐平；3.上切牙在下切牙之后（"地包天"）			
DE02.02.005.00.V1.0	张口度	KB_ZKD	患者张最大口时上下门齿的距离	N	n1	1.≥3 cm；2.＜3 cm			
DE02.02.006.00.V1.0	上颚形状	KB_SEXZ	患者上颚的形状	N	n1	1.正常；2.高拱；3.狭窄			
DE02.02.007.00.V1.0	下颌空间顺应性	KB_XHKJSYX	患者的下颌插管可用空间和下颌组织的顺应性	N	n1	1.正常；2.僵硬；3.狭窄；4.肿物占位			

表 42　术前气道评估数据元（续）

标识符	数据元名称	域/汉语简拼	定义	数据类型	数据格式	值域	同义名称	关系	备注
DE02.02.008.00.V1.0	下颌前伸时上下切牙的关系	KB_XHQSSSX-QYDGX	嘱患者下颌前伸，观察上下切牙的位置关系	N	n1	1.不能使下切牙伸至上切牙之前；2.能使下切牙伸至上切牙之前			
DE02.02.009.00.V1.0	甲颏距离	KB_JHJL	嘱患者头处于伸展位，测量患者自甲状软骨切迹至下颚尖端的距离	N	n1	1.＜三横指；2.≥三横指			
DE02.02.010.00.V1.0	颈长	KB_JC	患者直立位时，下颌下缘水平至胸锁关节水平的距离	N	n2				单位:cm
DE02.02.011.00.V1.0	颈围	KB_JW	患者在喉结下方颈部水平的围长	N	n2				单位:cm
DE02.02.012.00.V1.0	头颈前屈活动度	KB_TJQQHDD	患者取坐位或站立位，头颈前屈的程度	N	n1	1.下颌前屈能够接触胸壁；2.下颌前屈不能接触胸壁			
DE02.02.013.00.V1.0	头颈后伸活动度	KB_TJHSHDD	患者取坐位或站立位，头颈后伸的程度	N	n1	1.不能后伸；2.后伸角度＜35°；3.后伸角度在35°～45°；4.后伸角度＞45°		°	
DE02.02.014.00.V1.0	Mallampati分级	KB_MFJ	对建立人工气道难易程度的评级标准	C	an4	见表 B.28			
DE02.02.015.00.V1.0	面罩通气分级	KB_MZTQFJ	患者面罩通气难易程度的分级	C	an4	见表 B.2			

表 42 术前气道评估数据元（续）

标识符	数据元名称	域/汉语简拼	定义	数据类型	数据格式	值域	同义名称	关系	备注
DE02.02.016.00.V1.0	气道评估综合结论	KB_QDPGZHJL	综合气道评估结果，判断患者气道管理难易程度	C	an50				
DE02.02.017.00.V1.0	评估时间	KB_PGSJ	进行术前气道评估的时间	DT	YYYY-MM-DD hh:mm				

9.3 术前中枢神经系统评估

表 43 给出术前中枢神经系统评估对应表 2 中 DE02.03 的详细信息。

表 43 术前中枢神经系统评估数据元

标识符	数据元名称	域/汉语简拼	定义	数据类型	数据格式	值域	同义名称	关系	备注
DE01.01.001.00.V1.0	门诊号	AA_MZH	患者的唯一标识	C	an18		患者ID		
DE01.01.002.00.V1.0	住院号	AA_ZYH	住院患者的唯一标识	C	an18		病案号		
DE01.01.003.00.V1.0	住院次数	AA_ZYCS	患者在该医疗机构住院序次，与住院号联动，具备唯一性	N	n3				
DE01.25.001.00.V1.0	手术序号	YA_SSXH	患者本次住院手术的唯一标识，与住院次数联动	N	n3				自动递增1
DE02.03.001.00.V1.0	GAD-7焦虑筛查量表评分	LB_GAD-7JLSCLBPF	焦虑筛查量表的一种，通过该量表对患者的焦虑状态进行评分	N	n2	见表 B.7			

表 43 术前中枢神经系统评估数据元（续）

标识符	数据元名称	域/汉语简拼	定义	数据类型	数据格式	值域	同义名称	关系	备注
DE02.03.002.00.V1.0	GAD-7焦虑筛查量表结论	LB_GAD-7JLSCLBJL	依据 GAD-7焦虑筛查量表得分，得出患者所处的焦虑状态	C	a3	1.0分~4分没有焦虑症； 2.5分~9分可能有轻微焦虑症； 3.10分~13分可能有中度焦虑症； 4.14分~18分可能有中重度焦虑症； 5.19分~21分可能有重度焦虑症			
DE02.03.003.00.V1.0	PHQ-9抑郁症筛查量表评分	LB_PHQ-9YYZSCLBPF	抑郁症筛查的一种，通过该量表对患者的抑郁状态进行评分	N	n1	见表 B.8			
DE02.03.004.00.V1.0	PHQ-9抑郁症筛查量表结论	LB_PHQ-9YYZSCLBJL	依据 PHQ-9抑郁症筛查量表得分，得出患者所处的抑郁状态	N	n1	1.0分~4分没有抑郁症； 2.5分~9分可能有轻微抑郁症； 3.10分~14分可能有中度抑郁症； 4.15分~19分可能有中重度抑郁症； 5.20分~27分可能有重度抑郁症			
DE02.03.005.00.V1.0	睡眠质量评估	LB_SMZLPG	患者对睡眠质量进行的自我主观数字模拟评估	N	n2	1.0分； 2.1分； 3.2分； 4.3分； 5.4分； 6.5分； 7.6分； 8.7分； 9.8分； 10.9分； 11.10分			0 为最差，10为最佳

表43 术前中枢神经系统评估数据元（续）

标识符	数据元名称	域/汉语简拼	定义	数据类型	数据格式	值域	同义名称	关系	备注
DE02.03.006.00.V1.0	入睡情况	LB_RSQK	患者对睡眠初始阶段入睡情况的主观评估	N	n1	见表B.6			
DE02.03.007.00.V1.0	睡眠深度	LB_SMSD	患者对睡眠中间阶段睡眠情况的主观评估	N	n1	见表B.6			
DE02.03.008.00.V1.0	觉醒情况	LB_JXQK	患者对睡眠末段阶段睡眠情况的主观评估	N	n1	见表B.6			
DE02.03.009.00.V1.0	MMSE评分	LB_MPF	依据简易精神状态评价量表对患者进行术前精神状态评分	N	n2	见表B.9			
DE02.03.010.00.V1.0	MMSE评估结果	LB_MPGJG	依据简易精神状态评价量表评分结果,对患者术前的精神状态进行分级	N	n1	1.27分～30分:正常; 2.21分～26分:轻度认知功能障碍; 3.10分～20分:中度认知功能障碍; 4.0分～9分:重度认知功能障碍			
DE02.03.011.00.V1.0	MoCA-B量表得分	LB_MLBDF	依据蒙特利尔认知评估基础量表中文版（MoCA-B量表）对患者术前的认知情况进行评分	N	n2	见表B.10			

表 43 术前中枢神经系统评估数据元（续）

标识符	数据元名称	域/汉语简拼	定义	数据类型	数据格式	值域	同义名称	关系	备注
DE02.03.012.00.V1.0	MoCA-B量表评估结果	LB_MLBPGJG	依据蒙特利尔认知评估基础量表中文版（MoCA-B量表）对患者术前的认知情况进行分级	N	n2	如果受试者受教育年限＜12年,在测试结果上加1分,校正受教育程度的偏倚,得分越高认知功能越好,满分30分。评分≥26分者为正常;评分若＜26分,说明患者已有认知功能损害			
DE02.03.013.00.V1.0	Glasgow评分	LB_GPF	依据格拉斯哥昏迷评分量表对患者术前的昏迷状态进行评分	N	n2	见表B.12			
DE02.03.014.00.V1.0	Glasgow评分结果	LB_GPFJG	依据格拉斯哥昏迷评分量表的得分,对患者术前的昏迷状态进行分级	N	n1	1. 15分:意识清楚; 2. 12分～14分:轻度意识障碍; 3. 9分～11分:中度意识障碍; 4. ≤8分:昏迷			
DE02.03.015.00.V1.0	神经系统疾病标志	LB_SJXTJBBZ	标识患者有无神经系统疾病病史	B		0.无; 1.有			
DE02.03.016.00.V1.0	神经系统疾病名称	LB_SJXTJBMC	患者既往神经系统疾病名称	C	an50	符合ICD-10规定			
DE02.03.017.00.V1.0	神经系统疾病编码	LB_SJXTJBBM	患者既往神经系统疾病的具体编码	C	an50	符合ICD-10规定			
DE02.03.018.00.V1.0	精神和心理障碍标志	LB_JSHXLZABZ	标识患者有无精神和心理障碍病史	B		0.无; 1.有			

表 43 术前中枢神经系统评估数据元（续）

标识符	数据元名称	域/汉语简拼	定义	数据类型	数据格式	值域	同义名称	关系	备注
DE02.03.019.00.V1.0	精神和心理障碍名称	LB_JSHXLZAMC	患者所患精神和心理障碍的名称	C	an50	符合 ICD-10 规定			
DE02.03.020.00.V1.0	精神和心理障碍编码	LB_JSHXLZABM	患者所患精神和心理障碍的具体编码	C	an50	符合 ICD-10 规定			
DE02.03.021.00.V1.0	评估时间	LB_PGSJ	进行术前中枢神经系统评估的时间	DT	YYYY-MM-DD hh:mm				

9.4 术前心血管系统评估

表 44 给出术前心血管系统评估对应表 2 中 DE02.04 的详细信息。

表 44 术前心血管系统评估数据元

标识符	数据元名称	域/汉语简拼	定义	数据类型	数据格式	值域	同义名称	关系	备注
DE01.01.001.00.V1.0	门诊号	AA_MZH	患者的唯一标识	C	an18		患者ID		
DE01.01.002.00.V1.0	住院号	AA_ZYH	住院患者的唯一标识	C	an18		病案号		
DE01.01.003.00.V1.0	住院次数	AA_ZYCS	患者在该医疗机构住院序次，与住院号联动，具备唯一性	N	n3				
DE01.25.001.00.V1.0	手术序号	YA_SSXH	患者本次住院手术的唯一标识，与住院次数联动	N	n3				自动递增1
DE02.04.001.00.V1.0	心血管疾病标志	MB_XXGJBBZ	标识患者是否有心血管疾病病史	B		0.无；1.有			
DE02.04.002.00.V1.0	心血管系统疾病名称	MB_XXGXTJBMC	患者既往及当前罹患心血管系统疾病的名称	C	an50	符合 ICD-10 规定			

表 44 术前心血管系统评估数据元（续）

标识符	数据元名称	域/汉语简拼	定义	数据类型	数据格式	值域	同义名称	关系	备注
DE02.04.003.00.V1.0	心血管系统疾病编码	MB_XXGXTJ-BBM	患者既往及当前罹患心血管系统的疾病编码	C	an18	符合 ICD-10 规定			
DE02.04.004.00.V1.0	高血压分级	MB_GXYFJ	依据高血压病分级标准，得出患者高血压病的分级	N	n1	应符合表 A.6			
DE02.04.005.00.V1.0	高血压危险分层	MB_GXYWXFC	依据高血压患者危险分层标准，得出患者高血压病的危险分层	N	n1	应符合表 A.7			
DE02.04.006.00.V1.0	高血压分期	MB_GXYFQ	依据高血压分期标准，得出患者高血压病的分期	N	n1	应符合表 A.8			
DE02.04.007.00.V1.0	NYHA 心功能分级	MB_NXGNFJ	依据 NYHA 心功能分级标准，得出患者心功能分级	N	n1	应符合表 A.9			
DE02.04.008.00.V1.0	MET 活动当量分级	MB_MHDDLFJ	依据 MET 活动当量分级，对患者的运动耐量进行分级	C	an4	应符合表 B.23			
DE02.04.009.00.V1.0	MET 活动当量分级结论	MB_MHDDLF-JJL	依据患者 MET 活动当量分级，得出患者的运动耐量状态	N	n1	1. 良好（＞10METs）；2. 中等（4～10METs）；3.差(＜4METs)			
DE02.04.010.00.V1.0	评估时间	MB_PGSJ	进行术前心血管系统评估的时间	DT	YYYY-MM-DD hh:mm				

9.5 术前呼吸系统评估

表 45 给出术前呼吸系统评估对应表 2 中 DE02.05 的详细信息。

表 45　术前呼吸系统评估数据元

标识符	数据元名称	域/汉语简拼	定义	数据类型	数据格式	值域	同义名称	关系	备注
DE01.01.001.00.V1.0	门诊号	AA_MZH	患者的唯一标识	C	an18		患者ID		
DE01.01.002.00.V1.0	住院号	AA_ZYH	住院患者的唯一标识	C	an18		病案号		
DE01.01.003.00.V1.0	住院次数	AA_ZYCS	患者在该医疗机构住院序次，与住院号联动，具备唯一性	N	n3				
DE01.25.001.00.V1.0	手术序号	YA_SSXH	患者本次住院手术的唯一标识，与住院次数联动	N	n3				自动递增1
DE02.05.001.00.V1.0	呼吸系统疾病标志	NB_HXXTJBBZ	标识患者有无呼吸系统疾病病史	B		0.无；1.有			
DE02.05.002.00.V1.0	呼吸系统疾病名称	NB_HXXTJBMC	患者既往及当前患呼吸系统疾病的名称	C	an50	符合ICD-10规定			
DE02.05.003.00.V1.0	呼吸系统疾病编码	NB_HXXTJBBM	患者既往及当前患呼吸系统的疾病编码	C	an18	符合ICD-10规定			
DE02.05.004.00.V1.0	术前Arozullah评分	NB_SQAPF	预测急性呼吸衰竭的评分标准，计算可能导致患者术后发生呼吸衰竭的预测因子分值	N	n2	见表B.16			
DE02.05.005.00.V1.0	术前Arozullah评分结果	NB_SQAPFJG	依据Arozullah评分标准计算出的分值，预测术后急性呼吸衰竭的发生率	N	n1	1. ≤10分 0.5%；2. 11分~19分 1.8%；3. 20分~27分 4.2%；4. 28分~40分 10.1%；5. >40分 26.6%			

表 45 术前呼吸系统评估数据元（续）

标识符	数据元名称	域/汉语简拼	定义	数据类型	数据格式	值域	同义名称	关系	备注
DE02.05.006.00.V1.0	评估时间	NB_PGSJ	进行术前呼吸系统评估的时间	DT	YYYY-MM-DD hh:mm				

9.6 术前肝肾功能评估

表 46 给出术前肝肾功能评估对应表 2 中 DE02.06 的详细信息。

表 46 术前肝肾功能评估数据元

标识符	数据元名称	域/汉语简拼	定义	数据类型	数据格式	值域	同义名称	关系	备注
DE01.01.001.00.V1.0	门诊号	AA_MZH	患者的唯一标识	C	an18		患者ID		
DE01.01.002.00.V1.0	住院号	AA_ZYH	住院患者的唯一标识	C	an18		病案号		
DE01.01.003.00.V1.0	住院次数	AA_ZYCS	患者在该医疗机构住院序次，与住院号联动，具备唯一性	N	n3				
DE01.25.001.00.V1.0	手术序号	YA_SSXH	患者本次住院手术的唯一标识，与住院次数联动	N	n3				自动递增1
DE02.06.001.00.V1.0	肝脏疾病标志	OB_GZJBBZ	标识患者有无肝脏疾病病史	B		0.无；1.有			
DE02.06.002.00.V1.0	肝脏疾病名称	OB_GZJBMC	患者既往及当前肝脏疾病的名称	C	an50	符合 ICD-10 规定			
DE02.06.003.00.V1.0	肝脏疾病编码	OB_GZJBBM	患者既往及当前的肝脏疾病编码	C	an18	符合 ICD-10 规定			
DE02.06.004.00.V1.0	Child-Pugh 分级评分	OB_CFJPF	术前通过 Child-Pugh 分级指标，对患者肝功能进行评估所获得的分值	N	n2	见表 B.17			

表46 术前肝肾功能评估数据元（续）

标识符	数据元名称	域/汉语简拼	定义	数据类型	数据格式	值域	同义名称	关系	备注
DE02.06.005.00.V1.0	Child-Pugh分级结论	OB_CFJJL	依据患者Child-Pugh分级评分，对患者术前肝脏功能状态的评估结论	N	n1	1.A级:5分~6分手术危险度小；2.B级:7分~9分手术危险度中等；3.C级:10分~15分手术危险度大,预后最差			
DE02.06.006.00.V1.0	肾脏疾病标志	OB_SZJBBZ	标识患者有无肾脏疾病病史	B		0.无；1.有			
DE02.06.007.00.V1.0	肾脏疾病名称	OB_SZJBMC	患者既往及当前肾脏疾病的名称	C	an50	符合ICD-10规定			
DE02.06.008.00.V1.0	肾脏疾病编码	OB_SZJBBM	患者既往及当前的肾脏疾病编码	C	an18	符合ICD-10规定			
DE02.06.009.00.V1.0	肾功能不全分期	OB_SGNBQFQ	术前依据肾功能不全CKD分期标准,对患者当前肾功能状态进行评估	C	an4	应符合表A.11			
DE02.06.010.00.V1.0	长期透析标志	OB_CQTXBZ	标识患者既往有无长期透析经历	B		0.无；1.有			
DE02.06.011.00.V1.0	透析方式	OB_TXFS	患者既往透析治疗的主要方式	N	n1	1.腹膜透析；2.血液透析；3.其他			
DE02.06.012.00.V1.0	透析频次	OB_TXPC	患者既往透析治疗的频次	N	n3				单位:次/周
DE02.06.013.00.V1.0	术前透析标志	OB_SQTXBZ	标识患者术前24 h内有无行透析治疗	B		0.无；1.有			
DE02.06.014.00.V1.0	评估时间	OB_PGSJ	进行行术前肝肾功能评估的时间	DT	YYYY-MM-DD hh:mm				

9.7 术前内分泌系统评估

表 47 给出术前内分泌系统评估对应表 2 中 DE02.07 的详细信息。

表 47 术前内分泌系统评估数据元

标识符	数据元名称	域/汉语简拼	定义	数据类型	数据格式	值域	同义名称	关系	备注
DE01.01.001.00.V1.0	门诊号	AA_MZH	患者唯一标识符	C	an18		患者ID		
DE01.01.002.00.V1.0	住院号	AA_ZYH	住院患者的唯一标识符	C	an18		病案号		
DE01.01.003.00.V1.0	住院次数	AA_ZYCS	患者在该医疗机构住院序次,与住院号联动,具备唯一性	N	n3				
DE01.25.001.00.V1.0	手术序号	YA_SSXH	患者本次住院手术的唯一标识,与住院次数联动	N	n3				自动递增1
DE02.07.001.00.V1.0	内分泌系统疾病标志	PB_NFMXTJBBZ	标识患者有无内分泌系统疾病病史	B		0.无；1.有			
DE02.07.002.00.V1.0	内分泌系统疾病名称	PB_NFMXTJBMC	患者既往及当前内分泌系统疾病的名称	C	an50	符合 ICD-10 规定			
DE02.07.003.00.V1.0	内分泌系统疾病编码	PB_NFMXTJBBM	患者既往及当前的内分泌系统疾病编码	C	an18	符合 ICD-10 规定			
DE02.07.004.00.V1.0	糖尿病诊断标志	PB_TNBZDBZ	标识患者既往有无糖尿病诊断史	B		0.无；1.有			
DE02.07.005.00.V1.0	嗜铬细胞瘤诊断标志	PB_SGXBLZDBZ	标识患者既往有无嗜铬细胞瘤诊断史	B		0.无；1.有			
DE02.07.006.00.V1.0	甲状腺功能异常诊断标志	PB_JZXGNYCZDBZ	标识患者既往有无甲状腺功能异常诊断史	B		0.无；1.有			

表 47 术前内分泌系统评估数据元（续）

标识符	数据元名称	域/汉语简拼	定义	数据类型	数据格式	值域	同义名称	关系	备注
DE02.07.007.00.V1.0	肾上腺皮质功能异常诊断标志	PB_SSXPZGN-YCZDBZ	标识患者既往有无肾上腺皮质功能异常诊断史	B		0.无；1.有			
DE02.07.008.00.V1.0	评估时间	PB_PGSJ	进行术前内分泌系统评估的时间	DT	YYYY-MM-DD hh:mm				

9.8 术前血液系统评估

表 48 给出术前血液系统评估对应表 2 中 DE02.08 的详细信息。

表 48 术前血液系统评估数据元

标识符	数据元名称	域/汉语简拼	定义	数据类型	数据格式	值域	同义名称	关系	备注
DE01.01.001.00.V1.0	门诊号	AA_MZH	患者的唯一标识	C	an18		患者ID		
DE01.01.002.00.V1.0	住院号	AA_ZYH	住院患者的唯一标识	C	an18		病案号		
DE01.01.003.00.V1.0	住院次数	AA_ZYCS	患者在该医疗机构住院序次，与住院号联动，具备唯一性	N	n3				
DE01.25.001.00.V1.0	手术序号	YA_SSXH	患者本次住院手术的唯一标识，与住院次数联动	N	n3				自动递增1
DE02.08.001.00.V1.0	血液系统疾病标志	QB_XYXTJBBZ	标识患者有无血液系统疾病病史	B		0.无；1.有			
DE02.08.002.00.V1.0	血液系统疾病名称	QB_XYXTJBMC	患者既往及当前血液系统疾病的名称	C	an50	符合 ICD-10 规定			

表 48　术前血液系统评估数据元（续）

标识符	数据元名称	域/汉语简拼	定义	数据类型	数据格式	值域	同义名称	关系	备注
DE02.08.003.00.V1.0	血液系统疾病编码	QB_XYXTJBBM	患者既往及当前的血液系统疾病编码	C	an18	符合 ICD-10 规定			
DE02.08.004.00.V1.0	病情控制情况	QB_BQKZQK	患者血液疾病目前控制情况	N	n1	1.已控制；2.未控制			
DE02.08.005.00.V1.0	血小板异常标志	QB_XXBYCBZ	标识患者最近一次血常规中血小板有无超出正常范围	B		0.无；1.有			
DE02.08.006.00.V1.0	凝血异常标志	QB_NXYCBZ	标识患者最近一次凝血检查有无超出正常范围	B		0.无；1.有			
DE02.08.007.00.V1.0	贫血标志	QB_PXBZ	标识患者术前有无存在贫血	B		0.无；1.有			
DE02.08.008.00.V1.0	贫血分级	QB_PXFJ	根据患者术前血常规血红蛋白浓度评估患者贫血状况	N	n1	应符合表 A.14			
DE02.08.009.00.V1.0	评估时间	QB_PGSJ	进行术前血液系统评估的时间	DT	YYYY-MM-DD hh：mm				

9.9　术前其他系统评估

表 49 给出术前其他系统评估对应表 2 中 DE02.09 的详细信息。

表 49　术前其他系统评估数据元

标识符	数据元名称	域/汉语简拼	定义	数据类型	数据格式	值域	同义名称	关系	备注
DE01.01.001.00.V1.0	门诊号	AA_MZH	患者的唯一标识	C	an18		患者ID		
DE01.01.002.00.V1.0	住院号	AA_ZYH	住院患者的唯一标识	C	an18		病案号		

表 49 术前其他系统评估数据元（续）

标识符	数据元名称	域/汉语简拼	定义	数据类型	数据格式	值域	同义名称	关系	备注
DE01.01.003.00.V1.0	住院次数	AA_ZYCS	患者在该医疗机构住院序次，与住院号联动，具备唯一性	N	n3				
DE01.25.001.00.V1.0	手术序号	YA_SSXH	患者本次住院手术的唯一标识，与住院次数联动	N	n3				自动递增1
DE02.09.001.00.V1.0	其他术前合并疾病标志	RB_QTSQHBJBBZ	标识患者有无前合并的其他疾病	B		0.无；1.有			
DE02.09.002.00.V1.0	其他术前合并疾病名称	RB_QTSQHBJBMC	患者术前合并的其他疾病名称	C	an50	符合ICD-10规定			
DE02.09.003.00.V1.0	其他术前合并疾病编码	RB_QTSQHBJBBM	患者术前合并的其他疾病编码	C	an18	符合ICD-10规定			
DE02.09.004.00.V1.0	重症肌无力标志	RB_ZZJWLBZ	标识患者有无重症肌无力病史	B		0.无；1.有			
DE02.09.005.00.V1.0	Osserman分型	RB_OFX	依据Osserman改良分型标准，对重症肌无力患者进行分型	C	an6	应符合表A.12			
DE02.09.006.00.V1.0	QMGS评分	RB_QPF	依据重症肌无力定量评分标准，对患者全身状况进行评估	N	n2	见表B.24			
DE02.09.007.00.V1.0	FRAIL量表评分	RB_FLBPF	依据FRAIL量表，对患者衰弱程度进行评估	N	n1	见表B.26			

125

表 49　术前其他系统评估数据元（续）

标识符	数据元名称	域/汉语简拼	定义	数据类型	数据格式	值域	同义名称	关系	备注
DE02.09.008.00.V1.0	FRAIL量表评估	RB_FLBPG	根据 FRAIL量表的评分，对患者的衰弱严重程度进行分级	C	an8	1.0 分:强壮; 2.1 分～3 分:衰弱前期; 3.3 分～5 分:衰弱			
DE02.09.009.00.V1.0	6 min 步行试验	RB_6mBXSY	患者用最快的速度步行6 min所通过的距离，用于判断全身综合或局部功能状态	N	n3				单位:m(参考范围 400 m～700 m)
DE02.09.010.00.V1.0	6 min 步行试验未完成原因	RB_6mBXSYWWCYY	描述患者6 min步行试验未完成的原因	N	n1	1.胸痛; 2.呼吸困难; 3.肢体无力; 4.肢体疼痛; 5.无法耐受; 6.其他			
DE02.09.011.00.V1.0	评估时间	RB_PGSJ	进行术前其他系统评估的时间	DT	YYYY-MM-DD hh:mm				

9.10　术前疼痛评估

表 50 给出术前疼痛评估对应表 2 中 DE02.10 的详细信息。

表 50　术前疼痛评估数据元

标识符	数据元名称	域/汉语简拼	定义	数据类型	数据格式	值域	同义名称	关系	备注
DE01.01.001.00.V1.0	门诊号	AA_MZH	患者的唯一标识	C	an18		患者ID		
DE01.01.002.00.V1.0	住院号	AA_ZYH	住院患者的唯一标识	C	an18		病案号		
DE01.01.003.00.V1.0	住院次数	AA_ZYCS	患者在该医疗机构住院序次，与住院号联动，具备唯一性	N	n3				

表 50 术前疼痛评估数据元（续）

标识符	数据元名称	域/汉语简拼	定义	数据类型	数据格式	值域	同义名称	关系	备注
DE01.25.001.00.V1.0	手术序号	YA_SSXH	患者本次住院手术的唯一标识，与住院次数联动	N	n3				自动递增1
DE02.10.001.00.V1.0	PCS评分	SB_PCSPF	依据中文版疼痛灾难化量表（PCS），患者对疼痛进行的自我评分	N	n2	见表B.19			
DE02.10.002.00.V1.0	持续慢性疼痛标志	SB_CXMXTTBZ	标识患者术前有无存在持续3个月以上的慢性疼痛	B		0.无；1.有			
DE02.10.003.00.V1.0	其他类型疼痛标志	SB_QTLXTTBZ	标识患者有无除轻微头痛、扭伤后痛、牙痛等常见疼痛外的疼痛类型	B		0.无；1.有			
DE02.10.004.00.V1.0	24 h内平均疼痛程度	SB_24hNPJTTCD	患者依据数字疼痛评估量表（NRS），评估最近24 h内的平均疼痛程度	N	n2	见表B.20			
DE02.10.005.00.V1.0	24 h内最痛剧烈程度	SB_24hNZTJLCD	患者依据数字疼痛评估量表（NRS），评估最近24 h内，最重疼痛程度的分值	N	n2	见表B.20			
DE02.10.006.00.V1.0	24 h内最轻微疼痛程度	SB_24hNZQWTTCD	患者依据数字疼痛评估量表（NRS），评估最近24 h内，最轻疼痛程度的分值	N	n2	见表B.20			

表 50 术前疼痛评估数据元（续）

标识符	数据元名称	域/汉语简拼	定义	数据类型	数据格式	值域	同义名称	关系	备注
DE02.10.007.00.V1.0	目前的疼痛程度	SB_MQDTTCD	患者依据数字疼痛评估量表（NRS），评估当前的疼痛程度	N	n2	见表 B.20			
DE02.10.008.00.V1.0	24 h 内药物治疗疼痛缓解程度	SB_24h NYWZLTTHJCD	患者依据 0%～100% 的分级，评估最近 24 h 内，药物或治疗对疼痛的缓解程度	N	n3	0% 代表无缓解；100% 代表完全缓解			单位：%
DE02.10.009.00.V1.0	疼痛的具体部位	SB_TTDJTBW	患者疼痛的具体部位	C	an100	符合 ICD-O 规定			
DE02.10.010.00.V1.0	拟施手术部位疼痛标志	SB_NSSSBWT-TBZ	标识拟行手术部位有无疼痛	B		0.无；1.有			
DE02.10.011.00.V1.0	疼痛药物治疗标志	SB_TTYWZLBZ	标识患者有无进行疼痛药物治疗	B		0.无；1.有			
DE02.10.012.00.V1.0	疼痛药物治疗描述	SB_TTYWZLMS	患者疼痛药物治疗的具体描述	C	an100				
DE02.10.013.00.V1.0	疼痛非药物治疗标志	SB_TTFYWZ-LBZ	标识患者有无进行疼痛非药物治疗	B		0.无；1.有			
DE02.10.014.00.V1.0	疼痛非药物治疗描述	SB_TTFYWZ-LMS	患者疼痛非药物治疗的具体描述	C	an100				
DE02.10.015.00.V1.0	评估时间	SB_PGSJ	进行术前疼痛评估的时间	DT	YYYY-MM-DD hh:mm				

9.11 术前感染评估

表 51 给出术前感染评估对应表 2 中 DE02.11 的详细信息。

表51 术前感染评估数据元

标识符	数据元名称	域/汉语简拼	定义	数据类型	数据格式	值域	同义名称	关系	备注
DE01.01.001.00.V1.0	门诊号	AA_MZH	患者的唯一标识	C	an18		患者ID		
DE01.01.002.00.V1.0	住院号	AA_ZYH	住院患者的唯一标识	C	an18		病案号		
DE01.01.003.00.V1.0	住院次数	AA_ZYCS	患者在该医疗机构住院序次,与住院号联动,具备唯一性	N	n3				
DE01.25.001.00.V1.0	手术序号	YA_SSXH	患者本次住院手术的唯一标识,与住院次数联动	N	n3				自动递增1
DE02.11.001.00.V1.0	感染性疾病标志	TB_GRXJBBZ	标识患者有无感染性疾病病史	B		0.无;1.有			
DE02.11.002.00.V1.0	感染性疾病名称	TB_GRXJBMC	患者既往及当前感染性疾病的名称	C	an50	符合ICD-10规定			
DE02.11.003.00.V1.0	感染性疾病编码	TB_GRXJBBM	患者既往及当前感染性疾病的具体编码	C	an18	符合ICD-10规定			
DE02.11.004.00.V1.0	传染性疾病标志	TB_CRXJBBZ	标识患者有无传染性疾病病史	B		0.无;1.有			
DE02.11.005.00.V1.0	传染性疾病名称	TB_CRXJBMC	患者既往及当前传染性疾病的名称	C	an50	符合ICD-10规定			
DE02.11.006.00.V1.0	传染性疾病编码	TB_CRXJBBM	患者既往及当前传染性疾病的具体编码	C	an18	符合ICD-10规定			
DE02.11.007.00.V1.0	评估时间	TB_PGSJ	进行术前感染评估的时间	DT	YYYY-MM-DD hh:mm				

9.12 术前慢性疾病用药

表52给出术前慢性疾病用药对应表2中DE02.12的详细信息。

表52 术前慢性疾病用药数据元

标识符	数据元名称	域/汉语简拼	定义	数据类型	数据格式	值域	同义名称	关系	备注
DE01.01.001.00.V1.0	门诊号	AA_MZH	患者的唯一标识	C	an18		患者ID		
DE01.01.002.00.V1.0	住院号	AA_ZYH	住院患者的唯一标识	C	an18		病案号		
DE01.01.003.00.V1.0	住院次数	AA_ZYCS	患者在该医疗机构住院序次，与住院号联动，具备唯一性	N	n3				
DE01.25.001.00.V1.0	手术序号	YA_SSXH	患者本次住院手术的唯一标识，与住院次数联动	N	n3				自动递增1
DE02.12.001.00.V1.0	慢性病用药史标志	UB_MXBYYSBZ	标识患者术前有无慢性疾病用药史	B		0.无；1.有			
DE02.12.002.00.V1.0	药物名称	UB_YWMC	术前用于治疗慢性疾病药物的名称	C	an50	符合ATC规定			
DE02.12.003.00.V1.0	药物编码	UB_YWBM	术前用于治疗慢性疾病的药物编码	C	an18	符合ATC规定			
DE02.12.004.00.V1.0	给药途径	UB_GYTJ	描述给药途径和方法	C	an50	应符合WS 364—2011（所有部分)规定			
DE02.12.005.00.V1.0	单次使用剂量	UB_DCSYJL	单次给药使用的药物剂量	N	n6				
DE02.12.006.00.V1.0	使用频率	UB_SYPL	药物日常使用的频次	N	n2				单位：次/d
DE02.12.007.00.V1.0	使用总剂量	UB_SYZJL	单日给予单一药物的总剂量	N	n6				
DE02.12.008.00.V1.0	使用总时长	UB_SYZSC	某种药物使用的总时长	N	n2				单位：d

表 52　术前慢性疾病用药数据元（续）

标识符	数据元名称	域/汉语简拼	定义	数据类型	数据格式	值域	同义名称	关系	备注
DE02.12.009.00.V1.0	剂量单位	UB_JLDW	药物使用剂量的单位	C	a10	应符合表 A.1			
DE02.12.010.00.V1.0	评估时间	UB_PGSJ	进行术前感染评估的时间	DT	YYYY-MM-DD hh：mm				

9.13　术后一般情况访视

表 53 给出术后一般情况访视对应表 2 中 DE02.13 的详细信息。

表 53　术后一般情况访视数据元

标识符	数据元名称	域/汉语简拼	定义	数据类型	数据格式	值域	同义名称	关系	备注
DE01.01.001.00.V1.0	门诊号	AA_MZH	患者的唯一标识	C	an18		患者ID		
DE01.01.002.00.V1.0	住院号	AA_ZYH	住院患者的唯一标识	C	an18		病案号		
DE01.01.003.00.V1.0	住院次数	AA_ZYCS	患者在该医疗机构住院序次，与住院号联动，具备唯一性	N	n3				
DE01.25.001.00.V1.0	手术序号	YA_SSXH	患者本次住院手术的唯一标识，与住院次数联动	N	n3				自动递增1
DE02.13.001.00.V1.0	基本生命体征异常标志	VB_JBSMTZY-CBZ	标识基本生命体征有无异常	B		0.无；1.有			
DE02.13.002.00.V1.0	基本生命体征异常描述	VB_JBSMTZY-CMS	基本生命体征异常的具体描述	C	an200				
DE02.13.003.00.V1.0	面容与表情	VB_MRYBQ	患者面容与表情情况具体描述	C	an100				

表 53 术后一般情况访视数据元（续）

标识符	数据元名称	域/汉语简拼	定义	数据类型	数据格式	值域	同义名称	关系	备注
DE02.13.004.00.V1.0	声音嘶哑标志	VB_SYSYBZ	标识术后有无声音嘶哑	B		0.无；1.有			
DE02.13.005.00.V1.0	声音嘶哑处理描述	VB_SYSYCLMS	对术后出现声音嘶哑相应处理措施的具体描述	C	an100				
DE02.13.006.00.V1.0	恶心/呕吐标志	VB_EX/OTBZ	标识患者术后有无出现恶心和/或呕吐症状	B		0.无；1.有			
DE02.13.007.00.V1.0	导尿管留置标志	VB_DNGLZBZ	标识患者术后有无留置导尿管	B		0.无；1.有			
DE02.13.008.00.V1.0	尿潴留标志	VB_NZLBZ	标识患者术后有无尿潴留	B		0.无；1.有			
DE02.13.009.00.V1.0	排尿情况描述	VB_PNQKMS	对患者术后排尿情况的具体描述	C	an100				
DE02.13.010.00.V1.0	术后排气标志	VB_SHPQBZ	标识术后有无排气	B		0.无；1.有			
DE02.13.011.00.V1.0	术后排气时间	VB_SHPQSJ	术后排气的时间	DT	YYYY-MM-DD hh：mm				
DE02.13.012.00.V1.0	术后排便标志	VB_SHPBBZ	标识术后有无排便	B		0.无；1.有			
DE02.13.013.00.V1.0	术后排便时间	VB_SHPBSJ	术后排便的时间	DT	YYYY-MM-DD hh：mm				
DE02.13.014.00.V1.0	术后进食标志	VB_SHJSBZ	标识手术后有无进食	B		0.无；1.有			
DE02.13.015.00.V1.0	术后首次进食时间	VB_SHSCJSSJ	术后首次进食时间	DT	YYYY-MM-DD hh：mm				

表 53 术后一般情况访视数据元（续）

标识符	数据元名称	域/汉语简拼	定义	数据类型	数据格式	值域	同义名称	关系	备注
DE02.13.016.00.V1.0	术后下床标志	VB_SHXCBZ	标识术后有无下床	B		0.无；1.有			
DE02.13.017.00.V1.0	术后首次下床时间	VB_SHSCXCSJ	术后首次下床时间	DT	YYYY-MM-DD hh:mm				
DE02.13.018.00.V1.0	患者体位	VB_HZTW	患者术后体位情况分类	N	n1	1.自主体位；2.被动体位；3.强迫体位			
DE02.13.019.00.V1.0	评估时间	VB_PGSJ	评估术后一般情况的时间	DT	YYYY-MM-DD hh:mm				

9.14 术后中枢神经系统访视

表 54 给出术后中枢神经系统访视对应表 2 中 DE02.14 的详细信息。

表 54 术后中枢神经系统访视数据元

标识符	数据元名称	域/汉语简拼	定义	数据类型	数据格式	值域	同义名称	关系	备注
DE01.01.001.00.V1.0	门诊号	AA_MZH	患者的唯一标识	C	an18		患者ID		
DE01.01.002.00.V1.0	住院号	AA_ZYH	住院患者的唯一标识	C	an18		病案号		
DE01.01.003.00.V1.0	住院次数	AA_ZYCS	患者在该医疗机构住院序次，与住院号联动，具备唯一性	N	n3				
DE01.25.001.00.V1.0	手术序号	YA_SSXH	患者本次住院手术的唯一标识，与住院次数联动	N	n3				自动递增1

表 54 术后中枢神经系统访视数据元（续）

标识符	数据元名称	域/汉语简拼	定义	数据类型	数据格式	值域	同义名称	关系	备注
DE02.14.001.00.V1.0	睡眠质量评估	WB_SMZLPG	依据0～10的等级，对术后睡眠质量进行的主观评估	N	n1	1.0分； 2.1分； 3.2分； 4.3分； 5.4分； 6.5分； 7.6分； 8.7分； 9.8分； 10.9分； 11.10分			0为最差，10为最佳
DE02.14.002.00.V1.0	入睡情况	WB_RSQK	患者对术后入睡阶段的主观评估	N	n1	见表B.6			
DE02.14.003.00.V1.0	睡眠深度	WB_SMSD	患者对术后睡眠中间阶段的主观评估	N	n1	见表B.6			
DE02.14.004.00.V1.0	觉醒情况	WB_JXQK	患者对术后觉醒阶段的主观评估	N	n1	见表B.6			
DE02.14.005.00.V1.0	GAD-7焦虑筛查量表评分	WB_GGAD-7JLSCLBPF	依据GAD-7焦虑筛查量表对患者术后焦虑情况进行评估所得的总分值	N	n2	见表B.7			
DE02.14.006.00.V1.0	GAD-7焦虑筛查量表结论	WB_GAD-7JLSCLBJL	依据GAD-7焦虑筛查量表得分，得出患者术后所处焦虑状态	N	n1	1.0～4分没有焦虑症； 2.5分～9分可能有轻微焦虑症； 3.10分～13分可能有中度焦虑症； 4.14分～18分可能有中重度焦虑症； 5.19分～21分可能有重度焦虑症			

表 54 术后中枢神经系统访视数据元（续）

标识符	数据元名称	域/汉语简拼	定义	数据类型	数据格式	值域	同义名称	关系	备注
DE02.14.007.00.V1.0	PHQ-9抑郁症筛查量表评分	WB_PHQ-9YYZSCLBPF	依据 PHQ-9抑郁症筛查量表,对患者术后抑郁情况进行评估所得的总分值	N	n1	见表 B.8			
DE02.14.008.00.V1.0	PHQ-9抑郁症筛查量表结论	WB_PHQ-9YYZSCLBJL	依据 PHQ-9抑郁症筛查量表得分,得出患者术后所处抑郁状态	N	n1	1.0~4 分没有抑郁症; 2.5 分~9 分可能有轻微抑郁症; 3.10 分~14 分可能有中度抑郁症; 4.15 分~19 分可能有中重度抑郁症; 5.20 分~27 分可能有重度抑郁症			
DE02.14.009.00.V1.0	MMSE评分	WB_MPF	依据简易精神状态评价量表对患者术后精神状态进行的评分	N	n2	见表 B.9			
DE02.14.010.00.V1.0	MMSE评估结果	WB_MPGJG	依据简易精神状态评价量表评分结果,对患者术后精神状态进行的分级	N	n1	1.27 分 ~ 30分:正常; 2.21 分 ~ 26分:轻度认知功能障碍; 3.10 分 ~ 20分:中度认知功能障碍; 4.0 分~9 分:重度认知功能障碍			

表54 术后中枢神经系统访视数据元（续）

标识符	数据元名称	域/汉语简拼	定义	数据类型	数据格式	值域	同义名称	关系	备注
DE02.14.011.00.V1.0	MoCA-B量表得分	WB_MLBDF	依据蒙特利尔认知评估基础量表中文版，对患者术后认知功能进行的评分	N	n2	见表B.10			
DE02.14.012.00.V1.0	Glasgow评分	WB_GPF	依据格拉斯哥昏迷评分量表对患者术前的意识状态进行评分	N	n2	见表B.12			
DE02.14.013.00.V1.0	Glasgow评分结果	WB_GPGJG	依据格拉斯哥昏迷评分量表的得分，对患者术前的意识状态进行分级	N	n1	1.15分为意识清楚；2.12分～14分:轻度意识障碍；3.9分～11分:中度意识障碍；4.≤8分:昏迷			
DE02.14.014.00.V1.0	专科会诊标志	WB_ZKHZBZ	标识有无专科会诊	B		0.无；1.有			
DE02.14.015.00.V1.0	专科会诊意见	WB_ZKHZYJ	专科会诊的具体意见	C	an500				
DE02.14.016.00.V1.0	会诊时间	WB_HZSJ	专科会诊完成的时间	DT	YYYY-MM-DD hh：mm				
DE02.14.017.00.V1.0	神经系统疾病标志	WB_SJXTJBBZ	标识患者术后有无新发中枢神经系统疾病	B		0.无；1.有			
DE02.14.018.00.V1.0	神经系统疾病名称	WB_SJXTJBMC	患者术后新发中枢神经系统疾病名称	C	an50	符合ICD-10规定			
DE02.14.019.00.V1.0	神经系统疾病编码	WB_SJXTJBBM	患者术后新发中枢神经系统疾病编码	C	an18	符合ICD-10规定			

表 54　术后中枢神经系统访视数据元（续）

标识符	数据元名称	域/汉语简拼	定义	数据类型	数据格式	值域	同义名称	关系	备注
DE02.14.020.00.V1.0	确诊时间	WB_QZSJ	患者术后新发中枢神经系统疾病确诊时间	DT	YYYY-MM-DD hh:mm				
DE02.14.021.00.V1.0	干预标志	WB_GYBZ	标识患者术后诊断新发中枢神经系统疾病后有无干预治疗	B		0.无；1.有			
DE02.14.022.00.V1.0	干预方式	WB_GYFS	患者术后诊断新发中枢神经系统疾病后的主要干预手段	N	n1	1.药物干预；2.非药物干预			
DE02.14.023.00.V1.0	药物名称	WB_YWMC	患者术后诊断新发中枢神经系统疾病后所用药物的名称	C	an50	符合 ATC 规定			
DE02.14.024.00.V1.0	药物编码	WB_YWBM	患者术后诊断新发中枢神经系统疾病后所用药物的具体编码	C	an50	符合 ATC 规定			
DE02.14.025.00.V1.0	用药剂量	WB_YYJL	患者术后诊断新发中枢神经系统疾病后所用药物的剂量	N	n5				
DE02.14.026.00.V1.0	用药剂量单位	WB_YYJLDW	患者术后诊断新发中枢神经系统疾病后所用药物的剂量单位	C	a10	应符合表 A.1			
DE02.14.027.00.V1.0	非药物干预描述	WB_FYWGYMS	患者术后诊断新发中枢神经系统疾病非药物治疗的详细描述	C	an200				

表 54　术后中枢神经系统访视数据元（续）

标识符	数据元名称	域/汉语简拼	定义	数据类型	数据格式	值域	同义名称	关系	备注
DE02.14.028.00.V1.0	术后谵妄标志	WB_SHZWBZ	标识术后7日内有无发生以注意力涣散、方向感丧失、记忆混乱及精神活动破坏为特征的综合征	B		0.无；1.有			
DE02.14.029.00.V1.0	术后认知功能障碍标志	WB_SHRZGNZABZ	标识有无发生认知功能的下降	B		0.无；1.有			
DE02.14.030.00.V1.0	围术期神经认知紊乱标志	WB_WSQSJRZWLBZ	标识有无发生围术期神经认知紊乱	B		0.无；1.有			
DE02.14.031.00.V1.0	脑卒中标志	WB_NCZBZ	标识患者术后有无发生脑卒中	B		0.无；1.有			
DE02.14.032.00.V1.0	NIHSS评分	WB_NPF	依据美国国立卫生研究院卒中量表评分标准，对患者术后脑卒中进行评分	N	n2	见表B.13			
DE02.14.033.00.V1.0	NIHSS评分结论	WB_NPFJL	依据美国国立卫生研究院卒中量表评分结果，对患者术后脑卒中严重程度进行分级	N	n1	1.正常；2.轻度脑卒中；3.中度脑卒中；4.中-重度脑卒中；5.重度脑卒中			
DE02.14.034.00.V1.0	术后中枢神经系统疾病转归	WB_SHZSSJXTJBZG	术后发生新发中枢神经系统疾病的病情变化情况	C	an200				
DE02.14.035.00.V1.0	问询方式	WB_WXFS	对患者采用的问询方式	N	n1	1.电话；2.面对面；3.问卷			

表 54 术后中枢神经系统访视数据元（续）

标识符	数据元名称	域/汉语简拼	定义	数据类型	数据格式	值域	同义名称	关系	备注
DE02.14.036.00.V1.0	问询时间	WB_WXSJ	进行问询的时间	DT	YYYY-MM-DD hh:mm				

9.15 术后心血管系统访视

表 55 给出术后心血管系统访视对应表 2 中 DE02.15 的详细信息。

表 55 术后心血管系统访视数据元

标识符	数据元名称	域/汉语简拼	定义	数据类型	数据格式	值域	同义名称	关系	备注
DE01.01.001.00.V1.0	门诊号	AA_MZH	患者的唯一标识	C	an18		患者ID		
DE01.01.002.00.V1.0	住院号	AA_ZYH	住院患者的唯一标识	C	an18		病案号		
DE01.01.003.00.V1.0	住院次数	AA_ZYCS	患者在该医疗机构住院序次，与住院号联动，具备唯一性	N	n3				
DE01.25.001.00.V1.0	手术序号	YA_SSXH	患者本次住院手术的唯一标识，与住院次数联动	N	n3				自动递增1
DE02.15.001.00.V1.0	MET 活动当量评价	XB_MHDDLPJ	依据 MET 活动当量分级，对患者的运动耐量进行评估	C	an50	见表 B.23			
DE02.15.002.00.V1.0	MET 活动当量分级	XB_MHDDLFJ	依据 MET 活动当量分级，对患者的运动耐量进行分级	N	n1	1.良好（>10METs）；2.中等（4~10METs）；3.差（<4METs）			
DE02.15.003.00.V1.0	Killip 分级	XB_KFJ	用于急性心梗所致心力衰竭的临床分级	N	n1	应符合表 A.10			用于急性心衰

表 55 术后心血管系统访视数据元（续）

标识符	数据元名称	域/汉语简拼	定义	数据类型	数据格式	值域	同义名称	关系	备注
DE02.15.004.00.V1.0	NYHA分级	XB_NFJ	按诱发心力衰竭症状的活动程度将心功能受损状况的分级	N	n1	应符合表 A.9			用于慢性心衰
DE02.15.005.00.V1.0	专科会诊标志	XB_ZKHZBZ	标识有无专科会诊	B		0.无；1.有			
DE02.15.006.00.V1.0	专科会诊意见	XB_ZKHZYJ	专科会诊的具体意见	C	an500				
DE02.15.007.00.V1.0	会诊时间	XB_HZSJ	专科会诊完成的时间	DT	YYYY-MM-DD hh：mm				
DE02.15.008.00.V1.0	心血管系统疾病标志	XB_XXGXTJB-BZ	标识患者术后有无新发心血管系统疾病	B		0.无；1.有			
DE02.15.009.00.V1.0	心血管系统疾病名称	XB_XXGXTJB-MC	患者术后新发心血管系统疾病名称	C	an50	符合 ICD-10 规定			
DE02.15.010.00.V1.0	心血管系统疾病编码	XB_XXGXTJB-BM	患者术后新发心血管系统疾病编码	C	an18	符合 ICD-10 规定			
DE02.15.011.00.V1.0	确诊时间	XB_QZSJ	患者术后新发心血管系统疾病确诊时间	DT	YYYY-MM-DD hh：mm				
DE02.15.012.00.V1.0	干预标志	XB_GYBZ	标识患者术后诊断新发心血管系统疾病后有无干预治疗	B		0.无；1.有			
DE02.15.013.00.V1.0	干预方式	XB_GYFS	患者术后诊断新发心血管系统疾病后的主要干预手段	N	n1	1.药物干预；2.非药物干预			

表 55 术后心血管系统访视数据元（续）

标识符	数据元名称	域/汉语简拼	定义	数据类型	数据格式	值域	同义名称	关系	备注
DE02.15.014.00.V1.0	药物名称	XB_YWMC	患者术后诊断新发心血管系统疾病后所用药物的名称	C	an50	符合 ATC 规定			
DE02.15.015.00.V1.0	药物编码	XB_YWBM	患者术后诊断新心血管发系统疾病后所用药物的具体编码	C	an50	符合 ATC 规定			
DE02.15.016.00.V1.0	用药剂量	XB_YYJL	患者术后诊断新发心血管系统疾病后所用药物的剂量	N	n5				
DE02.15.017.00.V1.0	用药剂量单位	XB_YYJLDW	患者术后诊断新发心血管系统疾病后所用药物的剂量单位	C	a10	应符合表 A.1			
DE02.15.018.00.V1.0	非药物干预描述	XB_FYWGYMS	患者术后诊断新发心血管系统疾病非药物治疗的详细描述	C	an200				
DE02.15.019.00.V1.0	心律失常标志	XB_XLSCBZ	标识患者术后有无新发需临床干预的心律失常	B		0.无；1.有			
DE02.15.020.00.V1.0	心律失常种类描述	XB_XLSCZLMS	对患者术后新发心律失常的具体描述	C	an100	符合 ICD-10 规定			
DE02.15.021.00.V1.0	心功能不全标志	XB_XGNBQBZ	标识患者术后有无新发心功能不全	B		0.无；1.有			
DE02.15.022.00.V1.0	急性冠脉综合征标志	XB_JXGMZHZBZ	标识患者术后有无新发急性冠脉综合征	B		0.无；1.有			

表 55 术后心血管系统访视数据元（续）

标识符	数据元名称	域/汉语简拼	定义	数据类型	数据格式	值域	同义名称	关系	备注
DE02.15.023.00.V1.0	心肺复苏标志	XB_XFFSBZ	标识有无对骤停的心脏和呼吸行心肺复苏技术	B		0.无；1.有			
DE02.15.024.00.V1.0	实施心肺复苏的时间	XB_SSXFFSD-SJ	实施心肺复苏的时间	DT	YYYY-MM-DD hh:mm				
DE02.15.025.00.V1.0	心肺复苏成功标志	XB_XFFSCGBZ	标识实施心肺复苏后，患者自主呼吸和自主循环有无恢复	B		0.无；1.有			
DE02.15.026.00.V1.0	心肺复苏成功的时间	XB_XFFSCGD-SJ	心肺复苏成功的具体时间	DT	YYYY-MM-DD hh:mm				
DE02.15.027.00.V1.0	术后心血管系统疾病转归	XB_SHXXGX-TJBZG	术后新发心血管系统疾病的具体转归情况	C	an200				
DE02.15.028.00.V1.0	问询方式	XB_WXFS	对患者采用的问询方式	N	n1	1.电话；2.面对面；3.问卷			
DE02.15.029.00.V1.0	问询时间	XB_WXSJ	进行问询的时间	DT	YYYY-MM-DD hh:mm				

9.16 术后呼吸系统访视

表 56 给出术后呼吸系统访视对应表 2 中 DE02.16 的详细信息。

表 56 术后呼吸系统访视数据元

标识符	数据元名称	域/汉语简拼	定义	数据类型	数据格式	值域	同义名称	关系	备注
DE01.01.001.00.V1.0	门诊号	AA_MZH	患者的唯一标识	C	an18		患者ID		

表 56 术后呼吸系统访视数据元（续）

标识符	数据元名称	域/汉语简拼	定义	数据类型	数据格式	值域	同义名称	关系	备注
DE01.01.002.00.V1.0	住院号	AA_ZYH	住院患者的唯一标识	C	an18		病案号		
DE01.01.003.00.V1.0	住院次数	AA_ZYCS	患者在该医疗机构住院序次,与住院号联动,具备唯一性	N	n3				
DE01.25.001.00.V1.0	手术序号	YA_SSXH	患者本次住院手术的唯一标识,与住院次数联动	N	n3				自动递增1
DE02.16.001.00.V1.0	肺部并发症评估得分	YB_FBBFZPGDF	依据肺部并发症评估量表,得出患者肺部并发症的评分	N	n2	见表B.14			
DE02.16.002.00.V1.0	Murray肺损伤评分	YB_MFSSPF	依据Murray肺损伤评分标准,对机械通气患者的肺损伤进行评分	N	n2	见表B.15			
DE02.16.003.00.V1.0	肺损伤程度	YB_FSSCD	依据Murray肺损伤评分结果,对机械通气患者肺损伤程度进行分级	N	n1	1.0:无肺损伤;2.0.25~2.5:轻微-中度肺损伤;3.>2.5:严重肺损伤			
DE02.16.004.00.V1.0	专科会诊标志	YB_ZKHZBZ	标识有无专科会诊	B		0.无;1.有			
DE02.16.005.00.V1.0	专科会诊意见	YB_ZKHZYJ	专科会诊的具体意见	C	an500				
DE02.16.006.00.V1.0	会诊时间	YB_HZSJ	专科会诊完成的时间	DT	YYYY-MM-DD hh:mm				
DE02.16.007.00.V1.0	呼吸系统疾病标志	YB_HXXTJBBZ	标识患者术后有无新发呼吸系统疾病	B		0.无;1.有			

表 56　术后呼吸系统访视数据元（续）

标识符	数据元名称	域/汉语简拼	定义	数据类型	数据格式	值域	同义名称	关系	备注
DE02.16.008.00.V1.0	呼吸系统疾病名称	YB_HXXTJBMC	患者术后新发呼吸系统疾病名称	C	an50	符合 ICD-10 规定			
DE02.16.009.00.V1.0	呼吸系统疾病编码	YB_HXXTJBBM	患者术后新发呼吸系统疾病编码	C	an18	符合 ICD-10 规定			
DE02.16.010.00.V1.0	确诊时间	YB_QZSJ	术后新发呼吸系统疾病的确诊时间	DT	YYYY-MM-DD hh：mm				
DE02.16.011.00.V1.0	干预标志	YB_GYBZ	标识患者术后诊断新发呼吸系统疾病后有无干预治疗	B		0.无；1.有			
DE02.16.012.00.V1.0	干预方式	YB_GYFS	患者术后诊断新发呼吸系统疾病后的主要干预手段	N	n1	1.药物干预；2.非药物干预			
DE02.16.013.00.V1.0	药物名称	YB_YWMC	患者术后诊断新发呼吸系统疾病后所用药物的名称	C	an50	符合 ATC 规定			
DE02.16.014.00.V1.0	药物编码	YB_YWBM	患者术后诊断新发呼吸系统疾病后所用药物的具体编码	C	an18	符合 ATC 规定			
DE02.16.015.00.V1.0	用药剂量	YB_YYJL	患者术后诊断新发呼吸系统疾病后所用药物的剂量	N	n5				
DE02.16.016.00.V1.0	用药剂量单位	YB_YYJLDW	患者术后诊断新发呼吸系统疾病后所用药物的剂量单位	C	a10	应符合表 A.1			

表 56 术后呼吸系统访视数据元（续）

标识符	数据元名称	域/汉语简拼	定义	数据类型	数据格式	值域	同义名称	关系	备注
DE02.16.017.00.V1.0	非药物干预描述	YB_FYWGYMS	患者术后诊断新发呼吸系统疾病非药物治疗的详细描述	C	an200				
DE02.16.018.00.V1.0	急性肺水肿标志	YB_JXFSZBZ	标识根据发病机理，术后有无肺水含量增加所致呼吸困难	B		0.无；1.有			
DE02.16.019.00.V1.0	急性肺水肿描述	YB_JXFSZMS	根据发病机理，术后发生肺水含量增加所致呼吸困难的类型	N	n1	符合 ICD-10 规定			
DE02.16.020.00.V1.0	ARDS标志	YB_ARDSBZ	标识患者术后有无出现ARDS	B		0.无；1.有			
DE02.16.021.00.V1.0	术后呼吸系统疾病转归	YB_SHHXXT-JBZG	术后发生的病情变化情况	C	an4				
DE02.16.022.00.V1.0	问询方式	YB_WXFS	对患者采用的问询方式	N	n1	1.电话；2.面对面；3.问卷			
DE02.16.023.00.V1.0	问询时间	YB_WXSJ	进行问询的时间	DT	YYYY-MM-DD hh:mm				

9.17 术后消化系统访视

表 57 给出术后消化系统访视对应表 2 中 DE02.17 的详细信息。

表 57 术后消化系统访视数据元

标识符	数据元名称	域/汉语简拼	定义	数据类型	数据格式	值域	同义名称	关系	备注
DE01.01.001.00.V1.0	门诊号	AA_MZH	患者的唯一标识	C	an18		患者ID		

表57 术后消化系统访视数据元（续）

标识符	数据元名称	域/汉语简拼	定义	数据类型	数据格式	值域	同义名称	关系	备注
DE01.01.002.00.V1.0	住院号	AA_ZYH	住院患者的唯一标识	C	an18		病案号		
DE01.01.003.00.V1.0	住院次数	AA_ZYCS	患者在该医疗机构住院序次，与住院号联动，具备唯一性	N	n3				
DE01.25.001.00.V1.0	手术序号	YA_SSXH	患者本次住院手术的唯一标识，与住院次数联动	N	n3				自动递增1
DE02.17.001.00.V1.0	肠鸣音	ZB_CMY	肠蠕动时，肠管内气体和液体随之流动，产生一种断断续续的气过水声	N	n1	1.肠鸣音正常：每分钟 4 次～5 次；2.肠鸣音亢进：每分钟可达 10 次以上；3.肠鸣音减弱：数分钟才能听到一次			
DE02.17.002.00.V1.0	Child-Pugh分级评分	ZB_CFJPF	术后通过Child-Pugh指标，对患者肝功能进行评估所获得的分值	N	n2	见表 B.17			
DE02.17.003.00.V1.0	Child-Pugh分级结论	ZB_CFJJL	依据患者Child-Pugh分级评分，对患者术后肝脏功能状态的评估结论	N	n1	1.A 级：5分～6分手术危险度小；2.B 级：7分～9分手术危险度中等；3.C 级：10分～15分手术危险度大，预后最差			
DE02.17.004.00.V1.0	专科会诊标志	ZB_ZKHZBZ	标识有无专科会诊	B		0.无；1.有			
DE02.17.005.00.V1.0	专科会诊意见	ZB_ZKHZYJ	专科会诊的具体意见	C	an500				

表 57 术后消化系统访视数据元（续）

标识符	数据元名称	域/汉语简拼	定义	数据类型	数据格式	值域	同义名称	关系	备注
DE02.17.006.00.V1.0	会诊时间	ZB_HZSJ	专科会诊完成的时间	DT	YYYY-MM-DD hh:mm				
DE02.17.007.00.V1.0	消化系统疾病标志	ZB_XHXTJBBZ	标识患者术后有无新发消化系统疾病	B		0.无；1.有			
DE02.17.008.00.V1.0	消化系统疾病名称	ZB_XHXTJBMC	患者术后新发系统消化统疾病名称	C	an50	符合ICD-10规定			
DE02.17.009.00.V1.0	消化系统疾病编码	ZB_XHXTJBBM	患者术后新发消化系统疾病编码	C	an18	符合ICD-10规定			
DE02.17.010.00.V1.0	确诊时间	ZB_QZSJ	术后新发消化系统疾病的确诊时间	DT	YYYY-MM-DD hh:mm				
DE02.17.011.00.V1.0	干预标志	ZB_GYBZ	标识患者术后诊断新发消化系统疾病后有无干预治疗	B		0.无；1.有			
DE02.17.012.00.V1.0	干预方式	ZB_GYFS	患者术后诊断新发消化系统疾病后的主要干预手段	N	n1	1.药物干预；2.非药物干预			
DE02.17.013.00.V1.0	药物名称	ZB_YWMC	患者术后诊断新发消化系统疾病后所用药物的名称	C	an50	符合ATC规定			
DE02.17.014.00.V1.0	药物编码	ZB_YWBM	患者术后诊断新发消化系统疾病后所用药物的具体编码	C	an18	符合ATC规定			
DE02.17.015.00.V1.0	用药剂量	ZB_YYJL	患者术后诊断新发消化系统疾病后所用药物的剂量	N	n5				

表 57　术后消化系统访视数据元（续）

标识符	数据元名称	域/汉语简拼	定义	数据类型	数据格式	值域	同义名称	关系	备注
DE02.17.016.00.V1.0	用药剂量单位	ZB_YYJLDW	患者术后诊断新发消化系统疾病后所用药物的剂量单位	C	a10	应符合表 A.1			
DE02.17.017.00.V1.0	非药物干预描述	ZB_FYWGYMS	患者术后诊断新发消化系统疾病非药物治疗的详细描述	C	an200				
DE02.17.018.00.V1.0	术后消化系统疾病转归	ZB_SHXHXT-JBZG	术后发生的病情变化情况	C	an200				
DE02.17.019.00.V1.0	问询方式	ZB_WXFS	对患者采用的问询方式	N	n1	1.电话；2.面对面；3.问卷			
DE02.17.020.00.V1.0	问询时间	ZB_WXSJ	进行问询的时间	DT	YYYY-MM-DD hh：mm				

9.18　术后泌尿系统访视

表 58 给出术后泌尿系统访视对应表 2 中 DE02.18 的详细信息。

表 58　术后泌尿系统访视数据元

标识符	数据元名称	域/汉语简拼	定义	数据类型	数据格式	值域	同义名称	关系	备注
DE01.01.001.00.V1.0	门诊号	AA_MZH	患者的唯一标识	C	an18		患者ID		
DE01.01.002.00.V1.0	住院号	AA_ZYH	住院患者的唯一标识	C	an18		病案号		
DE01.01.003.00.V1.0	住院次数	AA_ZYCS	患者在该医疗机构住院序次，与住院号联动，具备唯一性	N	n3				

表 58　术后泌尿系统访视数据元（续）

标识符	数据元名称	域/汉语简拼	定义	数据类型	数据格式	值域	同义名称	关系	备注
DE01.25.001.00.V1.0	手术序号	YA_SSXH	患者本次住院手术的唯一标识，与住院次数联动	N	n3				自动递增1
DE02.18.001.00.V1.0	专科会诊标志	AC_ZKHZBZ	标识有无专科会诊	B		0.无；1.有			
DE02.18.002.00.V1.0	专科会诊意见	AC_ZKHZYJ	专科会诊的具体意见	C	an500				
DE02.18.003.00.V1.0	会诊时间	AC_HZSJ	专科会诊完成的时间	DT	YYYY-MM-DD hh：mm				
DE02.18.004.00.V1.0	泌尿系统疾病标志	AC_MNXTJBBZ	标识患者术后有无新发泌尿系统疾病	B		0.无；1.有			
DE02.18.005.00.V1.0	泌尿系统疾病名称	AC_MNXTJBMC	患者术后新发泌尿系统疾病名称	C	an50	符合ICD-10规定			
DE02.18.006.00.V1.0	泌尿系统疾病编码	AC_MNXTJBBM	患者术后新发泌尿系统疾病编码	C	an18	符合ICD-10规定			
DE02.18.007.00.V1.0	术后急性肾损伤分期评估	AC_SHJXSSSFQPG	依据急性肾损伤诊断及分期标准，对患者术后的急性肾损伤程度进行分期	C	an4	见表B.18			
DE02.18.008.00.V1.0	确诊时间	AC_QZSJ	术后泌尿系统并发症确诊的时间	DT	YYYY-MM-DD hh：mm				
DE02.18.009.00.V1.0	干预标志	AC_GYBZ	标识患者术后诊断新发泌尿系统疾病后有无干预治疗	B		0.无；1.有			

表 58 术后泌尿系统访视数据元（续）

标识符	数据元名称	域/汉语简拼	定义	数据类型	数据格式	值域	同义名称	关系	备注
DE02.18.010.00.V1.0	干预方式	AC_GYFS	患者术后诊断新发泌尿系统疾病后的主要干预手段	N	n1	1.药物干预；2.非药物干预			
DE02.18.011.00.V1.0	药物名称	AC_YWMC	患者术后诊断新发泌尿系统疾病后所用药物的名称	C	an50	符合 ATC 规定			
DE02.18.012.00.V1.0	药物编码	AC_YWBM	患者术后诊断新发泌尿系统疾病后所用药物的具体编码	C	an18	符合 ATC 规定			
DE02.18.013.00.V1.0	用药剂量	AC_YYJL	患者术后诊断新发泌尿系统疾病后所用药物的剂量	N	n5				
DE02.18.014.00.V1.0	用药剂量单位	AC_YYJLDW	患者术后诊断新发泌尿系统疾病后所用药物的剂量单位	C	a10	应符合表 A.1			
DE02.18.015.00.V1.0	非药物干预描述	AC_FYWGYMS	患者术后诊断新发泌尿系统疾病非药物治疗的详细描述	C	an200				
DE02.18.016.00.V1.0	术后泌尿系统疾病转归	AC_SHMNXTJBZG	术后新发的泌尿系统疾病病情变化情况	C	an200				
DE02.18.017.00.V1.0	问询方式	AC_WXFS	对患者采用的问询方式	N	n1	1.电话；2.面对面；3.问卷			
DE02.18.018.00.V1.0	问询时间	AC_WXSJ	进行问询的时间	DT	YYYY-MM-DD hh：mm				

9.19 术后内分泌系统访视

表 59 给出术后内分泌系统访视对应表 2 中 DE02.19 的详细信息。

表59 术后内分泌系统访视数据元

标识符	数据元名称	域/汉语简拼	定义	数据类型	数据格式	值域	同义名称	关系	备注
DE01.01.001.00.V1.0	门诊号	AA_MZH	患者的唯一标识	C	an18		患者ID		
DE01.01.002.00.V1.0	住院号	AA_ZYH	住院患者的唯一标识	C	an18		病案号		
DE01.01.003.00.V1.0	住院次数	AA_ZYCS	患者在该医疗机构住院序次,与住院号联动,具备唯一性	N	n3				
DE01.25.001.00.V1.0	手术序号	YA_SSXH	患者本次住院手术的唯一标识,与住院次数联动	N	n3				自动递增1
DE02.19.001.00.V1.0	专科会诊标志	BC_ZKHZBZ	标识有无专科会诊	B		0.无;1.有			
DE02.19.002.00.V1.0	专科会诊意见	BC_ZKHZYJ	专科会诊的具体意见	C	an500				
DE02.19.003.00.V1.0	会诊时间	BC_HZSJ	专科会诊完成的时间	DT	YYYY MM DD hh:mm				
DE02.19.004.00.V1.0	内分泌系统疾病标志	BC_NFMXTJBBZ	标识患者术后有无新发内分泌系统疾病	B		0.无;1.有			
DE02.19.005.00.V1.0	内分泌系统疾病名称	BC_NFMXTJBMC	患者术后新发内分泌系统疾病名称	C	an50	符合ICD-10规定			
DE02.19.006.00.V1.0	内分泌系统疾病编码	BC_NFMXTJBBM	患者术后新发内分泌系统疾病编码	C	an18	符合ICD-10规定			
DE02.19.007.00.V1.0	确诊时间	BC_QZSJ	术后新发内分泌系统疾病的确诊时间	DT	YYYY-MM-DD hh:mm				

表 59 术后内分泌系统访视数据元（续）

标识符	数据元名称	域/汉语简拼	定义	数据类型	数据格式	值域	同义名称	关系	备注
DE02.19.008.00.V1.0	干预标志	BC_GYBZ	标识患者术后诊断新发内分泌系统疾病后有无干预治疗	B		0.无；1.有			
DE02.19.009.00.V1.0	干预方式	BC_GYFS	患者术后诊断新发内分泌系统疾病后的主要干预手段	N	n1	1.药物干预；2.非药物干预			
DE02.19.010.00.V1.0	药物名称	BC_YWMC	患者术后诊断新发内分泌系统疾病后所用药物的名称	C	an50	符合 ATC 规定			
DE02.19.011.00.V1.0	药物编码	BC_YWBM	患者术后诊断新发内分泌系统疾病后所用药物的具体编码	C	an18	符合 ATC 规定			
DE02.19.012.00.V1.0	用药剂量	BC_YYJL	患者术后诊断新发内分泌系统疾病后所用药物的剂量	N	n5				
DE02.19.013.00.V1.0	用药剂量单位	BC_YYJLDW	患者术后诊断新发内分泌系统疾病后所用药物的剂量单位	C	a10	应符合表 A.1			
DE02.19.014.00.V1.0	非药物干预描述	BC_FYWGYMS	患者术后诊断新发内分泌系统疾病非药物治疗的详细描述	C	an200				
DE02.19.015.00.V1.0	低血糖标志	BC_DXTBZ	标识患者术后有无新发低血糖	B		0.无；1.有			
DE02.19.016.00.V1.0	高血糖标志	BC_GXTBZ	标识患者术后有无新发高血糖	B		0.无；1.有			

表 59 术后内分泌系统访视数据元（续）

标识符	数据元名称	域/汉语简拼	定义	数据类型	数据格式	值域	同义名称	关系	备注
DE02.19.017.00.V1.0	胰岛素使用标志	BC_YDSSYBZ	标识患者术后有无使用胰岛素	B		0.无； 1.有			
DE02.19.018.00.V1.0	术后内分泌系统疾病转归	BC_SHNFMX-TJBZG	术后新发内分泌系统疾病病情变化情况	C	an200				
DE02.19.019.00.V1.0	问询方式	BC_WXFS	对患者采用的问询方式	N	n1	1.电话； 2.面对面； 3.问卷			
DE02.19.020.00.V1.0	问询时间	BC_WXSJ	进行问询的时间	DT	YYYY-MM-DD hh：mm				

9.20 术后血液系统访视

表 60 给出术后血液系统访视对应表 2 中 DE02.20 的详细信息。

表 60 术后血液系统访视数据元

标识符	数据元名称	域/汉语简拼	定义	数据类型	数据格式	值域	同义名称	关系	备注
DE01.01.001.00.V1.0	门诊号	AA_MZH	患者的唯一标识	C	an18		患者ID		
DE01.01.002.00.V1.0	住院号	AA_ZYH	住院患者的唯一标识	C	an18		病案号		
DE01.01.003.00.V1.0	住院次数	AA_ZYCS	患者在该医疗机构住院序次，与住院号联动，具备唯一性	N	n3				
DE01.25.001.00.V1.0	手术序号	YA_SSXH	患者本次住院手术的唯一标识，与住院次数联动	N	n3				自动递增1
DE02.20.001.00.V1.0	专科会诊标志	CC_ZKHZBZ	标识有无专科会诊	B		0.无； 1.有			

表60　术后血液系统访视数据元（续）

标识符	数据元名称	域/汉语简拼	定义	数据类型	数据格式	值域	同义名称	关系	备注
DE02.20.002.00.V1.0	专科会诊意见	CC_ZKHZYJ	专科会诊的具体意见	C	an500				
DE02.20.003.00.V1.0	会诊时间	CC_HZSJ	专科会诊完成的时间	DT	YYYY-MM-DD hh：mm				
DE02.20.004.00.V1.0	血液系统并发症标志	CC_XYXTBFZBZ	标识患者术后有无出现血液系统并发症	B		0.无；1.有			
DE02.20.005.00.V1.0	血液系统疾病名称	CC_XYXTJBMC	患者术后新发血液系统疾病名称	C	an50	符合 ICD-10 规定			
DE02.20.006.00.V1.0	血液系统疾病编码	CC_XYXTJBBM	患者术后新发血液系统疾病编码	C	an18	符合 ICD-10 规定			
DE02.20.007.00.V1.0	确诊时间	CC_QZSJ	术后血液系统并发症确诊的时间	DT	YYYY-MM-DD hh：mm				
DE02.20.008.00.V1.0	干预标志	CC_GYBZ	标识患者术后诊断新发血液系统疾病后有无干预治疗	B		0.无；1.有			
DE02.20.009.00.V1.0	干预方式	CC_GYFS	患者术后诊断新发血液系统疾病后的主要干预手段	N	n1	1.药物干预；2.非药物干预			
DE02.20.010.00.V1.0	药物名称	CC_YWMC	患者术后诊断新发血液系统疾病后所用药物的名称	C	an50	符合 ATC 规定			
DE02.20.011.00.V1.0	药物编码	CC_YWBM	患者术后诊断新发血液系统疾病后所用药物的具体编码	C	an18	符合 ATC 规定			

表 60 术后血液系统访视数据元（续）

标识符	数据元名称	域/汉语简拼	定义	数据类型	数据格式	值域	同义名称	关系	备注
DE02.20.012.00.V1.0	用药剂量	CC_YYJL	患者术后诊断新发血液系统疾病后所用药物的剂量	N	n5				
DE02.20.013.00.V1.0	用药剂量单位	CC_YYJLDW	患者术后诊断新发血液系统疾病后所用药物的剂量单位	C	a10	应符合表A.1			
DE02.20.014.00.V1.0	非药物干预描述	CC_FYWGYMS	患者术后诊断新发血液系统疾病非药物治疗的详细描述	C	an200				
DE02.20.015.00.V1.0	D-二聚体升高标志	CC_DEJTSGBZ							
DE02.20.016.00.V1.0	贫血标志	CC_PXBZ	标识混着术后有无新发贫血	B		0.无；1.有			
DE02.20.017.00.V1.0	术后血液系统疾病转归	CC_SHXYXTJBZG	术后新发血液系统疾病病情变化情况	C	an200				
DE02.20.018.00.V1.0	问询方式	CC_WXFS	对患者采用的问询方式	N	n1	1.电话；2.面对面；3.问卷			
DE02.20.019.00.V1.0	问询时间	CC_WXSJ	进行问询的时间	DT	YYYY-MM-DD hh:mm				

9.21 术后疼痛访视

表61给出术后疼痛访视对应表2中DE02.21的详细信息。

表 61 术后疼痛访视数据元

标识符	数据元名称	域/汉语简拼	定义	数据类型	数据格式	值域	同义名称	关系	备注
DE01.01.001.00.V1.0	门诊号	AA_MZH	患者的唯一标识	C	an18		患者ID		

表 61　术后疼痛访视数据元（续）

标识符	数据元名称	域/汉语简拼	定义	数据类型	数据格式	值域	同义名称	关系	备注
DE01.01.002.00.V1.0	住院号	AA_ZYH	住院患者的唯一标识	C	an18		病案号		
DE01.01.003.00.V1.0	住院次数	AA_ZYCS	患者在该医疗机构住院序次，与住院号联动，具备唯一性	N	n3				
DE01.25.001.00.V1.0	手术序号	YA_SSXH	患者本次住院手术的唯一标识，与住院次数联动	N	n3				自动递增1
DE02.21.001.00.V1.0	专科会诊标志	DC_ZKHZBZ	标识有无专科会诊	B		0.无；1.有			
DE02.21.002.00.V1.0	专科会诊意见	DC_ZKHZYJ	专科会诊的具体意见	C	an500				
DE02.21.003.00.V1.0	会诊时间	DC_HZSJ	专科会诊完成的时间	DT	YYYY-MM-DD hh:mm				
DE02.21.004.00.V1.0	PCS评分	DC_PPF	术后依据中文版疼痛灾难化量表（PCS），对手术疼痛进行的评估	N	n2	见表B.19			
DE02.21.005.00.V1.0	NRS静息痛评分	DC_NJXTPF	术后依据数字疼痛评估量表（NRS），对术后静息痛进行的评估	N	n2	见表B.20			
DE02.21.006.00.V1.0	NRS运动痛评分	DC_NYDTPF	术后依据数字疼痛评估量表（NRS），对术后运动痛进行的评估	N	n2	见表B.20			

表 61 术后疼痛访视数据元（续）

标识符	数据元名称	域/汉语简拼	定义	数据类型	数据格式	值域	同义名称	关系	备注
DE02.21.007.00.V1.0	NRS 静息痛评分结论	DC_NJXTPFJL	术后依据静息痛数字疼痛评估量表（NRS）结果,得出患者术后静息痛程度	N	n2	见表 B.20			
DE02.21.008.00.V1.0	NRS 运动痛评分结论	DC_NYDTPFJL	术后依据运动痛数字疼痛评估量表（NRS）结果,得出患者术后静息痛程度	N	n2	见表 B.20			
DE02.21.009.00.V1.0	VRS 静息痛评估	DC_VJXTPG	术后依据语言疼痛评估量表（VRS）,对术后静息痛进行评估	C	an20	见表 B.21			
DE02.21.010.00.V1.0	VRS 运动痛评估	DC_VYDTPG	术后依据语言疼痛评估量表（VRS）,对术后运动痛进行评估	C	an20	见表 B.21			
DE02.21.011.00.V1.0	VAS 静息痛评分	DC_VJXTPF	术后依据视觉模拟评分（VAS）,对术后静息痛进行评估	N	n2	见表 B.22			
DE02.21.012.00.V1.0	VAS 运动痛评分	DC_VYDTPF	术后依据视觉模拟评分（VAS）,对术后运动痛进行评估	N	n2	见表 B.22			
DE02.21.013.00.V1.0	VAS 静息痛评分结论	DC_VJXTPFJL	术后依据静息痛视觉模拟评分（VAS）结果,得出患者术后静息痛程度	N	n2	见表 B.22			

表61 术后疼痛访视数据元（续）

标识符	数据元名称	域/汉语简拼	定义	数据类型	数据格式	值域	同义名称	关系	备注
DE02.21.014.00.V1.0	VAS运动痛评分结论	DC_VYDTPFJL	术后依据运动痛视觉模拟评分（VAS）结果,得出患者术后静息痛程度	N	n2	见表B.22			
DE02.21.015.00.V1.0	疼痛性质	DC_TTXZ	患者术后疼痛特征的描述	C	an50				
DE02.21.016.00.V1.0	持续时间	DC_CXSJ	患者术后每次发生疼痛持续时长	C	an30				单位:min,各值之间用";"隔离
DE02.21.017.00.V1.0	疼痛次数	DC_TTCS	患者术后疼痛的总次数	N	n3				
DE02.21.018.00.V1.0	术后镇痛标志	DC_SHZTBZ	标识患者术后有无实施自控镇痛	B		0.无; 1.有			
DE02.21.019.00.V1.0	镇痛方式	DC_ZTFS	术后采取镇痛治疗的方法	N	an10	1.PCIA; 2.PCEA; 3.PCNA; 4.PCSA; 5.单次神经丛（干）阻滞; 6.切口浸润阻滞; 7.贴剂; 8.其他			可多选
DE02.21.020.00.V1.0	术后镇痛时长	DC_SHZTSC	患者术后自控镇痛时长	N	n3				单位:h
DE02.21.021.00.V1.0	PCA药物名称	DC_PYWMC	患者自控镇痛泵（PCA）内所使用药物的名称	C	an50	符合ATC规定			
DE02.21.022.00.V1.0	PCA药物编码	DC_PYWBM	患者自控镇痛泵（PCA）内所使用药物的具体编码	C	an18	符合ATC规定			

表 61 术后疼痛访视数据元（续）

标识符	数据元名称	域/汉语简拼	定义	数据类型	数据格式	值域	同义名称	关系	备注
DE02.21.023.00.V1.0	PCA 药物剂量	DC_PYWJL	患者自控镇痛泵（PCA）内所使用药物的剂量	N	n10				
DE02.21.024.00.V1.0	PCA 药物剂量单位	DC_PYWJLDW	患者自控镇痛泵（PCA）内所使用药物剂量的单位	C	a10	应符合表 A.1			
DE02.21.025.00.V1.0	PCA 稀释体积	DC_PXSTJ	患者自控镇痛泵（PCA）内所使用药物的总稀释体积	N	n3				单位:mL
DE02.21.026.00.V1.0	PCA 持续输入速度	DC_PCXSRSD	患者自控镇痛泵（PCA）内药物输注的速度	N	n2.2				
DE02.21.027.00.V1.0	PCA 单次给药剂量	DC_PDCGYJL	患者每次按压PCA 镇痛泵时所给予的镇痛药剂量	N	n2.2				单位:mL
DE02.21.028.00.V1.0	PCA 锁定时间	DC_PSDSJ	镇痛泵两次单次给药之间所限定的时间间隔	N	n2				
DE02.21.029.00.V1.0	药物不良反应标志	DC_YWBLFYBZ	标识患者术后使用镇痛药及辅助药物有无不良反应	B		0.无；1.有			
DE02.21.030.00.V1.0	药物不良反应名称	DC_YWBLFYMC	患者术后使用镇痛药及辅助药物的不良反应名称	C	an100	符合 ICD-10 规定			
DE02.21.031.00.V1.0	干预标志	DC_GYBZ	标识患者术后疼痛有无干预治疗	B		0.无；1.有			
DE02.21.032.00.V1.0	干预方法	DC_HYFF	对术后疼痛采取的干预方法	C	an3	1.药物干预；2.非药物干预			

表 61 术后疼痛访视数据元（续）

标识符	数据元名称	域/汉语简拼	定义	数据类型	数据格式	值域	同义名称	关系	备注
DE02.21.033.00.V1.0	补救镇痛药物名称	DC_BJZTYWMC	术后用于补救性镇痛的药物名称	C	an50	符合 ATC 规定			
DE02.21.034.00.V1.0	补救镇痛药物编码	DC_BJZTYWBM	术后用于补救性镇痛的药物编码	C	an18	符合 ATC 规定			
DE02.21.035.00.V1.0	补救镇痛用药剂量	DC_BJZTYYJL	术后用于补救性镇痛的药物的剂量	N	n5				
DE02.21.036.00.V1.0	补救镇痛用药剂量单位	DC_BJZTYYJ-LDW	术后用于补救性镇痛的药物剂量的单位	C	a10	应符合表 A.1			
DE02.21.037.00.V1.0	非药物补救镇痛干预描述	DC_FYWBJZT-GYMS	患者术后疼痛非药物治疗的详细描述	C	an200				
DE02.21.038.00.V1.0	补救镇痛用药后疼痛评分	DC_BJZTYYH-TTPF	补救镇痛用药后采用 NRS 量表得出的疼痛评分	N	n2	见表 B.20			
DE02.21.039.00.V1.0	补救镇痛用药后疼痛评分结论	DC_BJZTYYH-TTPFJL	补救镇痛用药后依据 NRS 量表得出患者的疼痛程度	N	n2	见表 B.20			
DE02.21.040.00.V1.0	问询方式	DC_WXFS	对患者采用的问询方式	N	n1	1.电话；2.面对面；3.问卷			
DE02.21.041.00.V1.0	问询时间	DC_WXSJ	进行问询的时间	DT	YYYY-MM-DD hh：mm				

9.22 术后感染访视

表 62 给出术后感染访视对应表 2 中 DE02.22 的详细信息。

表 62 术后感染访视数据元

标识符	数据元名称	域/汉语简拼	定义	数据类型	数据格式	值域	同义名称	关系	备注
DE01.01.001.00.V1.0	门诊号	AA_MZH	患者的唯一标识	C	an18		患者ID		
DE01.01.002.00.V1.0	住院号	AA_ZYH	住院患者的唯一标识	C	an18		病案号		
DE01.01.003.00.V1.0	住院次数	AA_ZYCS	患者在该医疗机构住院序次,与住院号联动,具备唯一性	N	n3				
DE01.25.001.00.V1.0	手术序号	YA_SSXH	患者本次住院手术的唯一标识,与住院次数联动	N	n3				自动递增1
DE02.22.001.00.V1.0	专科会诊标志	EC_ZKHZBZ	标识有无专科会诊	B		0.无;1.有			
DE02.22.002.00.V1.0	专科会诊意见	EC_ZKHZYJ	专科会诊的具体意见	C	an500				
DE02.22.003.00.V1.0	会诊时间	EC_HZSJ	专科会诊完成的时间	DT	YYYY-MM-DD hh:mm				
DE02.22.004.00.V1.0	术后感染标志	EC_SHGRBZ	标识本次手术后有无出现感染性疾病	B		0.无;1.有			
DE02.22.005.00.V1.0	术后感染性疾病名称	EC_SHGRXJB-MC	患者术后新发术后感染	C	an50	符合 ICD-10 规定			
DE02.22.006.00.V1.0	术后感染性疾病编码	EC_SHGRXJB-BM	患者术后新发感染性疾病编码	C	an18	符合 ICD-10 规定			
DE02.22.007.00.V1.0	确诊时间	EC_QZSJ	术后感染性疾病确诊的时间	DT	YYYY-MM-DD hh:mm				

表 62　术后感染访视数据元（续）

标识符	数据元名称	域/汉语简拼	定义	数据类型	数据格式	值域	同义名称	关系	备注
DE02.22.008.00.V1.0	干预标志	EC_GYBZ	标识患者术后诊断感染性疾病后有无干预治疗	B		0.无；1.有			
DE02.22.009.00.V1.0	干预方式	EC_GYFS	患者术后诊断感染性疾病后的主要干预手段	N	n1	1.药物干预；2.非药物干预			
DE02.22.010.00.V1.0	药物名称	EC_YWMC	患者术后诊断感染性疾病后所用药物的名称	C	an50	符合 ATC 规定			
DE02.22.011.00.V1.0	药物编码	EC_YWBM	患者术后诊断感染性疾病后所用药物的具体编码	C	an18	符合 ATC 规定			
DE02.22.012.00.V1.0	用药剂量	EC_YYJL	患者术后诊断感染性疾病后所用药物的剂量	N	n5				
DE02.22.013.00.V1.0	用药剂量单位	EC_YYJLDW	患者术后诊断感染性疾病后所用药物的剂量单位	C	a10	应符合表 A.1			
DE02.22.014.00.V1.0	非药物干预描述	EC_FYWGYMS	患者术后诊断感染性疾病后非药物治疗的详细描述	C	an200				
DE02.22.015.00.V1.0	手术部位感染标志	EC_SSBWGRBZ	标识患者术后手术部位有无发生感染	B		0.无；1.有			
DE02.22.016.00.V1.0	肺部感染标志	EC_FBGRBZ	标识患者术后有无发生肺部感染	B		0.无；1.有			
DE02.22.017.00.V1.0	泌尿系统感染标志	EC_MNXTGRBZ	标识患者术后有无发生泌尿系统感染	B		0.无；1.有			

表 62　术后感染访视数据元（续）

标识符	数据元名称	域/汉语简拼	定义	数据类型	数据格式	值域	同义名称	关系	备注
DE02.22.018.00.V1.0	脓毒症标志	EC_NDZBZ	标识患者术后有无发生脓毒症	B		0.无；1.有			
DE02.22.019.00.V1.0	病原体确认标志	EC_BYTQRBZ	标识有无分离出致病性病原体	B		0.无；1.有			
DE02.22.020.00.V1.0	病原体培养种类	EC_BYTPYZL	分离并培养出引起感染的病原体种类	C	an50				
DE02.22.021.00.V1.0	病原体确认时间	EC_BYTQRSJ	确认致病病原体的时间	DT	YYYY-MM-DD hh:mm				
DE02.22.022.00.V1.0	ICU治疗标志	EC_ICUZLBZ	标识患者术后有无转入ICU治疗	B		0.无；1.有			
DE02.22.023.00.V1.0	问询方式	EC_WXFS	对患者采用的问询方式	N	n1	1.电话；2.面对面；3.问卷			
DE02.22.024.00.V1.0	问询时间	EC_WXSJ	进行问询的时间	DT	YYYY-MM-DD hh:mm				

9.23　术后其他系统访视

表 63 给出术后其他系统访视对应表 2 中 DE02.23 的详细信息。

表 63　术后其他系统访视数据元

标识符	数据元名称	域/汉语简拼	定义	数据类型	数据格式	值域	同义名称	关系	备注
DE01.01.001.00.V1.0	门诊号	AA_MZH	患者的唯一标识	C	an18		患者ID		
DE01.01.002.00.V1.0	住院号	AA_ZYH	住院患者的唯一标识	C	an18		病案号		

表 63　术后其他系统访视数据元（续）

标识符	数据元名称	域/汉语简拼	定义	数据类型	数据格式	值域	同义名称	关系	备注
DE01.01.003.00.V1.0	住院次数	AA_ZYCS	患者在该医疗机构住院序次，与住院号联动，具备唯一性	N	n3				
DE01.25.001.00.V1.0	手术序号	YA_SSXH	患者本次住院手术的唯一标识，与住院次数联动	N	n3				自动递增1
DE02.23.001.00.V1.0	ADL评分	FC_APF	依据 ADL 量表及评定标准，对术后患者的日常生活及反应能力进行评分	N	n3	见表 B.27			
DE02.23.002.00.V1.0	非感染性腹泻标志	FC_FGRXFXBZ	标识术后是否出现由于各类刺激引起的排便次数增加及粪便性状改变	B		0.无；1.有			
DE02.23.003.00.V1.0	感染性腹泻标志	FC_GRXFXBZ	标识术后是否出现由于各类病原体感染引起的排便次数增加及粪便性状改变	B		0.无；1.有			
DE02.23.004.00.V1.0	消化道出血标志	FC_XHDCXBZ	标识术后是否发生消化道出血	B		0.否；1.是			
DE02.23.005.00.V1.0	吻合口瘘标志	FC_WHKLBZ	标识术后是否出现腔内容物，从两个空腔脏器之间的手术连接口漏出	B		0.无；1.有			

表 63 术后其他系统访视数据元（续）

标识符	数据元名称	域/汉语简拼	定义	数据类型	数据格式	值域	同义名称	关系	备注
DE02.23.006.00.V1.0	皮疹或皮损标志	FC_PZHPSBZ	标识术后有无突然出现的皮肤颜色改变、皮肤隆起、水泡或破损	B		0.无；1.有			
DE02.23.007.00.V1.0	其他并发症描述	FC_QTBFZMS	对术后其他新发并发症的具体描述	C	an200				
DE02.23.008.00.V1.0	问询方式	FC_WXFS	对患者采用的问询方式	N	n1	1.电话；2.面对面；3.问卷			
DE02.23.009.00.V1.0	问询时间	FC_WXSJ	进行问询的时间	DT	YYYY-MM-DD hh:mm				

9.24 出院时病情转归

表 64 给出出院时病情转归对应表 2 中 DE02.24 的详细信息。

表 64 出院时病情转归数据元

标识符	数据元名称	域/汉语简拼	定义	数据类型	数据格式	值域	同义名称	关系	备注
DE01.01.001.00.V1.0	门诊号	AA_MZH	患者的唯一标识	C	an18		患者ID		
DE01.01.002.00.V1.0	住院号	AA_ZYH	住院患者的唯一标识	C	an18		病案号		
DE01.01.003.00.V1.0	住院次数	AA_ZYCS	患者在该医疗机构住院序次，与住院号联动，具备唯一性	N	n3				
DE01.25.001.00.V1.0	手术序号	YA_SSXH	患者本次住院手术的唯一标识，与住院次数联动	N	n3				自动递增1

表64 出院时病情转归数据元（续）

标识符	数据元名称	域/汉语简拼	定义	数据类型	数据格式	值域	同义名称	关系	备注
DE02.24.001.00.V1.0	非预期再次手术标志	GC_FYQZCSS-BZ	标识术后有无因第一次手术治疗相关并发症而实施的手术	B		0.无；1.有			
DE02.24.002.00.V1.0	非预期再次手术名称	GC_FYQZCSS-MC	本次住院期间内因第一次手术治疗相关并发症而再次实施手术的名称	C	an50	符合ICD-9-CM3规定			可列举多次
DE02.24.003.00.V1.0	非预期再次手术编码	GC_FYQZCSS-BM	术后因第一次手术治疗相关并发症而实施手术编码	C	an18	符合ICD-9-CM3规定			
DE02.24.004.00.V1.0	非预期再次手术时间	GC_FYQZCSS-SJ	术后因第一次手术治疗相关并发症而实施的手术的时间	D	YYYY-MM-DD				
DE02.24.005.00.V1.0	出院时状态	GC_CYSZT	患者出院时的健康状态	N	n1	1.治愈；2.缓解；3.恶化；4.无效；5.死亡			
DE02.24.006.00.V1.0	出院时间	GC_CYSJ	患者出院的时间	D	YYYY-MM-DD				
DE02.24.007.00.V1.0	术后住院天数	GC_SHZYTS	住院手术患者出院时间与手术结束时间的间隔天数	N	n3				逻辑加工，单位:d
DE02.24.008.00.V1.0	患者存活标志	GC_HZCHBZ	标识患者随访时是否存活	N	n1	0.否；1.是			
DE02.24.009.00.V1.0	死亡时间	GC_SWSJ	宣布患者临床死亡的时间	DT	YYYY-MM-DD hh:mm				

表 64 出院时病情转归数据元（续）

标识符	数据元名称	域/汉语简拼	定义	数据类型	数据格式	值域	同义名称	关系	备注
DE02.24.010.00.V1.0	死亡原因	GC_SWYY	患者术后死亡的直接原因名称	C	an50	符合 ICD-10 规定			
DE02.24.011.00.V1.0	死亡原因编码	GC_SWYYBM	患者术后死亡的直接原因编码	C	an50	符合 ICD-10 规定			
DE02.24.012.00.V1.0	问询方式	GC_WXFS	对患者采用的问询方式	N	n1	1.电话；2.面对面；3.问卷			
DE02.24.013.00.V1.0	问询时间	GC_WXSJ	进行问询的时间	DT	YYYY MM-DD hh:mm				

9.25 出院后疼痛随访

表 65 给出出院后疼痛随访对应表 2 中 DE02.25 的详细信息。

表 65 出院后疼痛随访数据元

标识符	数据元名称	域/汉语简拼	定义	数据类型	数据格式	值域	同义名称	关系	备注
DE01.01.001.00.V1.0	门诊号	AA_MZH	患者的唯一标识	C	an18		患者ID		
DE01.01.002.00.V1.0	住院号	AA_ZYH	住院患者的唯一标识	C	an18		病案号		
DE01.01.003.00.V1.0	住院次数	AA_ZYCS	患者在该医疗机构住院序次，与住院号联动，具备唯一性	N	n3				
DE01.25.001.00.V1.0	手术序号	YA_SSXH	患者本次住院手术的唯一标识，与住院次数联动	N	n3				自动递增1

表 65 出院后疼痛随访数据元（续）

标识符	数据元名称	域/汉语简拼	定义	数据类型	数据格式	值域	同义名称	关系	备注
DE02.25.002.00.V1.0	PCS评分	HC_PPF	出院后依据中文版疼痛灾难化量表（PCS），对出院后疼痛进行的评估	N	n2	见表 B.19			
DE02.25.003.00.V1.0	NRS静息痛评分	HC_NJXTPF	出院后依据数字疼痛评估量表（NRS），对出院后静息痛进行的评估	N	n2	见表 B.20			
DE02.25.004.00.V1.0	NRS运动痛评分	HC_NYDTPF	出院后依据数字疼痛评估量表（NRS），对出院后运动痛进行的评估	N	n2	见表 B.20			
DE02.25.005.00.V1.0	NRS静息痛评分结论	HC_NJXTPFJL	出院后依据静息痛数字疼痛评估量表（NRS）结果，得出患者出院后静息痛程度	N	n2	见表 B.20			
DE02.25.006.00.V1.0	NRS运动痛评分结论	HC_NYDTPFJL	出院后依据运动痛数字疼痛评估量表（NRS）结果，得出患者出院后静息痛程度	N	n2	见表 B.20			
DE02.25.007.00.V1.0	VRS静息痛评估	HC_VJXTPG	出院后依据语言疼痛评估量表（VRS），对出院后静息痛进行评估	C	an20	见表 B.21			
DE02.25.008.00.V1.0	VRS运动痛评估	HC_VYDTPG	出院后依据语言疼痛评估量表（VRS），对出院后运动痛进行评估	C	an20	见表 B.21			

表65 出院后疼痛随访数据元（续）

标识符	数据元名称	域/汉语简拼	定义	数据类型	数据格式	值域	同义名称	关系	备注
DE02.25.009.00.V1.0	VAS静息痛评分	HC_VJXTPF	出院后依据视觉模拟评分（VAS），对出院后静息痛进行评估	N	n2	见表B.22			
DE02.25.010.00.V1.0	VAS运动痛评分	HC_VYDTPF	出院后依据视觉模拟评分（VAS），对出院后运动痛进行评估	N	n2	见表B.22			
DE02.25.011.00.V1.0	VAS静息痛评分结论	HC_VJXTPFJL	出院后依据静息痛视觉模拟评分（VAS）结果，得出患者出院后静息痛程度	N	n2	见表B.22			
DE02.25.012.00.V1.0	VAS运动痛评分结论	HC_VYDTPFJL	出院后依据运动痛视觉模拟评分（VAS）结果，得出患者出院后静息痛程度	N	n2	见表B.22			
DE02.25.013.00.V1.0	疼痛性质	HC_TTXZ	患者出院后疼痛特征的描述	C	an100				
DE02.25.014.00.V1.0	持续时间	HC_CXSJ	患者出院后每次发生疼痛持续时长	C	an30				单位：min，各值之间用";"隔离
DE02.25.015.00.V1.0	疼痛频率	HC_TTPL	患者出院后疼痛的频率	N	n3				单位：次/d
DE02.25.016.00.V1.0	干预标志	HC_GYBZ	标识患者出院后疼痛有无干预治疗	B		0.无；1.有			
DE02.25.017.00.V1.0	干预方法	HC_GYFF	对患者出院后疼痛采取的干预方法	N	n1	1.药物干预；2.非药物干预			

表 65 出院后疼痛随访数据元（续）

标识符	数据元名称	域/汉语简拼	定义	数据类型	数据格式	值域	同义名称	关系	备注
DE02.25.018.00.V1.0	药物名称	HC_YWMC	治疗患者出院后疼痛使用的药物名称	C	an50	符合 ATC 规定			
DE02.25.019.00.V1.0	药物编码	HC_YWBM	治疗患者出院后疼痛使用的药物编码	C	an18	符合 ATC 规定			
DE02.25.020.00.V1.0	用药剂量	HC_YYJL	治疗患者出院后疼痛使用的药物剂量	N	n5				
DE02.25.021.00.V1.0	用药剂量单位	HC_YYJLDW	治疗患者出院后疼痛使用的药物剂量单位	C	a10	应符合表 A.1			
DE02.25.022.00.V1.0	非药物干预描述	HC_FYWGYMS	治疗患者出院后疼痛使用的非药物干预的具体描述	C	an200				
DE02.25.023.00.V1.0	药物不良反应标志	HC_YWBLFYBZ	标识患者术后使用镇痛药及辅助药物有无不良反应	B		0.无；1.有			
DE02.25.024.00.V1.0	药物不良反应名称	HC_YWBLFYMC	患者术后使用镇痛药及辅助药物的不良反应名称	C	an100	符合 ICD-10 规定			
DE02.25.025.00.V1.0	问询方式	HC_WXFS	对患者采用的问询方式	N	n1	1.电话；2.面对面；3.问卷			
DE02.25.026.00.V1.0	问询时间	HC_WXSJ	进行问询的时间	DT	YYYY-MM-DD hh：mm				

9.26 出院后生活质量随访

表 66 给出出院后生活质量随访对应表 2 中 DE02.26 的详细信息。

表 66 出院后生活质量随访数据元

标识符	数据元名称	域/汉语简拼	定义	数据类型	数据格式	值域	同义名称	关系	备注
DE01.01.001.00.V1.0	门诊号	AA_MZH	患者的唯一标识	C	an18		患者ID		
DE01.01.002.00.V1.0	住院号	AA_ZYH	住院患者的唯一标识	C	an18		病案号		
DE01.01.003.00.V1.0	住院次数	AA_ZYCS	患者在该医疗机构住院序次,与住院号联动,具备唯一性	N	n3				
DE01.25.001.00.V1.0	手术序号	YA_SSXH	患者本次住院手术的唯一标识,与住院次数联动	N	n3				自动递增1
DE02.26.001.00.V1.0	ADL评分	IC_APF	依据ADL量表及评定标准,对术后患者的日常生活及反应能力进行评分	N	n3	见表B.27			
DE02.26.002.00.V1.0	认知功能电话问卷评分	IC_RZGNDH-WJPF	依据认知功能电话问卷对患者术后认知功能进行的评分	N	n2	见表B.11			
DE02.26.003.00.V1.0	认知功能电话问卷结果	IC_RZGNDH-WJJG	依据认知功能电话问卷对患者术后认知功能进行的分级	N	n1				
DE02.26.004.00.V1.0	睡眠质量评估	IC_SMZLPG	依据0~10的等级,对术后睡眠质量进行的主观评估	N	n1	1.0分; 2.1分; 3.2分; 4.3分; 5.4分; 6.5分; 7.6分; 8.7分; 9.8分; 10.9分; 11.10分			0为最差,10为最佳

表 66 出院后生活质量随访数据元（续）

标识符	数据元名称	域/汉语简拼	定义	数据类型	数据格式	值域	同义名称	关系	备注
DE02.26.005.00.V1.0	入睡情况	IC_RSQK	患者对术后入睡阶段的主观评估	N	n1	见表 B.6			
DE02.26.006.00.V1.0	睡眠深度	IC_SMSD	患者对术后睡眠中间阶段的主观评估	N	n1	见表 B.6			
DE02.26.007.00.V1.0	觉醒情况	IC_JXQK	患者对术后觉醒阶段的主观评估	N	n1	见表 B.6			
DE02.26.008.00.V1.0	GAD-7 焦虑筛查量表评分	IC_GAD-7 JLSCLBPF	依据 GAD-7 焦虑筛查量表对患者术后焦虑情况进行评估所得的总分值	N	n2	见表 B.7			
DE02.26.009.00.V1.0	GAD-7 焦虑筛查量表结论	IC_GAD-7 JLSCLBJL	依据 GAD-7 焦虑筛查量表得分，得出患者术后所处焦虑状态	N	n1	1.0～4 分没有焦虑症；2.5 分～9 分可能有轻微焦虑症；3.10 分～13 分可能有中度焦虑症；4.14 分～18 分可能有中重度焦虑症；5.19 分～21 分可能有重度焦虑症			
DE02.26.010.00.V1.0	PHQ-9 抑郁症筛查量表评分	IC_PHQ-9 YYZSCLBJL	依据 PHQ-9 抑郁症筛查量表，对患者术后抑郁情况进行评估所得的总分值	N	n1	见表 B.8			

172

表 66　出院后生活质量随访数据元（续）

标识符	数据元名称	域/汉语简拼	定义	数据类型	数据格式	值域	同义名称	关系	备注
DE02.26.011.00.V1.0	PHQ-9抑郁症筛查量表结论	IC_PHQ-9YYZSCLBJL	依据PHQ-9抑郁症筛查量表得分，得出患者术后所处抑郁状态	N	n1	1.0～4分没有抑郁症；2.5分～9分可能有轻微抑郁症；3.10分～14分可能有中度抑郁症；4.15分～19分可能有中重度抑郁症；5.20分～27分可能有重度抑郁症			
DE02.26.012.00.V1.0	MET活动当量评价	IC_MHDDLPJ	依据MET活动当量分级，对患者的运动耐量进行评估	C	an50	见表B.23			
DE02.26.013.00.V1.0	MET活动当量分级	IC_MHDDLFJ	依据MET活动当量分级，对患者的运动耐量进行分级	N	n1	1.良好（＞10METs）；2.中等（4～10METs）；3.差（＜4METs）			
DE02.26.014.00.V1.0	问询方式	IC_WXFS	对患者采用的问询方式	N	n1	1.电话；2.面对面；3.问卷			
DE02.26.015.00.V1.0	问询时间	IC_WXSJ	进行问询的时间	DT	YYYY-MM-DD hh:mm				

9.27　出院后病情转归随访

表67给出出院后病情转归随访对应表2中DE02.27的详细信息。

表 67 出院后病情转归随访数据元

标识符	数据元名称	域/汉语简拼	定义	数据类型	数据格式	值域	同义名称	关系	备注
DE01.01.001.00.V1.0	门诊号	AA_MZH	患者的唯一标识	C	an18		患者ID		
DE01.01.002.00.V1.0	住院号	AA_ZYH	住院患者的唯一标识	C	an18		病案号		
DE01.01.003.00.V1.0	住院次数	AA_ZYCS	患者在该医疗机构住院序次,与住院号联动,具备唯一性	N	n3				
DE01.25.001.00.V1.0	手术序号	YA_SSXH	患者本次住院手术的唯一标识,与住院次数联动	N	n3				自动递增1
DE02.27.001.00.V1.0	30天内再次入院标志	JC_30TNZCRYBZ	标识患者有无在术后30天内因手术相关原因再次入院	B		0.无;1.有			
DE02.27.002.00.V1.0	术后30天内再入院诊断名称	JC_SH30TNZRYZDMC	患者在术后30天内因手术相关原因再次入院的入院诊断	C	an50	符合ICD-10规定			
DE02.27.003.00.V1.0	术后30天内再入院诊断编码	JC_SH30TNZRYZDBM	患者在术后30天内因手术相关原因再次入院的入院诊断编码	C	an18	符合ICD-10规定			
DE02.27.004.00.V1.0	患者存活标志	JC_HZCHBZ	标识患者随访时是否存活	N	n1	0.否;1.是			
DE02.27.005.00.V1.0	死亡时间	JC_SWSJ	宣布患者临床死亡的时间	DT	YYYY-MM-DD hh:mm				
DE02.27.006.00.V1.0	死亡原因诊断名称	JC_SWYYZDMC	患者术后死亡直接原因的诊断名称	C	an50	符合ICD-10规定			

表 67 出院后病情转归随访数据元（续）

标识符	数据元名称	域/汉语简拼	定义	数据类型	数据格式	值域	同义名称	关系	备注
DE02.27.007.00.V1.0	死亡原因诊断编码	JC_SWYYZDBM	患者术后死亡直接原因的诊断编码	C	an18	符合 ICD-10 规定			
DE02.27.008.00.V1.0	问询方式	JC_WXFS	对患者采用的问询方式	N	n1	1.电话；2.面对面；3.问卷			
DE02.27.009.00.V1.0	问询时间	JC_WXSJ	进行问询的时间	DT	YYYY-MM-DD hh:mm				

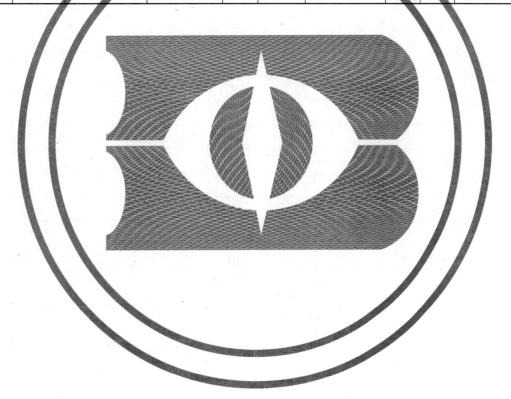

附　录　A
（规范性）
基础性文件

A.1　常见单位名称表

常见单位名称应符合 GB/T 17295—2008 的规定。

表 A.1　常见单位名称表

编码	单位名称	备注
1	mL	毫升
2	mg	毫克
3	g	克
4	wu	万国际单位
5	支	
6	枚	
7	片	
8	粒	
9	丸	
10	滴	
11	付	
12	U	单位
13	kU	千单位
14	μg	微克
15	kg	千克
16	％	百分比
17	列	
18	℃	摄氏度
19	贴	
20	人份	
21	亿菌	微生物实验室检查指标
22	条	
23	iu	国际单位
24	mu	百万单位
25	mL/h	
26	mL/min	

表 A.1　常见单位名称表（续）

编码	单位名称	备注
27	mL/(kg · h)	
28	mL/(kg · min)	
29	μL/(kg · min)	

A.2　临床辅助检查类别及项目

临床辅助检查类别及项目应符合表 A.2 的规定。

表 A.2　临床辅助检查类别及项目

检查类别代码	检查类别	检查项目代码	检查项目名称
JC01	X 线片检查	JC0101	头颅 X 线检查
		JC0102	胸部 X 线检查
		JC0103	腹部 X 线检查
		JC0104	盆部 X 线检查
		JC0105	四肢 X 线检查
		JC0106	乳腺 X 线检查
		JC0107	脊柱 X 线检查
		JC0108	消化系统造影检查
		JC0109	心脏造影检查
		JC0110	泌尿系统造影检查
		JC0111	生殖系统造影检查
		JC0112	其他部位造影检查
JC02	CT 检查	JC0201	头颅 CT 检查
		JC0202	颌面五官 CT 检查
		JC0203	颈部 CT 检查
		JC0204	胸部 CT 检查
		JC0205	循环系统 CT 检查
		JC0206	腹部 CT 检查
		JC0207	泌尿生殖系统 CT 检查
		JC0208	骨骼肌肉系统 CT 检查
JC03	磁共振成像	JC0301	颅脑磁共振检查
		JC0302	颅脑磁共振血管造影（MRA）检查
		JC0303	颌面五官磁共振检查
		JC0304	颈部磁共振检查

表 A.2 临床辅助检查类别及项目（续）

检查类别代码	检查类别	检查项目代码	检查项目名称
JC03	磁共振成像	JC0305	胸部磁共振检查
		JC0306	循环系统磁共振检查
		JC0307	心肌灌注磁共振检查
		JC0308	腹部磁共振检查
		JC0309	盆腔磁共振检查
		JC0310	泌尿生殖系统磁共振检查
		JC0311	磁共振尿路造影
		JC0312	骨骼肌系统磁共振检查
JC04	超声影像学检查	JC0401	颅脑超声检查
		JC0402	颌面五官超声检查
		JC0403	颈部超声检查
		JC0404	胸部超声检查
		JC0405	循环系统超声检查
		JC0406	心肌灌注超声检查
		JC0407	腹部超声检查
		JC0408	盆腔超声检查
		JC0409	泌尿生殖系统超声检查
		JC0410	骨骼肌系统超声检查
JC05	心电图及血管、血压相关检查	JC0501	常规心电图检查
		JC0502	普萘洛尔试验心电图检查
		JC0503	阿替洛尔试验心电图检查
		JC0504	阿托品试验心电图检查
		JC0505	运动负荷试验心电图检查
		JC0506	心电图双嘧达莫诱发试验心电图检查
		JC0507	动态心电图检查
		JC0508	动脉硬化检测
		JC0509	动态血压检查
JC06	介入诊断相关检查	JC0601	胸主动脉造影
		JC0602	腹主动脉造影
		JC0603	全脑血管造影
		JC0604	颈外动脉及分支造影
		JC0605	肢体动脉造影
		JC0606	脊柱脊髓血管造影
		JC0607	支气管动脉造影

表 A.2 临床辅助检查类别及项目（续）

检查类别代码	检查类别	检查项目代码	检查项目名称
JC06	介入诊断相关检查	JC0608	腹腔动脉及分支造影
		JC0609	肠系膜上、下动脉造影及间接门脉造影
		JC0610	肾动脉造影
		JC0611	髂动脉造影
		JC0612	肢体静脉造影
		JC0613	下腔静脉造影
		JC0614	冠状动脉造影
JC07	核医学检查	JC0701	PET 检查
		JC0702	ECT 检查
		JC0703	肾图检查
		JC0704	同位素全身骨扫描
JC08	呼吸系统相关检查	JC0801	呼吸功能检查
		JC0802	气管镜检查
JC09	消化系统相关检查	JC0901	胃肠动态检查
		JC0902	胃电图
		JC0903	直肠测压
		JC0904	小肠镜
		JC0905	十二指肠镜
		JC0906	胃镜
		JC0907	肠镜
		JC0908	超声胃镜
		JC0909	胶囊内镜
		JC0910	超声肠镜
		JC0911	经内镜逆行性胰胆管造影
JC10	神经系统相关检查	JC1001	脑电图
		JC1002	肌电图检查
		JC1003	经颅多普勒检查
JC11	耳鼻咽喉系统相关检查	JC1101	嗅觉检查
		JC1102	耳聋相关检查
		JC1103	喉部检查
		JC1104	耳部检查
		JC1105	鼻部检查
		JC1106	听力检查
		JC1107	前庭功能检查

表 A.2　临床辅助检查类别及项目（续）

检查类别代码	检查类别	检查项目代码	检查项目名称
JC12	泌尿系统相关检查	JC1201	膀胱镜检查
		JC1202	输尿管镜检查
		JC1203	尿动力学检查
		JC1204	排泄性尿路造影
		JC1205	逆行尿道造影检查
JC13	其他	JC1301	骨密度检测
		JC1302	微循环检测
		JC1303	心理测试

A.3　输液制品分类

输液制品分类应符合表 A.3 的规定。

表 A.3　输液制品分类

输液制品分类编号	输液制品分类	输液制品具体分类编号	输液制品具体分类	输液制品具体名称编号	输液制品具体名称
SY01	晶体液	SY0101	酸碱调节液	SY010101	碳酸氢钠注射液
				SY010102	乳酸钠注射液
				SY010103	氨丁三醇注射液
				SY010104	盐酸注射液
				SY010105	盐酸精氨酸注射液
		SY0102	单一电解质注射液	SY010201	生理盐水
				SY010202	0.9%氯化钠注射液
				SY010203	高渗氯化钠注射液
				SY010204	高张氯化钠注射液
				SY010205	氯化钙注射液
				SY010206	葡萄糖酸钙注射液
				SY010207	氯化镁注射液
				SY010208	硫酸镁注射液
				SY010209	氯化钾注射液
				SY010210	门冬氨酸钾镁注射液
		SY0103	复方电解质注射液	SY010301	醋酸钠林格注射液
				SY010302	碳酸钠林格注射液
				SY010303	苹果酸钠林格注射液
				SY010304	乳酸钠林格注射液

表 A.3　输液制品分类（续）

输液制品分类编号	输液制品分类	输液制品具体分类编号	输液制品具体分类	输液制品具体名称编号	输液制品具体名称
SY01	晶体液	SY0103	复方电解质注射液	SY010305	钠钾镁钙葡萄糖注射液
				SY010306	复方乳酸钠山梨醇注射液
				SY010307	甘油磷酸钠注射液
				SY010308	小儿复方电解质注射液
SY02	胶体液	SY0201	白蛋白	SY020101	人血白蛋白
				SY020102	白蛋白
		SY0202	氟烃类血液替代品	SY020201	人工血液
				SY020202	氟化碳乳剂人工血液
		SY0203	羟乙基淀粉	SY020301	羟乙基淀粉 130/0.4 氯化钠注射液
				SY020302	羟乙基淀粉 130/0.4 电解质注射液
				SY020303	羟乙基淀粉 130/0.42 电解质注射液
				SY020304	高渗氯化钠羟乙基淀粉注射液
		SY0204	明胶	SY020401	琥珀酰明胶注射液
				SY020402	聚明胶肽注射液
		SY0205	右旋糖酐	SY020501	低分子右旋糖酐
				SY020502	右旋糖酐-40
SY03	渗透利尿液	SY0301	渗透性利尿剂	SY030101	甘露醇注射液
				SY030102	山梨醇注射液
				SY030103	10％葡萄糖注射液
SY04	非经肠营养液	SY0401	氨基酸	SY040101	复方氨基酸注射液
				SY040102	复方氨基酸(15)双肽(2)注射液
				SY040103	复方氨基酸注射液(3AA)
				SY040104	复方氨基酸注射液(6AA)
				SY040105	复方氨基酸注射液(9AA)
				SY040106	复方氨基酸注射液(15-HBC)
				SY040107	复方氨基酸注射液(18AA-VII)
				SY040108	复方氨基酸注射液(18AA-II)
				SY040109	复方氨基酸注射液(18AA-V)
				SY040110	复方氨基酸注射液(18AA-I)

表 A.3 输液制品分类（续）

输液制品分类编号	输液制品分类	输液制品具体分类编号	输液制品具体分类	输液制品具体名称编号	输液制品具体名称
SY04	非经肠营养液	SY0401	氨基酸	SY040111	复方氨基酸注射液（20AA）
				SY040112	丙氨酰谷氨酰胺注射液
				SY040113	丙氨酸谷氨酰注射液
				SY040114	支链氨基酸注射液
				SY040115	18 种氨基酸注射液
		SY0402	脂肪乳	SY040201	脂肪乳注射液
				SY040202	脂肪乳注射液（C14-24）
				SY040203	中长链脂肪乳注射液
				SY040204	脂肪乳注射液（C6-12）
				SY040205	脂肪乳注射液（C2-4）
				SY040206	中长链脂肪乳注射液
				SY040207	20％脂肪乳注射液
				SY040208	结构脂肪乳注射液
		SY0403	碳水化合物	SY040301	5％葡萄糖注射液
				SY040302	果糖注射液
				SY040303	木糖醇氯化钠注射液
				SY040304	复方电解质转化糖
				SY040305	混合糖电解质注射液
				SY040306	10％转化糖注射液
				SY040307	转化糖电解质注射液
				SY040308	转化糖注射液
				SY040309	混合糖电解质注射液
		SY0404	蛋白水解物	SY040401	脑蛋白水解物注射液
				SY040402	水解蛋白注射液
		SY0405	复方制剂注射液	SY040501	脂肪乳氨基酸(17)葡萄糖（11％)注射液
				SY040502	脂肪乳氨基酸葡萄糖注射液
				SY040503	脂肪乳氨基酸注射液
SY05	止血用注射液	SY0501	氨甲环酸钠注射液	SY050101	氨甲环酸钠注射液
				SY050102	氨甲苯酸注射液
				SY050103	氨基乙酸注射液

A.4 麻醉方法值域

麻醉方法值域应符合表 A.4 的规定。

表 A.4 麻醉方法值域表

麻醉方法编码	麻醉方法	麻醉具体方式编码	具体麻醉方式
MZ01	全身麻醉	MZ0101	全身麻醉(经口单腔管)
		MZ0102	全身麻醉(喉罩)
		MZ0103	全身麻醉(经鼻插管)
		MZ0104	全身麻醉(经气管切开口)
		MZ0105	全身麻醉(经口双腔管)
		MZ0106	全身麻醉(非插管)
MZ02	全麻复合麻醉	MZ0201	全麻复合颈丛神经阻滞
		MZ0202	全麻复合臂丛神经阻滞
		MZ0203	全麻复合颈丛、臂丛神经阻滞
		MZ0204	全麻复合腹横肌平面阻滞
		MZ0205	全麻复合腹直肌鞘阻滞
		MZ0206	全麻复合椎旁阻滞
		MZ0207	全麻复合竖脊肌平面阻滞
		MZ0208	全麻复合腰丛神经阻滞
		MZ0209	全麻复合坐骨神经阻滞
		MZ0210	全麻复合腰丛、坐骨神经阻滞
		MZ0211	全麻复合股神经阻滞
		MZ0212	全麻复合股外侧皮神经阻滞
		MZ0213	全麻复合闭孔神经阻滞
		MZ0214	全麻复合隐神经阻滞
		MZ0215	全麻复合椎管内麻醉
MZ03	椎管内麻醉	MZ0301	蛛网膜下腔阻滞麻醉
		MZ0302	硬膜外腔阻滞麻醉
		MZ0303	骶管阻滞麻醉
		MZ0304	蛛网膜下腔-硬膜外腔联合麻醉
MZ04	神经阻滞	MZ0401	颈丛神经阻滞
		MZ0402	臂丛神经阻滞
		MZ0403	腰丛＋坐骨神经阻滞
		MZ0404	腰丛神经阻滞
		MZ0405	坐骨神经阻滞
		MZ0406	股神经阻滞

表 A.4　麻醉方法值域表（续）

麻醉方法编码	麻醉方法	麻醉具体方式编码	具体麻醉方式
MZ04	神经阻滞	MZ0407	闭孔神经阻滞
		MZ0408	隐神经阻滞
		MZ0409	耳大神经阻滞
		MZ0410	枕小神经阻滞
		MZ0411	腹横肌平面阻滞
		MZ0412	腹直肌鞘阻滞
		MZ0413	腰方肌阻滞
		MZ0414	椎旁阻滞
		MZ0415	竖脊肌平面阻滞
		MZ0416	其他
MZ05	监测麻醉	MZ0501	监测麻醉

A.5　阻滞平面

阻滞平面应符合表 A.5 的规定。

表 A.5　阻滞平面

阻滞水平分类编码	阻滞水平分类	具体阻滞平面编码	具体阻滞平面
ZZPM01	颈神经	ZZPM0101	C1
		ZZPM0102	C2
		ZZPM0103	C3
		ZZPM0104	C4
		ZZPM0105	C5
		ZZPM0106	C6
		ZZPM0107	C7
		ZZPM0108	C8
ZZPM02	胸神经	ZZPM0201	T1
		ZZPM0202	T2
		ZZPM0203	T3
		ZZPM0204	T4
		ZZPM0205	T5
		ZZPM0206	T6
		ZZPM0207	T7
		ZZPM0208	T8
		ZZPM0209	T9

表 A.5 阻滞平面（续）

阻滞水平分类编码	阻滞水平分类	具体阻滞平面编码	具体阻滞平面
ZZPM02	胸神经	ZZPM0210	T10
		ZZPM0211	T11
		ZZPM0212	T12
ZZPM03	腰神经	ZZPM0301	L1
		ZZPM0302	L2
		ZZPM0303	L3
		ZZPM0304	L4
		ZZPM0305	L5
ZZPM04	骶神经	ZZPM0401	S1
		ZZPM0402	S2
		ZZPM0403	S3
		ZZPM0404	S4
		ZZPM0405	S5
ZZPM05	尾神经	ZZPM0501	Co1

A.6 高血压病分级

高血压病分级应符合表 A.6 的规定。

表 A.6 高血压病分级

分类	收缩压/mmHg	舒张压/mmHg
正常血压	＜120 和	＜80
正常高值	120～139 和（或）	80～89
轻度高血压（1 级）	140～159 和（或）	90～99
中度高血压（2 级）	160～179 和（或）	100～109
重度高血压（3 级）	≥180 和（或）	≥110
单纯收缩期高血压	≥140 和	＜90
单纯舒张期高血压	＜140 和	≥90
注：当收缩压和舒张压分属于不同级别时,以较高的分级为准。		

A.7 高血压患者危险分层

高血压患者危险分层应符合表 A.7 的规定。

表 A.7 高血压患者危险分层

危险因素	血压水平		
	1级	2级	3级
无其他危险因素	低危	中危	高危
1个~2个危险因素	中危	中危	极高危
≥3个危险因素或糖尿病或靶器官损害	高危	高危	极高危
有并发症	极高危	极高危	极高危

注1：危险因素。吸烟；血胆固醇＞220 mg/dl；糖尿病；男性年龄＞55岁，女性＞65岁；早发心血管疾病家族史（发病年龄：女性＜65岁，男性＜55岁）。

注2：靶器官损害。左心室肥厚（心电图或超声心动图）；超声或X线证实有动脉粥样硬化斑块（颈、髂、股或主动脉）；颈股动脉PWV≥12 m/s；ABI＜0.9；尿微量白蛋白（30~300）mg/24 h或白蛋白/肌酐≥30 mg/g；视网膜动脉局灶或广泛狭窄。

注3：伴随临床疾患。心脏病（心绞痛、心肌梗死、冠状动脉血运重建术后、心力衰竭）；脑血管疾病（脑出血、缺血性脑卒中、短暂性脑缺血发作）；肾脏疾病（糖尿病肾病、血肌酐升高＞2.0 mg/dl）；血管疾病（主动脉夹层、周围动脉疾病）；高血压视网膜严重病变（出血或渗出，视乳头水肿）。

A.8 高血压病分期

高血压病分期应符合表A.8的规定。

表 A.8 高血压病分期

名称	具体描述
1期高血压	高血压病患者临床上无脑、心、肾等重要器官损害的表现
2期高血压	高血压病患者出现下列一项者——左心室肥厚或劳损，视网膜动脉出现狭窄，蛋白尿或血肌酐水平升高
3期高血压	高血压病患者出现下列一项者——左心衰竭，肾功能衰竭，脑血管意外，视网膜出血、渗出、合并或不合并视乳头水肿

A.9 NYHA心功能分级

NYHA心功能分级应符合表A.9的规定。

表 A.9 NYHA心功能分级

分级	分级依据
Ⅰ级	体力活动不受限，日常体力活动不会引起心衰症状（呼吸急促，疲乏或心悸）
Ⅱ级	体力活动轻度受限，休息时无症状，但是日常体力活动会引起心衰症状
Ⅲ级	体力活动明显受限，休息时无症状，但是轻于日常活动时会引起心衰症状
Ⅳ级	任何体力活动都会引起不适/心衰症状，或休息时也可能有心衰症状，稍有体力活动，不适感即加重

A.10 急性心衰的 Killip 分级

急性心衰的 Killip 分级应符合表 A.10 的规定。

表 A.10 急性心衰的 Killip 分级

分级	描述
Ⅰ型	无心力衰竭征象,但 PCWP(肺毛细血管楔压)可升高,病死率 0～5%
Ⅱ型	轻至中度心力衰竭,肺啰音出现范围小于两肺野的 50%,可出现第三心音奔马律、持续性窦性心动过速或其他心律失常,静脉压升高,有肺淤血的 X 线表现,病死率 10%～20%
Ⅲ型	重度心力衰竭,出现急性肺水肿,肺啰音出现范围大于两肺野的 50%,病死率 35%～40%
Ⅳ型	出现心源性休克,收缩压小于 90 mmHg,尿少于每小时 20 mL,皮肤湿冷,发绀,呼吸加速,脉率大于 100 次/min,病死率 85%～95%

A.11 肾功能不全 CKD 分期

肾功能不全 CKD 分期应符合表 A.11 的规定。

表 A.11 肾功能不全 CKD 分期

级别名称	描述
1 期	GFR 正常或升高,伴肾脏损害,GFR>90 mL/min
2 期	轻度 GFR 下降,伴肾脏损害,GFR:60 mL/min～89 mL/min
3 期	中度 GFR 下降,伴肾脏损害,GFR:30 mL/min～59 mL/min
4 期	重度 GFR 下降,GFR:15 mL/min～29 mL/min
5 期	肾衰竭,GFR<15 mL/min 或透析

A.12 重症肌无力的 Osserman 改良分型

重症肌无力的 Osserman 改良分型应符合表 A.12 的规定。

表 A.12 重症肌无力的 Osserman 改良分型

分型	描述
Ⅰ型	Ⅰ眼肌型:病变局限于眼外肌
ⅡA型	ⅡA轻度全身型:从眼外肌开始逐渐波及四肢和延髓支配肌肉,呼吸常不受累,生活能自理,无危象
ⅡB型	ⅡB中度全身型:四肢肌群中度受累,常伴眼外肌受累,并有咀嚼、吞咽及构音困难,生活自理有一定困难,无危象
Ⅲ型	Ⅲ重度激进型:发病急,多于 6 个月内达高峰,常出现延髓支配肌肉瘫痪和肌无力危象,死亡率高

表 A.12　重症肌无力的 Osserman 改良分型（续）

分型	描述
Ⅳ 型	Ⅳ迟发重症型：潜隐性起病，缓慢进展，多在起病半年至 2 年内由Ⅱ型发展而来，伴延髓支配肌肉麻痹和呼吸肌麻痹。常合并胸腺瘤，预后差
Ⅴ 型	肌萎缩型

A.13　休克类型分类

休克类型分类应符合表 A.13 的规定。

表 A.13　休克类型分类

分类	类型
病因	失血性休克
	创伤性休克
	心源性休克
	神经源性休克
	过敏性休克
	感染性休克
	烧伤性休克
起始环节	低血容量性休克
	分布性休克
	心源性休克
	梗阻性休克
血流动力学	低排高阻性休克
	高排低阻性休克

A.14　贫血严重程度分级

贫血严重程度分级应符合表 A.14 的规定。

表 A.14　贫血严重程度分级

程度	血红蛋白浓度/(g/L)
轻度	＞90
中度	60～89
重度	30～59
极重度	＜30

附　录　B
（资料性）
通用性资料

B.1　病历文书类别

病历文书类别见表 B.1。

表 B.1　病历文书类别

病历文书编号	病历文书类别名称
BLWS01	入院记录
BLWS02	24 h 内入出院记录
BLWS03	24 h 内入院死亡记录
BLWS04	住院病程记录　首次病程记录
BLWS05	住院病程记录　日常病程记录
BLWS06	住院病程记录　上级医师查房记录
BLWS07	住院病程记录　疑难病例讨论记录
BLWS08	住院病程记录　交接班记录
BLWS09	住院病程记录　转科记录
BLWS10	住院病程记录　阶段小结
BLWS11	住院病程记录　抢救记录
BLWS12	住院病程记录　会诊记录
BLWS13	住院病程记录　术前小结
BLWS14	住院病程记录　术前讨论
BLWS15	住院病程记录术后　首次病程记录
BLWS16	住院病程记录　出院记录
BLWS17	住院病程记录　死亡记录
BLWS18	住院病程记录　死亡病例讨论记录
BLWS19	出院小结

B.2　面罩通气分级

面罩通气分级见表 B.2。

表 B.2 面罩通气分级

分级	定义	描述
1级	通气顺畅	仰卧嗅物位,单手扣面罩即可获得良好通气
2级	轻微受阻	置入口咽和(或)鼻咽通气道单手扣面罩;或单人双手托下颌扣紧面罩同时打开机械通气,即可获得良好通气
3级	显著受阻	以上方法无法获得良好通气,需要双人加压辅助通气,能够维持 $SpO_2 \geqslant 90\%$
4级	通气失败	双人加压辅助通气下不能维持 $SpO_2 \geqslant 90\%$

B.3 全麻效果分级评估

全麻效果分级评估见表 B.3。

表 B.3 全麻效果分级评估

Ⅰ级	a) 麻醉诱导平稳,无缺氧、呛咳、躁动及不良的心血管反应,气管插管顺利无损伤; b) 麻醉维持深浅适度,生命体征稳定,无术中知晓,肌松良好,为手术提供良好条件,能有效控制不良的应激反应,保持机体内分泌和内环境稳定; c) 麻醉苏醒期平稳,无苏醒延迟,呼吸、循环等监测正常,肌力恢复良好,气管导管拔管时机恰当,无缺氧、二氧化碳蓄积、呼吸道梗阻,安全返回病房; d) 麻醉后随访无并发症
Ⅱ级	a) 麻醉诱导期稍有呛咳、躁动及血流动力学改变; b) 麻醉维持期对麻醉深度调节不够熟练,血流动力学有改变,肌松尚可,配合手术欠佳; c) 麻醉结束,缝皮时患者略躁动,血压、呼吸稍有不平稳; d) 难以防止的轻度并发症
Ⅲ级	a) 麻醉诱导不平稳,气管插管有呛咳、躁动,血流动力学欠稳定,应激反应明显; b) 麻醉维持期对麻醉深度掌握不熟练,应激反应未予控制,生命体征有时不稳,肌松欠佳,配合手术勉强; c) 麻醉结束患者苏醒延迟伴呼吸抑制,或缝皮时患者躁动、呛咳,被迫进行拔管,拔管后呼吸功能恢复欠佳; d) 严重并发症
注:满足条件:Ⅰ级评估需满足Ⅰ级所有条件,出现Ⅲ级其中任一项即为Ⅲ级,其余可评估为Ⅱ级。	

B.4 椎管内麻醉效果分级评估

椎管内麻醉效果分级评估见表 B.4。

表 B.4 椎管内麻醉效果分级评估

分级	满足条件
Ⅰ级	麻醉完善,无痛,安静、肌松良好,为手术提供良好条件,心肺功能和血流动力学有波动
Ⅱ级	麻醉欠完善,有轻度疼痛表现,肌松欠佳,有内脏牵拉反应,血流动力学有波动,需辅助用药
Ⅲ级	麻醉不完善,疼痛明显或肌松较差,有呻吟,用辅助用药后情况改善,尚能完成手术
Ⅳ级	改用其他麻醉方法

B.5 神经阻滞麻醉效果分级评估

神经阻滞麻醉效果分级评估见表 B.5。

表 B.5 神经阻滞麻醉效果分级评估

分级	满足条件
Ⅰ级	神经阻滞完善,无痛、安静、肌松良好,为手术提供良好条件,生命体征平稳,无并发症
Ⅱ级	神经阻滞欠佳,患者有疼痛表情,肌松效果满意,生命体征尚稳定,有轻度并发症发生
Ⅲ级	神经阻滞不完善,患者疼痛较明显,肌松较差,有呻吟,用辅助用药后情况改善,尚能完成手术
Ⅳ级	改用其他麻醉方法

B.6 睡眠评估量表

睡眠评估量表见表 B.6。

表 B.6 睡眠评估量表

1.请在最能描述您前一天晚睡眠状态的位置上用符号"√"来回答问题。 (最差)0 1 2 3 4 5 6 7 8 9 10(最好) □整夜未入睡 安眠药使用:是□ 否□
2.入睡困难: □0 没有 □1 主诉有入睡困难,上床半小时后仍不能入睡(注意对比平时入睡的时间) □2 主诉每晚均有入睡困难
3.睡眠不深: □0 没有 □1 睡眠浅,多恶梦 □2 半夜(晚 12 点钟以前)曾醒来(不包括上厕所)
4.早醒: □0 没有 □1 有早醒,比平时早醒 1 小时,但能重新入睡,应排除平时习惯 □2 早醒后无法重新入睡

B.7 GAD-7 焦虑症筛查量表

GAD-7 焦虑症筛查量表见表 B.7。

表 B.7 GAD-7 焦虑症筛查量表

项目	没有	有几天	一半以上时间	几乎天天
1.感到不安、担心及烦躁	0	1	2	3
2.不能停止担心或控制不了担心	0	1	2	3
3.对各种各样的事情过度担心	0	1	2	3

表 B.7　GAD-7 焦虑症筛查量表（续）

项目	没有	有几天	一半以上时间	几乎天天
4.很紧张,很难放松下来	0	1	2	3
5.非常焦躁,以至无法静坐	0	1	2	3
6.变得容易烦恼或易被激怒	0	1	2	3
7.感到好像有什么可怕的事会发生	0	1	2	3
注：在过去的几天里,患者生活中以上症状出现的频率有多少？把相应的数字总合加起来。				

B.8　PHQ-9 抑郁症筛查量表

PHQ-9 抑郁症筛查量表见表 B.8。

表 B.8　PHQ-9 抑郁症筛查量表

序号	项目	没有	有几天	一半以上时间	几乎天天
1	做事时提不起劲或没有兴趣	0	1	2	3
2	感到心情低落,沮丧或绝望	0	1	2	3
3	入睡困难、睡不安或睡得过多	0	1	2	3
4	感觉疲倦或没有活力	0	1	2	3
5	食欲不振或吃太多	0	1	2	3
6	觉得自己很糟或觉得自己很失败,或让自己、家人失望	0	1	2	3
7	对事物专注有困难,例如看报纸或看电视时	0	1	2	3
8	行动或说话速度缓慢到别人已经察觉？或刚好相反,变得比平日更烦躁或坐立不安,动来动去	0	1	2	3
9	有不如死掉或用某种方式伤害自己的念头	0	1	2	3
注：在过去的几天里,患者生活中以上症状出现的频率有多少？把相应的数字总合加起来。					

B.9　简易精神状态检查量表（MMSE）

简易精神状态检查量表（MMSE）见表 B.9。

表 B.9　简易精神状态检查量表（MMSE）

检查项目	积分（请将得分划圈）	
1.今年是哪一年？	1	0
2.现在是什么季节？	1	0
3.现在是几月份？	1	0
4.今天是几号？	1	0

表 **B.9** 简易精神状态检查量表（MMSE）（续）

检查项目	积分（请将得分划圈）					
5. 今天是星期几？	1			0		
6. 咱们现在是在哪个城市？	1			0		
7. 咱们现在是在哪个区？	1			0		
8. 咱们现在是在什么街？	1			0		
9. 现在是在哪个医院？	1			0		
10. 这里是第几层楼？	1			0		
11. 告诉你三种东西，我说完后，请你重复一遍。树，钟，汽车（各1分，共3分）	3		2	1		0
12. 100－7＝？连续5次（各1分，共5分）	5	4	3	2	1	0
13. 现在请你说出我刚才让你记住的那些东西（各1分，共3分）	3		2	1		0
14. （出示手表）这个东西叫什么？（出示钢笔）这个东西叫什么？	1			0		
15. 请你跟我说"瑞雪兆丰年"	1			0		
16. 我给您一张纸，请按我说的去做，现在开始："用右手拿着这张纸，用两只手把它对折起来，放在您的左腿上。"（每项1分，共3分）	3		2	1		0
17. 请您念念这句话，并按上面的意思去做"闭上您的眼睛"	2			0		
18. 请您给我写一个完整的句子（不可以写名字）	1			0		
19. （出示图案）请您照着这个样子画下来	1			0		

B.10 MoCA-B 量表

MoCA-B 量表见表 B.10。

表 B.10　MoCA-B 量表

Montreal Cognitive Assessment (MoCA) Beijing Version

蒙特利尔认知评估北京版

出生日期：

教育水平：　　　　　　　　　　姓名：

性　别：　　　　　检查日期：

视空间与执行功能		复制 立方体	画钟表（11点过10分）（3分）			得分
	【　】	【　】	【　】 轮廓	【　】 数字	【　】 指针	＿/5
命　名			【　】	【　】	【　】	＿/3

记　忆	读出下列词语，而后由患者重复 上述过程重复2次 5分钟后回忆		面孔	天鹅绒	教堂	菊花	红色	不计分
		第一次						
		第二次						

注　意	读出下列数字，请患者重复（每秒1个）	顺背【　】21854 倒背【　】742	＿/2

读出下列数字，每当数字1出现时，患者必须用手敲打一下桌面，错误数大于或等于2个不给分　　【　】52139411806215194511141905112　　＿/1

100连续减7　　【　】93　　【　】86　　【　】79　　【　】72　　【　】65　　＿/3
4-5个正确给3分，2-3个正确给2分，1个正确给1分，全都错误为0分

语　言	重复：我只知道今天张亮来帮忙　【　】 狗在房间的时候，猫总是躲在沙发下面　【　】	＿/2
	流畅性：在1分钟内尽可多的说出动物的名字　【　】＿＿＿（N≥11名称）	＿/1
抽　象	词语相似性：如香蕉-桔子=水果　［　］火车-自行车　［　］手表-尺子	＿/2

延迟回忆	回忆时不能提示	面孔 【　】	天鹅绒 【　】	教堂 【　】	菊花 【　】	红色 【　】	仅根据非提示 回忆计分	＿/5
选　项	分类提示							
	多选提示							

定　向	【　】日期　【　】月份　【　】年代　【　】星期几　【　】地点　【　】城市	＿/6

总分＿＿＿＿＿/30

B.11 认知功能电话问卷

认知功能电话问卷见表 B.11。

表 B.11 认知功能电话问卷

序号	题目	得分
1	请告诉我您的姓名。(姓和名各给1分,共2分)	
2	今天是什么日期,包括年、月、日、星期和季节。(各给1分,共5分)	
3	您多大岁数了。(1分) 您的电话号码是多少。(不必说区号,1分)	
4	请您从20倒数到1。(只要拒绝回答,请用"888"表示,不要催促。第一遍错误,能自行纠正,给1分。完全正确给2分)	
5	我给您念十个词语,请您听好并尽量记住。当我念完以后,请您尽量把这些词语背出来(可以不按顺序)。准备好了吗? 这些词语是: 小屋、手枪、大象、胳膊、丝绸、电影院、手表、马车、枕头、巨人 ———————————————————— 其他 ———— (正确背出,请在横线上画对钩。如果受检者背出这十个词以外的词语,请在"其他"处记录。每对一个给1分,错了不扣分,共10分)	
6	从100中减去7,得出的结果再减去7,连续减五次。(每对一个,给一分,共5分)	
7	人们用什么东西割纸?(剪刀、刀子) 一年有多少个月?(12个月) 沙漠里长刺的绿色植物叫什么?(仙人掌、仙人球等) 羊毛是从什么动物身上来的?(羊) (每对1个给1分,共4分)	
8	请跟我学:四十四只石狮子 　　　　　乌鲁木齐和呼和浩特 (每个1分,共2分)	
9	中国现在的国家主席是谁? 中国现在的总理是谁? (每个1分,共2分)	
10	请您用手指敲打电话的话筒五次。(能敲打,但次数不对给1分;次数也对给2分)	
11	我说一个词语,请您说出它的反义词。(每题1分,共2分) 　　　　例如:热的反义词是冷。 东方的反义词是什么?(西方) 慷慨的反义词是什么?(自私、贪婪、吝啬、小气都给分)	
12	您还记得刚才我说的十个词语吗?请您尽量把这些词语背出来。 小屋、手枪、大象、胳膊、丝绸、电影院、手表、马车、枕头、巨人 ———— ———— ———— ———— ———— ———— ———— ———— ———— ———— 其他总分(每对一个给1分,错了不扣分,共10分)	

表 B.11　认知功能电话问卷（续）

序号	题目	得分
	注1：解释测验的目的。请按照原样念下面一段话"我要给您作一个和记忆力有关的测验。这个记忆力测验叫做标准测验。我必须按照标准的方法问您这些问题。有些问题可能已经问过，有些问题可能很简单。因为这是一个标准测验，所以这些问题我都必须提问一遍。请您单纯凭记忆力回答问题，不要借助任何帮助。" 注2：获得地址（最好得到家属的确认）。 注3：保证最小的干扰（电视、收音机关掉，拿走纸、笔）。 注4：保证可以显示时间的东西（报纸、日历）不在受检者视野之内。 注5：照料者可以在一边监督，但是不能提供帮助。 注6：除了第5题、第8题不能重复之外，其他题目可以重复一遍。 注7：逐字记录回答内容。如果受检者拒绝回答，请用"888"表示。如果受检者回答不出来，用"999"表示。如果受检者要求重复一遍问题，请在短横线前作标志"R"。 注8：作完测验，尽量请家属确认患者没有得到其他帮助。	

B.12　Glasgow 昏迷评分标准

Glasgow 昏迷评分标准见表 B.12。

表 B.12　Glasgow 昏迷评分标准

评估方面	得分	评估标准
睁眼反应	4分	自然睁眼：靠近患者时，患者能自主睁眼，术者不应说话、不应接触患者
	3分	呼唤会睁眼：正常音量呼叫患者，或高音量呼叫，不能接触患者
	2分	有刺激或痛楚会睁眼：先轻拍或摇晃患者，无反应后予强刺激，如：以笔尖刺激患者第2指或第3指外侧，并在10 s内增加刺激至最大，强刺激睁眼评2分，若仅皱眉、闭眼、痛苦表情，不能评2分
	1分	对于刺激无反应
	C分	如因眼肿、骨折等不能睁眼，应以"C"表示
语言反应	5分	说话有条理：定向能力正确，能清晰表达自己的名字、居住城市或当前所在地点、当年年份和月份
	4分	可应答，但有答非所问的情形：定向能力障碍，有答错情况
	3分	可说出单字：完全不能进行对话，只能说简短句或单个字
	2分	可发出声音：对疼痛刺激仅能发出无意义叫声
	1分	无任何反应
	T分	因气管插管或切开而无法正常发声，以"T"表示
	D分	平素有言语障碍史，以"D"表示
肢体运动	6分	可依指令动作（obey commands）：按指令完成2次不同的动作
	5分	施以刺激时，可定位出疼痛位置（localize）：予疼痛刺激时，患者能移动肢体尝试去除刺激。疼痛刺激以压眶上神经为金标准

表 B.12 Glasgow 昏迷评分标准（续）

评估方面	得分	评估标准
肢体运动	4分	对疼痛刺激有反应,肢体会回缩(withdrawal)
	3分	对疼痛刺激有反应,肢体会弯曲(decorticate 觉 flexion):呈"去皮质强直"姿势
	2分	对疼痛刺激有反应,肢体会伸直(decerebrate extension):呈"去脑强直"姿势
	1分	无任何反应(no response)
注:格拉斯哥昏迷指数的评估有睁眼反应、语言反应和肢体运动三个方面,三个方面的分数相加总和即为昏迷指数。		

B.13 NIHSS 评分美国国立卫生研究院卒中量表

NIHSS 评分美国国立卫生研究院卒中量表见表 B.13。

表 B.13 NIHSS 评分美国国立卫生研究院卒中量表

患者姓名:	性别:	年龄:	住院号:	诊断:
项目		评分标准		评分
1a.意识水平: 即使不能全面评价(如气管插管、语言障碍、气管创伤及绷带包扎等),检查者也必须选择 1 个反应。只在患者对有害刺激无反应时(不是反射)才能记录 3 分		0　清醒,反应灵敏 1　嗜睡,轻微刺激能唤醒,可回答问题,执行指令 2　昏睡或反应迟钝,需反复刺激、强烈或疼痛刺激才有的非刻板反应 3　昏迷,仅有反射性活动或自发性反应或完全无反应、软瘫、无反射		
1b.意识水平提问: 月份、年龄。仅对初次回答评分。失语和昏迷者不能理解问题记 2 分,因气管插管、气管创伤、严重构音障碍、语言障碍或其他任何原因不能完成者(非失语所致)记 1 分。可书面回答		0　两项均正确 1　一项正确 2　两项均不正确		
1c.意识水平指令: 睁闭眼;非瘫痪侧握拳松开。仅对最初反应评分,有明确努力但未完成的也给分。若对指令无反应,用动作示意,然后记录评分。对创伤、截肢或其他生理缺陷者,应予适当的指令		0　两项均正确 1　一项正确 2　两项均不正确		
2.凝视: 只测试水平眼球运动。对随意或反射性眼球运动记分。若眼球偏斜能被随意或反射性活动纠正,记 1 分。若为孤立的周围性眼肌麻痹记 1 分。对失语者,凝视是可以测试的。对眼球创伤、绷带包扎、盲人或有其他视力、视野障碍者,由检查者选择一种反射性运动来测试,确定眼球的联系,然后从一侧向另一侧运动,偶尔能发现部分性凝视麻痹		0　正常 1　部分凝视麻痹(单眼或双眼凝视异常,但无强迫凝视或完全凝视麻痹) 2　强迫凝视或完全凝视麻痹(不能被头眼反射克服)		

表 B.13 NIHSS 评分美国国立卫生研究院卒中量表（续）

患者姓名：	性别：	年龄：	住院号：	诊断：

项目	评分标准	评分
3.视野： 若能看到侧面的手指，记录正常；若单眼盲或眼球摘除，检查另一只眼。明确的非对称盲（包括象限盲），记1分。若全盲（任何原因）记3分。若濒临死亡记1分，结果用于回答问题11	0 无视野缺损 1 部分偏盲 2 完全偏盲 3 双侧偏盲（包括皮质盲）	
4.面瘫	0 正常 1 轻微（微笑时鼻唇沟变平、不对称） 2 部分（下面部完全或几乎完全瘫痪） 3 完全（单或双侧瘫痪，上下面部缺乏运动）	
5、6.上下肢运动： 置肢体于合适的位置：坐位时上肢平举90°，仰卧时上抬45°，掌心向下，下肢卧位抬高30°，若上肢在10 s内，下肢在5 s内下落，记1分～4分。对失语者用语言或动作鼓励，不用有害刺激。依次检查每个肢体，从非瘫痪侧上肢开始	上肢： 0 无下落，置肢体于90°（或45°）坚持10 s 1 能抬起但不能坚持10 s，下落时不撞击床或其他支持物 2 试图抵抗重力，但不能维持坐位90°或仰位45° 3 不能抵抗重力，肢体快速下落 4 无运动 9 截肢或关节融合，解释：5a左上肢；5b右上肢	
	下肢： 0 无下落，于要求位置坚持5 s 1 5 s末下落，不撞击床 2 5 s内下落到床上，可部分抵抗重力 3 立即下落到床上，不能抵抗重力 4 无运动 9 截肢或关节融合，解释：6a左下肢；6b右下肢	
7.肢体共济失调： 目的是发现一侧小脑病变。检查时睁眼，若有视力障碍，应确保检查在无视野缺损中进行。进行双侧指鼻试验、跟-膝-胫试验，共济失调与无力明显不呈比例时记分。若患者不能理解或肢体瘫痪不记分。盲人用伸展的上肢摸鼻。若为截肢或关节融合记9分，并解释	0 无共济失调 1 一个肢体有 2 两个肢体有，共济失调在： 右上肢1＝有，2＝无 9 截肢或关节融合，解释： 左上肢1＝有，2＝无 9 截肢或关节融合，解释： 右上肢1＝有，2＝无 9 截肢或关节融合，解释： 左下肢1＝有，2＝无 9 截肢或关节融合，解释： 右下肢1＝有，2＝无	

表 B.13　NIHSS 评分美国国立卫生研究院卒中量表（续）

患者姓名：	性别：	年龄：	住院号：	诊断：

项目	评分标准	评分
8.感觉： 检查对针刺的感觉和表情，或意识障碍及失语者对有害刺激的躲避。只对与脑卒中有关的感觉缺失评分。偏身感觉丧失者需要精确检查，应测试身体多处〔上肢（不包括手）、下肢、躯干、面部〕确定有无偏身感觉缺失。严重或完全的感觉缺失记 2 分。 昏睡或失语者记 1 分或 0 分。脑干卒中双侧感觉缺失记 2 分。无反应或四肢瘫痪者记 2 分。昏迷患者(1a＝3)记 2 分	0　正常 1　轻-中度感觉障碍，（患者感觉针刺不尖锐或迟钝，或针刺感缺失但有触觉） 2　重度-完全感觉缺失（面、上肢、下肢无触觉）	
9.语言： 命名、阅读测试。若视觉缺损干扰测试，可让患者识别放在手上的物品，重复和发音。气管插管者手写回答。昏迷者记 3 分。给恍惚或不合作者选择一个记分，但 3 分仅给不能说话且不能执行任何指令者	0　正常 1　轻-中度失语，流利程度和理解能力部分下降，但表达无明显受限 2　严重失语，交流是通过患者破碎的语言表达，听者须推理、询问、猜测，交流困难 3　不能说话或者完全失语，无言语或听力理解能力	
10.构音障碍： 读或重复表上的单词。若有严重的失语，评估自发语言时发音的清晰度。若因气管插管或其他物理障碍不能讲话，记 9 分。同时注明原因。不要告诉患者为什么做测试	0　正常 1　轻-中度，至少有些发音不清，虽有困难但能被理解 2　言语不清，不能被理解，但无失语或与失语不成比例，或失音 9　气管插管或其他物理障碍，解释	
11.忽视： 若患者严重视觉缺失影响双侧视觉的同时检查，皮肤刺激正常，记为正常。若失语，但确实表现为对双侧的注意，记分正常。视空间忽视或疾病失认也可认为是异常的证据	0　正常 1　视、触、听、空间觉或个人的忽视；或对一种感觉的双侧同时刺激忽视 2　严重的偏侧忽视或一种以上的偏侧忽视；不认识自己的手；只能对一侧空间定位	
总分：		

B.14　肺部并发症评分标准

肺部并发症评分标准见表 B.14。

表 B.14 肺部并发症评分标准

肺部并发症评估量表	总分_____分	
评估内容（每个选项都为1分，有勾选"是"积记1分）	选项	得分
□胸部X线提示肺不张或肺实变	□是 □否	
□白细胞计数升高＞11.2×10^6/mL或除预防使用抗生素外，术后额外给予抗呼吸道感染的抗生素	□是 □否	
□体温高于38℃	□是 □否	
□痰标本微生物学检查显示有感染迹象	□是 □否	
□浓痰状态不同于手术前	□是 □否	
□不吸氧状态下，氧饱和度低于90%	□是 □否	
□内科医生明确诊断有肺炎	□是 □否	
□重症监护室停留时间延长（肺部手术和食管手术分别为1天和2天）或再次送往重症监护室	□是 □否	

B.15 Murray 肺损伤评分

Murray 肺损伤评分见表 B.15。

表 B.15 Murray 肺损伤评分

指标	表现	分值	得分	总评分
X线胸片	无	0		
	局限于1/4肺区	1		
	局限于2/4肺区	2		
	局限于3/4肺区	3		
	在所有肺区均有	4		
低氧血症评分（PaO_2/FiO_2）	＞300 mmHg	0		
	225 mmHg～299 mmHg	1		
	175 mmHg～224 mmHg	2		
	100 mmHg～174 mmHg	3		
	＜100 mmHg	4		
呼气末正压（PEEP）	＜5 cmH_2O	0		
	6 cmH_2O～8 cmH_2O	1		
	9 cmH_2O～11 cmH_2O	2		
	11 cmH_2O～14 cmH_2O	3		
	＞15 cmH_2O	4		

表 B.15　Murray 肺损伤评分（续）

指标	表现	分值	得分	总评分
顺应性	>80 mL/cmH$_2$O	0		
	60 mL/cmH$_2$O～79 mL/cmH$_2$O	1		
	40 mL/cmH$_2$O～59 mL/cmH$_2$O	2		
	20 mL/cmH$_2$O～39 mL/cmH$_2$O	3		
	<19 mL/cmH$_2$O	4		

总评分＝各参数评分之和/所采用参数数目之和(0～4分)。

0——无肺损伤；0.25～2.5——轻微-中度肺损伤；>2.5——严重肺损伤。

注：X线胸片以心脏为中心，将肺野分为四个象限；顺应性的测定必须在自主呼吸基本消失（镇静/肌松状态下）、定容控制通气时进行。

B.16　Arozullah 术后呼吸衰竭预测评分

Arozullah 术后呼吸衰竭预测评分见表 B.16。

表 B.16　Arozullah 术后呼吸衰竭预测评分

预测因子	分值
腹主动脉瘤手术	27
胸科手术	21
神经外科、上腹部、外周血管手术	14
颈部手术	11
急诊手术	11
白蛋白<30 g/L	9
尿素氮>30 mg/dL	8
部分或完全的依赖性功能状态	7
COPD 病史	6
年龄≥70 岁	6
年龄 60 岁～69 岁	4
手术时间>180 min	10

B.17　Child-Pugh 分级

Child-Pugh 分级见表 B.17。

表 B.17   Child-Pugh 分级

临床生化指标	1 分	2 分	3 分
肝性脑病(期)	无	1～2	3～4
腹水	无	轻度	中、重度
总胆红素/(μmol/L)	<34	34～51	>51
白蛋白/(g/L)	>35	28～35	<28
凝血酶原时间延长/s	<4	4～6	>6

B.18   术后急性肾损伤诊断及分期标准

术后急性肾损伤诊断及分期标准见表 B.18。

表 B.18   AKI 改变全球肾脏病预后组织(KDIGO)标准

期别	肾小球功能指标(血肌酐)	尿量指标
1 期	血肌酐≥26.5 μmol/L(0.3 mg/dl)或升高 1.5～1.9 倍	<0.5 mL/(kg·h),时间 6 h～12 h
2 期	血肌酐升高 2.0～2.9 倍	<0.5 mL(kg·h),时间≥12 h
3 期	升高≥53.6 μmol/L(4mg/dl),或需要启动肾脏替代治疗,或患者<18 岁,估计 GFR 降低到<35 mL/min·1.73 m²,或升高≥3 倍	<0.35 mL(kg·h),时间≥24 h 或无尿≥12 h
注: AKI 为急性肾损伤;KDIGO 为改善全球肾脏病预后;Scr 为血清肌酐;GFR 为肾小球率过滤。			

B.19   中文版疼痛灾难化量表

中文版疼痛灾难化量表见表 B.19。

表 B.19   中文版疼痛灾难化量表

项目	一点也不	很少程度	中等程度	很大程度	非常严重
1.我一直受疼痛困扰,不知其何时停止	0	1	2	3	4
2.疼痛使我难以忍受	0	1	2	3	4
3.疼痛非常可怕,我不可能好了	0	1	2	3	4
4.情况很糟糕,我完全被疼痛打击	0	1	2	3	4
5.我再也不能忍受疼痛了	0	1	2	3	4
6.我始终担心疼痛会越来越重	0	1	2	3	4
7.疼痛使我不停地回顾其他痛苦的经历	0	1	2	3	4
8.我迫切希望疼痛消失	0	1	2	3	4

表 B.19　中文版疼痛灾难化量表（续）

项目	一点也不	很少程度	中等程度	很大程度	非常严重
9.我无法消除疼痛的想法	0	1	2	3	4
10.我一直在想到底有多痛	0	1	2	3	4
11.我一直想着我有多希望不再疼	0	1	2	3	4
12.我没有任何办法减轻疼痛	0	1	2	3	4
13.我担心不好的事情发生	0	1	2	3	4

B.20　数字疼痛分级（NRS）评估量表

数字疼痛分级（NRS）评估量表见表 B.20。

表 B.20　数字疼痛分级（NRS）评估量表

疼痛程度	判断标准
无痛	0分
轻度疼痛	1分～3分,疼痛不影响睡眠
中度疼痛	4分～6分
重度疼痛	7分～9分,不能入睡或睡眠中痛醒
剧痛	10分
注:使用0～10的数字代表疼痛程度,0为无痛,10为剧痛。由患者主诉数字,代表疼痛的程度。	

B.21　语言等级评定量表（VRS）

语言等级评定量表（VRS）见表 B.21。

表 B.21　语言等级评定量表（VRS）

疼痛程度	判断依据
无痛	无任何疼痛感觉
轻度疼痛	能忍受,能正常生活睡眠
中度疼痛	适当影响睡眠,需止痛药
重度疼痛	影响睡眠,需用麻醉止痛药
剧烈疼痛	影响睡眠较重,伴有其他症状
无法忍受	严重影响睡眠,伴有其他症状

B.22　视觉疼痛分级（VAS）

视觉疼痛分级（VAS）见表 B.22。

表 B.22 视觉疼痛分级（VAS）

疼痛程度	VAS标尺测量长度	患者主诉
无痛	0 cm	无任何疼痛感觉
轻度疼痛	1 cm～3 cm	不影响工作生活
中度疼痛	4 cm～6 cm	影响工作,不影响生活
重度疼痛	7 cm～10 cm	疼痛剧烈,影响工作和生活
注:采用一段10 cm长的线段代表疼痛程度,0 cm处代表无痛,10 cm处代表剧痛。由患者在线段上做标记,代表患者对疼痛程度的主观体验。测量者通过测量患者标记的长度,判断患者疼痛的程度。		

B.23 活动当量表

活动当量表见表 B.23。

表 B.23 活动当量表

代谢当量	活动程度
1MET	照顾自己
2MET	吃饭穿衣或者上厕所
3MET	以2 km/h～3 km/h的速度在平地步行1个～2个街区
4MET	在家做些轻度体力劳动如扫地或者洗碗
5MET	爬一层楼梯或者攀登一座小山
6MET	以4 km/h的速度在平地步行
7MET	跑一小段距离
8MET	在住宅周围进行重体力劳动,如刷地板或者提起挪动重物
9MET	参加适度的娱乐活动,如打高尔夫球、打保龄球、跳舞、网球双打、投篮或者射门
10MET	参加紧张的运动,如游泳、网球、足球、篮球或滑雪
11MET	照顾自己
12MET	吃饭穿衣或者上厕所

B.24 重症肌无力定量评分（QMGS）

重症肌无力定量评分（QMGS）见表 B.24。

表 B.24 重症肌无力定量评分（QMGS）

检查项目	计分			
	正常0分	轻度1分	中度2分	重度3分
复视:左右外侧凝视,出现复视时间/s	≥61	11～60	1～10	自发
向上凝视,出现睑下垂时间/s	≥61	11～60	1～10	自发

表 B.24 重症肌无力定量评分（QMGS）（续）

检查项目	计分			
	正常 0 分	轻度 1 分	中度 2 分	重度 3 分
面肌:双唇闭合及力量	正常闭合	可以闭合,有阻力	可以闭合,无阻力	不能闭合
吞咽:快速吞服 100 mL 水	正常	轻度咳嗽或清嗓	重度咳嗽、经鼻反流	不能吞咽
发音:大声报数 1～50,出现构音障碍	正常	30～49	10～29	0～9
右上肢:坐位,持续外展/s	≥240	90～239	10～89	0～9
左上肢:坐位,持续外展/s	≥240	90～239	10～89	0～9
肺活量占预计值/%	≥80	65～79	50～64	0～50
右手握力/kg 男 女	≥45 ≥30	15～44 10～29	5～14 5～9	0～4 0～4
左手握力/kg 男 女	≥35 ≥25	15～34 10～24	5～14 5～9	0～4 0～4
抬头:平卧,头持续前屈 45°/s	≥120	30～119	1～30	0
右腿:平卧,持续外展45°/s	≥100	31～99	1～30	0
左腿:平卧,持续外展45°/s	≥100	31～99	1～30	0

B.25 改良 Aldrete 评分

改良 Aldrete 评分见表 B.25。

表 B.25 改良 Aldrete 评分

类别	分数	描述
活动	2	自主或遵嘱活动四肢和抬头
	1	自主或遵嘱活动二肢和有限制的抬头
	0	不能活动肢体和抬头
呼吸	2	能深呼吸和有效咳嗽,呼吸频率和幅度正常
	1	呼吸困难或受限,但有浅而慢的自主呼吸,可能用口咽通气道
	0	呼吸暂停或微弱呼吸,需呼吸器治疗和辅助呼吸

表 B.25 改良 Aldrete 评分（续）

类别	分数	描述
血压	2	麻醉前±20％以内
	1	麻醉前±20％～49％
	0	麻醉前±50％以上
意识	2	完全清醒(准确回答问题)
	1	可唤醒,嗜睡
	0	无反应
SpO_2	2	呼吸空气 SpO_2≥92％
	1	呼吸氧气 SpO_2≥92％
	0	呼吸氧气 SpO_2<92％

B.26 衰弱筛查量表

衰弱筛查量表见表 B.26。

表 B.26 衰弱筛查量表

评估方面	评分项目	得分	
		是	否
1.Fatigue	您感到疲劳吗？	1分	0分
2.Resistance	您能上一层楼梯吗？	0分	1分
3.Aerobic	您能行走一个街区的距离吗？	0分	1分
4.Illness	您患有五种以上的疾病吗？	1分	0分
5.Lost	您最近1年内体重下降超过5％了吗？	1分	0分

B.27 ADL 量表及评定标准

ADL 量表及评定标准见表 B.27。

表 B.27 ADL 量表及评定标准

BADL 项目	自理	稍依赖	较大依赖	完全依赖
进食	10	5	0	0
洗澡	5	0	0	0
修饰	5	0	0	0
穿衣	10	5	0	0
控制大便	10	5	0	0
控制小便	10	5	0	0

表 B.27 ADL 量表及评定标准（续）

BADL 项目	自理	稍依赖	较大依赖	完全依赖
上厕所	10	5	0	0
床椅转移	15	10	5	0
行走	15	10	5	0
上下楼梯	10	5	0	0

评定标准	
100 分	日常生活活动能力良好,不需要依赖他人
＞60 分	评定为良,表示有轻度功能障碍,但日常基本生活基本自理
60 分～41 分	有中度功能障碍,日常生活需要一定的帮助
40 分～21 分	有重度功能障碍,日常生活明显需要依赖他人
＜20 分	完全残疾,日常生活完全依赖他人

IADL 评分项目内容

项目	0分	1分	2分	3分	4分
使用电话	□完全不会使用电话或不适用	□仅会接电话,不会拨电话	□仅可拨熟悉的电话号码	□独立使用电话,含查电话簿、拨号等	
上街购物	□完全不会上街购物	□每一次上街购物都需要有人陪同	□独立购买小的日常生活用品	□独自完成所有购物需求	
食物烹调	□需要别人把饭菜煮好、摆好	□会将已做好的饭菜加热	□如果准备好一切佐料,会做一顿适当的饭菜	□能独立计划、烹煮和摆设一顿适当的饭菜	
家务维持	□完全不会做家务事	□所有的家务事都需要别人协助	□能做家务事,但不能达到可被接受的整洁程度	□能做较简单的家务事,如洗碗、铺床、叠被	□能做较繁重的家务事或需偶尔家务事协助（重体力劳动如搬动沙发、擦地板、洗窗户）
洗衣服	□完全依赖他人	□只清洗小件衣物	□自己清洗所有衣物		
外出活动	□完全不能出门	□当有人帮助可搭计程车或汽车	□当有人陪同或帮助时可搭大众运输工具	□能够自己搭乘计程车但不会搭乘大众运输工具	□能够自己开车或搭乘大众运输工具
处理财务能力	□不能处理钱财	□可以处理日常的购买,但需要别人协助与银行往来或大宗买卖	□可以独立处理财务(做预算,开支票,付账单,去银行;对收入进行跟踪)		

B.28 Mallampatti 气道分级

Mallampatti 气道分级见表 B.28。

表 B.28　Mallampatti 气道分级

Mallampatti 气道分级		评分
1 级	可以看到软腭、咽腭弓、悬雍垂、硬腭	0
2 级	可以看到软腭、部分悬雍垂、硬腭	2
3 级	可以看到软腭和硬腭	6
4 级	只能看到硬腭	8

B.29 其他常见评分量表

其他常见评分量表见表 B.29。

表 B.29　其他常见评分量表

序号	名称	评估内容
1	mRS 评分	衡量脑卒中后患者的神经功能恢复的状况
2	Barther 指数	日常自理能力
3	HAQ 健康调查表	类风湿关节炎患者功能状态
4	Bath 强直性脊柱炎功能指数	强直性脊柱炎患者功能状态
5	腰椎 JOA 评分表	腰痛对日常生活的影响
6	ODI 量表	腰腿痛患者病情评估
7	MSTS 评分	保肢手术后功能评估
8	KSS 评分	膝关节手术患者评价
9	WOMAC 评分表	膝关节功能评价
10	Harris 评分	髋关节手术患者评价
11	NDI 指数	颈椎功能障碍对患者生活的影响
12	汉密尔顿焦虑量表（HAMA）	评价患者焦虑状态
13	汉密尔顿抑郁量表（HAMD）	评价患者抑郁状态
14	Berg 平衡量表	评估患者平衡功能及跌倒风险
15	标准吞咽功能评价量表（SSA）	评估患者吞咽功能
16	DVT 量表	深静脉血栓评估量表
17	谵妄评定量表	评估患者谵妄程度
18	MODS 量表	评估患者器官功能状态及死亡率
19	Ashworth 痉挛评定量表	运动肌群张力评定
20	SRS-22 脊柱侧凸量表	评价脊柱侧凸严重程度
21	APACHE 评分表	ICU 患者病情及病死率评估

表 B.29　其他常见评分量表（续）

序号	名称	评估内容
22	SPIEGEL 量表	评估睡眠质量
23	阿森斯失眠量表（AIS）	评估睡眠质量
24	贝克抑郁自评量表（BDI）	测评抑郁程度
25	贝克焦虑量表（BAI）	测评焦虑程度
26	Cooney 腕关节评分	评估腕关节功能状态
27	PRWE（Patient-Rated Wrist Evaluation）评分	评估腕关节功能状态
28	UCLA 评分	评估肩关节功能状态
29	蒙哥马利抑郁量表（MADRS）	测评抑郁程度
30	匹兹堡睡眠质量指数调查表	评估睡眠质量
31	医院焦虑抑郁量表（HAD）	评估患者入院后焦虑抑郁情况
32	ASIA 分级	脊髓损伤严重程度评估
33	Franke 分级	脊髓损伤严重程度评估
34	SF-36 量表	生活质量评估

参 考 文 献

［1］ WS/T 303—2009　卫生信息数据元标准化规则

［2］ WS/T 370—2012　卫生信息基本数据集编制规范

［3］ WS 372—2012(所有部分)　疾病管理基本数据集

［4］ 国家卫生健康委.国家卫生健康统计调查制度[M].北京:中国协和医科大学出版社,2018.

［5］ 葛均波,徐永健,王辰.外科学(第九版)[M].北京:人民卫生出版社,2018.

［6］ 董景五 主译.疾病和有关健康问题的国际统计分类:ICD-10(第二版)[M].北京:人民卫生出版社,2018.

［7］ 刘爱民 主编译.国际疾病分类第九版临床修订本手术与操作(ICD-9-CM-3)[M].山西:山西科学技术出版社,2016.

［8］ 董景五 编译.国际疾病分类肿瘤学专辑:ICD-O(第 3 版)[M].北京:人民卫生出版社,2003.

［9］ 国家药品不良反应监测中心.WHO 药品不良反应术语集[M].北京:中国医药科技出版社,2003.

［10］ 中华医学会外科学分会和中华医学会麻醉学分会.加速康复外科中国专家共识及路径管理指南[J].中华麻醉学杂志.2018(1).

［11］ 中华医学会麻醉学分会老年人麻醉与围术期管理学组.中国老年患者围手术期麻醉管理指导意见[J].中华医学杂志.2020(31,33,34,35).

［12］ 国家卫生健康委规划发展与信息化司、国家卫生健康委统计信息中心《全国医院数据上报管理方案医疗业务》.2019.

［13］ 国家卫生健康委规划发展与信息化司、国家卫生健康委统计信息中心《全国医院数据上报管理方案医疗数据字典》.2019.

ICS 67.200
CCS X 14

团　　体　　标　　准

T/CGSS 020—2021

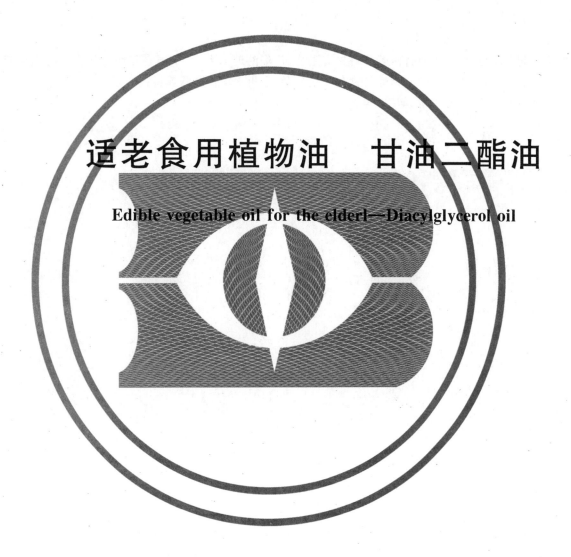

适老食用植物油　甘油二酯油

Edible vegetable oil for the elderl—Diacylglycerol oil

2021-11-12 发布

2021-11-12 实施

中国老年医学学会　　发　布

前　言

本文件按照 GB/T 1.1—2020《标准化工作导则　第 1 部分:标准化文件的结构和起草规则》的规定起草。

请注意本文件的某些内容可能涉及专利。本文件的发布机构不承担识别专利的责任。

本文件由中国老年医学学会科技成果转化工作委员会、中国老年医学学会营养与食品安全分会提出。

本文件由中国老年医学学会归口。

本文件起草单位:广东粤膳特医营养科技有限公司、华南理工大学、中国老年医学学会科技成果转化工作委员会、中国老年医学学会营养与食品安全分会、广州永华特医营养科技有限公司。

本文件主要起草人:王永华、胡雯、程志、王卫飞、罗日明、戢颖瑞。

适老食用植物油　甘油二酯油

1　范围

本文件规定了适老食用植物油的甘油二酯油的原辅料要求、技术要求、检验方法及规则、标签标识、包装、储存和运输。

本文件适用于适老食用植物油的甘油二酯油的生产、加工、销售、检测等。

2　规范性引用文件

下列文件中的内容通过文中的规范性引用而构成本文件必不可少的条款。其中，注日期的引用文件，仅该日期对应的版本适用于本文件；不注日期的引用文件，其最新版本（包括所有的修改单）适用于本文件。

GB/T 1534　花生油

GB/T 1535　大豆油

GB/T 1536　菜籽油

GB 1886.174　食品安全国家标准　食品添加剂　食品工业用酶制剂

GB 2716　食品安全国家标准　植物油

GB 2760　食品安全国家标准　食品添加剂使用标准

GB 2761　食品安全国家标准　食品中真菌毒素限量

GB 2762　食品安全国家标准　食品中污染物限量

GB 2763　食品安全国家标准　食品中农药最大残留限量

GB 5009.227　食品安全国家标准　食品中过氧化值的测定

GB 5009.229　食品安全国家标准　食品中酸价的测定

GB 5009.236　食品安全国家标准　动植物油脂水分及挥发物的测定

GB 5009.257　食品安全国家标准　食品中反式脂肪酸的测定

GB 5009.262　食品安全国家标准　食品中溶剂残留量的测定

GB/T 5524　动植物油脂　扦样

GB 5749　生活饮用水卫生标准

GB/T 6682　分析实验室用水规格和试验方法

GB 7718　食品安全国家标准　预包装食品标签通则

GB/T 8235　亚麻籽油

GB 8955　食品安全国家标准　食用植物油及其制品生产卫生规范

GB/T 11765　油茶籽油

GB 14880　食品安全国家标准　食品营养强化剂使用标准

GB 14881　食品安全国家标准　食品生产通用卫生规范

GB/T 15688　动植物油脂　不溶性杂质含量的测定

GB/T 17374　食用植物油销售包装

GB/T 19111　玉米油

GB/T 23347　橄榄油、油橄榄果渣油

GB 28050　食品安全国家标准　预包装食品营养标签通则

GB 29950　食品安全国家标准　食品添加剂　甘油

3　术语和定义

下列术语和定义适用于本文件。

3.1
甘油二酯　diacylglycerol

1,3-甘油二酯和1,2-甘油二酯的混合物总和。

3.2
甘油二酯油　diacylglycerol oil

以大豆油、菜籽油、花生油、玉米油、橄榄油、亚麻籽油、油茶籽油等食用植物油之一为原料,以水、甘油等为主要辅料,脂肪酶催化,经蒸馏分离、脱色、脱臭等工艺而制成的以甘油二酯为主要成分的食用植物油。

注：参考《关于批准茶叶籽油等7种物品为新资源食品的公告》甘油二酯油。

4　原辅料要求

4.1　大豆油应符合 GB/T 1535、GB 2716 的规定。

4.2　菜籽油应符合 GB/T 1536、GB 2716 的规定。

4.3　花生油应符合 GB/T 1534、GB 2716 的规定。

4.4　玉米油应符合 GB/T 19111、GB 2716 的规定。

4.5　橄榄油应符合 GB/T 23347、GB 2716 的规定。

4.6　亚麻籽油应符合 GB/T 8235、GB 2716 的规定。

4.7　油茶籽油应符合 GB/T 11765、GB 2716 的规定。

4.8　水应符合 GB 5749 的规定。

4.9　脂肪酶制剂应符合 GB 1886.174 的规定。

4.10　甘油应符合 GB 29950 的规定。

4.11　其他原辅料应符合相应的食品安全标准和相关规定。

5　技术要求

5.1　感官要求

感官要求应符合表1的要求。

表1　感官要求

项目	要求
色泽	具有产品应有的色泽
滋味、气味	具有产品应有的气味和滋味,无焦臭、酸败及其他异味
状态	具有产品应有的状态,无正常视力可见的外来异物

5.2 理化指标

理化指标应符合表 2 的要求。

表 2 理化指标

项目	质量指标
甘油二酯含量/%	≥80
甘油三酯含量/%	≤18
单甘酯含量/%	≤1.5
游离脂肪酸含量(以油酸计)/%	≤0.5
过氧化值/(g/100 g)	≤0.25
不溶性杂质含量/%	≤0.10
水分及挥发物含量/%	≤0.10
溶剂残留量/(mg/kg)	≤20
反式脂肪酸/(g/100 g)	≤2.0

5.3 食品安全要求

5.3.1 食品添加剂的使用应符合 GB 2760 的规定。

5.3.2 真菌毒素限量应符合 GB 2761 的规定。

5.3.3 污染物限量应符合 GB 2762 的规定。

5.3.4 农药残留限量应符合 GB 2763 的规定。

5.3.5 食品营养强化剂的使用应符合 GB 14880 的规定。

5.4 生产加工过程的卫生要求

生产加工过程的卫生要求应符合 GB 14881 和 GB 8955 的规定。

6 检验方法

6.1 原辅料

按第 4 章执行。

6.2 感官

按 GB 2716 规定的方法执行。

6.3 甘油三酯,甘油二酯,单甘酯含量

按附录 A 执行。

6.4 游离脂肪酸含量

按附录 B 执行。

6.5 过氧化值

按 GB 5009.227 执行。

6.6 不溶性杂质含量

按 GB/T 15688 执行。

6.7 水分及挥发物含量

按 GB 5009.236 执行。

6.8 溶剂残留量

按 GB 5009.262 执行。

6.9 反式脂肪酸

按 GB 5009.257 执行。

6.10 食品安全

按 5.3 要求执行。

6.11 食品生产加工过程的卫生

按 5.4 要求执行。

7 检验规则

7.1 组批

同一批投料、同一班次、同一条生产线生产的同一规格的产品为一批。

7.2 扦样

按照 GB/T 5524 的要求执行。

7.3 产品出厂检验

7.3.1 应逐批检验,并出具检验报告。

7.3.2 按 5.1 和 5.2 规定的项目检验。

7.4 型式检验

7.4.1 应每半年进行一次,发生下列情况之一时也应进行型式检验:

    a) 新产品投产时;

    b) 更换主要生产设备时;

    c) 停产三个月以上,恢复生产时;

    d) 食品安全监管相关机构提出要求时。

7.4.2 型式检验项目应包括第 5 章规定的要求。

7.5 判定规则

7.5.1 当检验的全部项目符合本文件要求时,判定为该批次产品合格。

7.5.2 当检验结果有任一项不合格时,判定为该批次产品不合格。

8 标签标识

8.1 应符合 GB 7718 和 GB 28050 以及《关于批准茶叶籽油等 7 种物品为新资源食品的公告》的要求。

8.2 命名规则:产品名称应体现原料油种类。

示例 1:以大豆油为原料制成的甘油二酯油,产品名称命名为大豆甘油二酯油。

示例 2:以橄榄油为原料制成的甘油二酯油,产品名称命名为橄榄甘油二酯油。

9 包装、储存和运输

9.1 包装

应符合 GB/T 17374 的要求。

9.2 储存

储存在卫生、阴凉、干燥和避光的地方。产品离地面 10 cm 以上,离墙壁 10 cm 以外,不应与有害、有毒物品一同存放,尤其要避开有异常气味的物品。

9.3 运输

运输中应防止日晒、雨淋、渗漏、污染和标签脱落。不应与有毒、有害物质同车运输。

附　录　A

（规范性）

甘油三酯、甘油二酯、单甘酯含量的测定　高效液相色谱—示差折光法

A.1　原理

样品溶解于正己烷和异丙醇混合溶剂中,用液相色谱硅胶柱分离甘油三酯、甘油二酯、单甘酯,以示差折光检测器检测,不同脂肪酸组成的甘油三酯均同一时间出峰,1,3-甘油二酯、1,2-甘油二酯和单甘酯同理,面积归一化法定量。

A.2　试剂和材料

A.2.1　正己烷:色谱纯。

A.2.2　异丙醇:色谱纯。

A.2.3　甲酸:色谱纯。

A.2.4　无水硫酸钠:分析纯。

A.2.5　水:GB/T 6682 规定的三级水。

A.2.6　0.22 μm 孔径的有机滤膜。

A.2.7　流动相:正己烷:异丙醇:甲酸＝20:1:0.003($V:V$)。

A.2.8　甘油三酯标准品(三油酸甘油酯 CAS 号:122-32-7):含量不小于 99.0%。

A.2.9　1,3-甘油二酯标准品(1,3-二油酸甘油酯 CAS 号:539-93-5):含量不小于 99.0%。

A.2.10　1,2-甘油二酯标准品(1,2-二油酸甘油酯 CAS 号:2716-53-2):含量不小于 99.0%。

A.2.11　单甘酯标准品(单油酸甘油酯):含量不小于 99.0%。

A.2.12　正己烷-异丙醇溶液:取 25 mL 异丙醇(A.2.2),用正己烷(A.2.1)定容至 500 mL。

A.3　仪器和设备

高效液相色谱仪:配备示差折光检测器。

A.4　参考色谱条件

A.4.1　色谱柱:Sunfire Prep Silica Column 5 μm(4.6 mm×250 mm)或其他等效色谱柱。

A.4.2　柱温:35 ℃。

A.4.3　流速:1 mL/min,等度洗脱。

A.4.4　进样体积:10 μL。

A.5　分析步骤

A.5.1　样品制备

称取样品 0.3 g(精确至 0.001 g)置于 10 mL 容量瓶中,用正己烷-异丙醇溶液(A.2.12)溶解并充分混匀、定容至刻度,充分混匀后,经 0.22 μm 有机滤膜(A.2.6)过滤后进高效液相色谱分析。以保留时间定性,面积归一化法测定甘油三酯、1,3-甘油二酯、1,2-甘油二酯、单甘酯百分含量。色谱图见图 A.1。

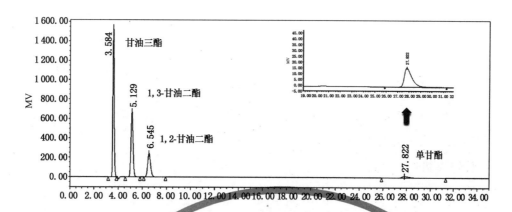

图 A.1　标准样品高效液相色谱图

A.5.2　结果计算

A.5.2.1　样品中甘油三酯、1,3-甘油二酯、1,2-甘油二酯、单甘酯各组分含量按公式(A.1)计算,通过测定相应峰面积对所有成分峰面积总和的百分数来计算给定组分 X_i 的含量:

$$X_i = \frac{A_{si}}{\sum A_{si}} \quad\cdots\cdots\cdots\cdots\cdots\cdots(A.1)$$

式中:

X_i——试样中甘油三酯、1,3-甘油二酯、1,2-甘油二酯、单甘酯占总甘油酯组分的百分比,%;

A_{si}——试样测定液中甘油三酯、1,3-甘油二酯、1,2-甘油二酯、单甘酯的峰面积。

A.5.2.2　样品中甘油二酯含量按公式(A.2)计算:

$$X_{DAG} = X_{1,3\text{-}DAG} + X_{1,2\text{-}DAG} \quad\cdots\cdots\cdots\cdots\cdots\cdots(A.2)$$

式中:

X_{DAG}　　——样品中甘油二酯的含量,%;

$X_{1,3\text{-}DAG}$——样品中1,3-甘油二酯的含量,%;

$X_{1,2\text{-}DAG}$——样品中1,2-甘油二酯的含量,%。

以两次试验结果的算术平均值为测定结果,测定结果保留三位有效数字。

A.6　重复性

在重复性测定条件下获得的两次独立测定结果绝对差值不应超过其算术平均值的10%。

A.7　其他

本方法的检出限和定量限:当称样量为 0.3 g,定容体积为 10 mL 时,甘油三酯、1,3-甘油二酯、1,2-甘油二酯和单甘油酯的检出限分别为 0.015%、0.015%、0.015%、0.05%,定量限分别为 0.05%、0.05%、0.05%、0.15%。

附　录　B

（规范性）

游离脂肪酸的测定

B.1　分析步骤

按 GB 5009.229 执行。

B.2　结果计算

游离脂肪酸含量以油酸计,按公式(B.1)计算:

$$游离脂肪酸(\%) = X_{AV} \times \frac{282}{56.1} \times \frac{1}{1\,000} \times 100 \quad\cdots\cdots\cdots\cdots\cdots\cdots\cdots\cdots(B.1)$$

式中:

X_{AV} ——酸价,单位为毫克每克(mg/g);

282 ——油酸的摩尔质量,单位为克每摩尔(g/mol);

56.1 ——氢氧化钾的摩尔质量,单位为克每摩尔(g/mol)。

以两次试验结果的算术平均值为测定结果,测定结果保留小数点后一位。

B.3　重复性

在重复性测定条件下获得的两次独立测定结果的绝对差值不应超过算术平均值的10%。

参 考 文 献

[1] 关于批准茶叶籽油等 7 种物品为新资源食品的公告(原卫生部〔2009〕第 18 号)

———————————

ICS 11.020
CCS C 05

团 体 标 准

T/CGSS 021—2022

老年睡眠呼吸障碍评估指引

Guideline for assessment of sleep disordered breathing in the elderly

2022-01-04 发布

2022-01-04 实施

中国老年医学学会　　发 布

前　言

本文件按照 GB/T 1.1—2020《标准化工作导则　第 1 部分：标准化文件的结构和起草规则》的规定起草。

请注意本文件的某些内容可能涉及专利。本文件的发布机构不承担识别专利的责任。

本文件由中国老年医学学会睡眠医学分会提出。

本文件由中国老年医学学会归口。

本文件起草单位：四川省第四人民医院、北京大学人民医院、中国人民解放军总医院、国家老年疾病临床医学研究中心（解放军总医院）、北京大学国际医院、榆林市第二医院、武汉大学人民医院、上海交通大学医学院附属瑞金医院、云南省第一人民医院、广东省人民医院、邯郸市中心医院、中国医科大学附属第一医院、首都医科大学附属北京朝阳医院、甘肃中医药大学附属医院、内蒙古自治区第三医院、延安大学医学院、延安大学附属医院、西安交通大学第二附属医院。

本文件主要起草人：陈宇洁、韩芳、钱小顺、刘霖、杨凌麟、王怡、俞红霞、高莹卉、贺波、胡克、李庆云、吕云辉、欧琼、王慧玲、王玮、董霄松、周长喜、张桂芝、刘清源、陈开兵、吕东升、林俊岭、韩继明、张立、陈兴良、何沁泽、李勇、李瑶、李建华、徐伟豪、赵力博、王晓晨、杜延玲、董西林。

老年睡眠呼吸障碍评估指引

1 范围

本文件给出了老年睡眠呼吸障碍的评估内容、评估流程和方法、评估结果。

本文件适用于老年睡眠呼吸障碍的评估。

本文件不适用于睡眠相关低通气/低氧血症、单独症候群和正常变异评估。

2 规范性引用文件

本文件没有规范性引用文件。

3 术语和定义

下列术语和定义适用于本文件。

3.1

睡眠呼吸障碍 sleep disordered breathing

以睡眠中发生异常呼吸事件为特征的一组睡眠呼吸疾病。

3.2

老年睡眠呼吸障碍 sleep disordered breathing in the elderly

60 岁以上人群在睡眠期出现的睡眠呼吸障碍。

3.3

阻塞性睡眠呼吸暂停 obstructive sleep apnea

睡眠状态下反复发作完全或者部分上气道阻塞事件，与频繁的血氧饱和度下降和觉醒相关，伴有日间症状，并且夜间睡眠中阻塞型呼吸事件超过一定标准（大于或等于 5 次/h）的一类睡眠呼吸紊乱疾病。

3.4

中枢性睡眠呼吸暂停 central sleep apnea

睡眠中呼吸暂停时，口和鼻气流以及胸、腹呼吸运动同时停止，引起低氧血症、高碳酸血症、睡眠片段化，从而使机体发生一系列病理生理改变的睡眠疾病。

3.5

呼吸暂停 apnea

睡眠中鼻腔压力传感器、PAP 设备气流（或低通气替代传感器），气流较事件前基线水平下降大于或等于 90%，且持续时间大于或等于 10 s。

3.5.1

阻塞型呼吸暂停 obstructive apnea

满足呼吸暂停(3.5)并且在整个呼吸气流缺失期间存在持续或增加的吸气努力。

3.5.2

中枢型呼吸暂停 central apnea

满足呼吸暂停(3.5)并且在整个呼吸气流缺失期间不存在吸气努力。

3.5.3

混合型呼吸暂停 mixed apnea

满足呼吸暂停(3.5),事件开始部分缺乏吸气努力,事件后半部分出现吸气努力。

3.6

低通气 hypopnea

睡眠中鼻腔压力传感器、PAP设备气流(或低通气替代传感器),气流较基线水平降低大于或等于30%,持续时间大于或等于10 s,并伴脉搏血氧饱和度(SpO_2)较事件前基线值下降大于或等于3%或伴有觉醒。

3.7

觉醒 arousal

在非快速眼球运动睡眠期(N1、N2、N3期),若脑电频率突然改变,且频率改变前存在至少10 s的稳定睡眠,出现 α、θ 波和(或)频率大于16 Hz(但不包括梭形波)的波并至少持续3 s的状态;或者在快速眼球运动睡眠期(R期)以上脑电改变的同时至少有1 s额EMG增高的状态。

3.8

呼吸暂停低通气指数 apnea hypopnea index

每小时睡眠时间呼吸暂停次数与低通气次数之和。

注:呼吸暂停低通气指数=(呼吸暂停次数+低通气次数)/总睡眠时间(小时),或呼吸暂停低通气指数=呼吸暂停指数+低通气指数。

3.9

衰弱 frailty

机体对生理储备的降低和多系统的失调导致的内外应激状态下保持内环境稳定能力的受限,从而增加对应激事件易感性的一种老年综合征。

注:衰弱是年龄和躯体疾病积累的表达,当其达到生理系统阈值时就会导致不良的健康结果。

4 缩略语

下列缩略语适用于本文件。

AHI:呼吸暂停低通气指数(apnea hypopnea index)

BMI:体质指数(body mass index)

CSA:中枢性睡眠呼吸暂停(central sleep apnea)

ESS:艾普沃斯嗜睡量表(Epworth sleepiness scale)

HSAT:家庭睡眠呼吸暂停监测(home sleep apnea testing)

OSA:阻塞性睡眠呼吸暂停(obstructive sleep apnea)

PAP:气道正压(positive airway pressure)

PSG:多导睡眠监测(polysomnography)

REM:快速眼球运动(rapid eye movement)

RBD:快速眼球运动睡眠行为障碍(rapid eye movement sleep behavior disorder)

REI:呼吸事件指数(respiratory event index)

SAS:睡眠呼吸暂停综合征(sleep apnea syndrome)

TMD:颞下颌关节紊乱症(temporomandibular disorders)

5 评估内容

5.1 类型评估

5.1.1 OSA评估

睡眠过程中发生的完全性上气道阻塞(呼吸暂停)或部分性上气道阻塞(低通气),伴有打鼾、睡眠结构紊乱、动脉血氧饱和度下降、白天嗜睡等表现的临床综合征。

5.1.2 CSA 评估

睡眠中呼吸暂停时,口和鼻气流以及胸、腹呼吸运动同时停止,引起低氧血症、高碳酸血症、睡眠片段化,从而使机体发生一系列病理生理改变的综合征。CSA 类型见附录 A 的 A.1。

CSA 根据不同临床特征分为以下六种类型:

a) 伴陈施呼吸 CSA;

b) 疾病所致不伴陈施呼吸 CSA;

c) 高原性周期性呼吸致 CSA;

d) 药物或物质所致 CSA;

e) 原发性 CSA;

f) 治疗相关性 CSA。

5.2 症状评估

5.2.1 OSA 的症状

OSA 的症状包括睡眠时打鼾、他人目击的呼吸暂停、日间嗜睡以及并发症及全身靶器官损害的表现。

a) 睡眠时打鼾、他人目击的呼吸暂停和日间嗜睡,表现为以下状态。

    1) 夜间表现:打鼾、呼吸暂停、憋醒、夜尿增多、睡眠行为异常等。

    2) 白天表现:嗜睡、疲倦乏力、认知功能障碍、头痛头晕、个性变化等。

b) 并发症及全身靶器官损害的表现:高血压、冠心病、心律失常、肺动脉高压、缺血性或出血性脑卒中、代谢综合征、心理异常和情绪障碍等。

5.2.2 CSA 的症状

CSA 的症状分别包括高碳酸 CSA 及非高碳酸 CSA 的症状。

a) 高碳酸 CSA 表现为呼吸暂停和呼吸减弱,包括以下状态。

    1) 潜在的通气不足特征:晨起头痛、肺源性心脏病、周围性水肿、红细胞增多症、肺功能异常。

    2) 睡眠呼吸暂停或呼吸减弱症状:夜间睡眠质量差、打鼾、白天嗜睡。

b) 非高碳酸 CSA 主要症状各不相同:可表现为打鼾和白天过度睡意,还可表现为失眠及夜间睡眠质量差。

5.2.3 OSA 与 CSA 临床症状的比较

OSA 与 CSA 临床症状的比较见 A.2。

5.2.4 老年 SAS 临床症状的特殊性

老年 SAS 临床症状的特殊性包括:

a) 临床症状不典型,随年龄增长可表现为鼾声降低甚至无打鼾;

b) 夜间憋醒发生率明显降低;

c) 主诉失眠或睡眠不宁的比率增加;

d) 夜尿次数增多是老年睡眠呼吸障碍常见的症状之一;

e) 记忆力减退、认知功能改变易与老龄相关的功能退化相混淆,从而忽略了 SAS 的诊断。

5.3 体格检查评估

体格检查评估包括:

a) 一般检查:身高,体重,BMI,血压,心、肺、脑、神经系统检查;

b) 专科评估:颌面形态,颈围,鼻腔、口腔、咽喉部阻塞与狭窄程度。

5.4 危险因素评估

5.4.1 OSA 危险因素

见 A.3。OSA 危险因素包括:

a) 年龄;

b) 性别;

c) 家族史;

d) 长期吸烟;

e) 肥胖;

f) 上气道解剖异常;

g) 颞下颌关节紊乱症及无牙殆;

h) 老年衰弱;

i) 长期大量饮酒和/或服用镇静催眠类或肌肉松弛类药物;

j) 部分降低肺顺应性的肺部疾病,或任何减少膈肌运动的疾病;

k) 其他相关疾病。

5.4.2 CSA 危险因素

见 A.4。CSA 危险因素包括:

a) 长期阿片类或其他呼吸抑制药物使用史;

b) 近期登高原史;

c) 心血管疾病;

d) 脑血管意外;

e) 帕金森病;

f) 其他内科疾病或神经系统疾病。

5.5 睡眠监测及程度评估

5.5.1 睡眠监测评估

睡眠监测评估包括:

a) 整夜 PSG;

b) 睡眠中心由专业技师行 PSG,对存在明显 OSA 临床表现而急需治疗的患者,或前半夜监测显示阻塞型呼吸事件持续时间过长、引发严重低氧、可能发生意外的 OSA 患者,或只能 1 夜在睡眠实验室接受诊治的患者,行分段诊断滴定:即前半夜诊断,后半夜压力滴定;

c) HSAT 适用于行动不便的老年患者。

5.5.2 程度评估

衡量 SAS 病情严重程度的指标主要是 AHI,根据这个指标,OSA 被分为轻度、中度和重度。

5.6 其他检查指标评估

5.6.1 上气道评估

上气道解剖异常程度、上气道塌陷部位、颅颌面骨骼结构。

5.6.2 老年 SAS 的综合评估

老年 SAS 综合评估包括:

a) 完整的睡眠历史记录;

b) 从家人或床伴处获得的相关信息;

c) 明确有无精神疾病、服用处方药、饮酒及认知障碍的详细信息;

d) 详细的体格检查;

e) 整夜 PSG 或 HSAT;

f) 重视呼吸运动监测;

g) 重视并发症及合并症的评估。

6 评估流程与方法

6.1 评估流程

6.1.1 OSA 评估流程

OSA 评估主要依据病史采集、体格检查,危险因素,PSG 或 HSAT 明确诊断,并评估合并症及鉴别诊断见附录 B 的 B.6、B.7。具体流程见图 1。

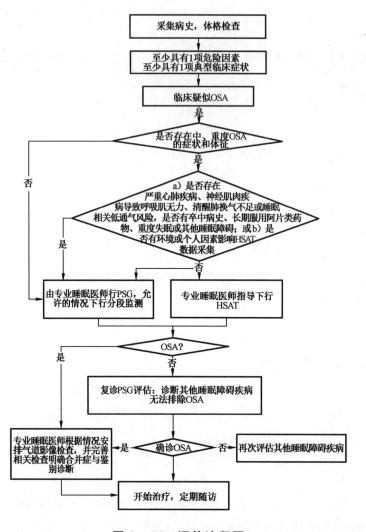

图 1 OSA 评估流程图

6.1.2 CSA 评估流程

CSA 评估主要依据病史采集、体格检查、危险因素、PSG 结果,根据病史及相关检查确定 CSA 的类型,指导疾病治疗。具体流程见图 2。

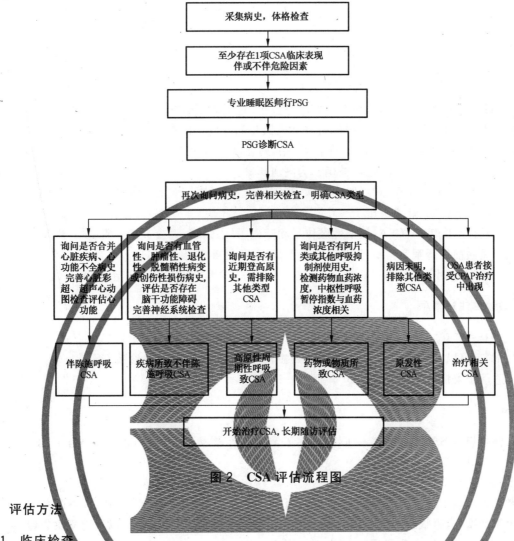

图 2　CSA 评估流程图

6.2　评估方法

6.2.1　临床检查

临床检查包括病史采集、危险因素、是否有合并症及并发症，以及体格检查。

a)　与患者或家属谈话采集病史。

b)　评估是否合并危险因素。

c)　回顾既往病史：评估合并症及并发症。

d)　体格检查：身高、体重、颈围、气道评估、鼻咽部特征、扁桃体、舌体大小、是否无牙殆状态等。

6.2.2　问卷

问卷主要用于基层医院和社区进行初筛，若问卷初筛评估为睡眠障碍高风险，建议行 PSG 或 HSAT。评估 OSA 问卷主要包括 ESS、STOP-BANG 问卷、柏林问卷。问卷见 B.1。

a)　ESS 可用于评估健康老年人群、轻度认知功能损害患者日间嗜睡程度。对于中重度痴呆者及生活无法自理老年患者，主要基于详细的病史和照顾者报告的临床印象。

b)　STOP-BANG 问卷可作为老年 OSA 初筛手段。

c)　柏林问卷可用于评估认知功能损害、卒中患者 OSA 风险程度。

注：本文件的所有问卷不涉及专利。

6.2.3 居家睡眠监测设备

6.2.3.1 HSAT

6.2.3.1.1 HSAT 适应证

见 B.2。HAST 是诊断 OSA 的另一种方法,适应证包括以下情况。

a) 怀疑中重度 OSA 的患者,在排除合并症及其他睡眠障碍的前提下,可使用 HSAT 进行诊断。
     1) 中重度 OSA 提示:满足日间嗜睡及下列症状中的两个,习惯性响亮鼾声;被观察到的窒息、呼吸暂停、喘息;已经被确诊为高血压。
     2) 合并症:心肺疾病、神经肌肉疾病、高碳酸血症、睡眠相关的肺泡低通气、脑卒中病史、服用阿片类药物、严重失眠。
     3) 其他睡眠障碍:CSA、周期性肢体运动障碍、异态睡眠、昼夜节律障碍、发作性睡病等。
b) 对于无法前往睡眠实验室行 PSG 的病重、移动不便等患者可行 HSAT。
c) HSAT 可应用于评估口腔矫治器、上气道手术、减重等非呼吸机疗法治疗 OSA 的效果。

6.2.3.1.2 HSAT 注意事项

见 B.2。HSAT 有局限性,注意事项如下:
a) 对于 65 岁以上的老年人,由于自身合并症较多,慎重应用 HSAT 诊断 OSA;
b) 不适用于无症状人群的筛查。

6.2.3.2 PSG

对所有怀疑患有 SAS 的老年患者应根据临床情况进行整夜 PSG,见 B.3。PSG 与 HAST 和问卷评估方法的比较见 B.5。

老年 SAS 的 PSG 特点如下:
a) 老年人可能入睡困难或睡眠维持困难,睡眠中心进行 PSG 的失败率更高,假阴性率更高;
b) 随年龄增长,睡眠时间减少,睡眠潜伏期延长,入睡后清醒时间和次数以及觉醒次数增加;
c) 老年人睡眠结构紊乱更严重,睡眠效率更低;
d) 老年人中枢型与混合型呼吸事件增加。

注:标准 PSG 是诊断 OSA、评估其严重程度及鉴别伴随 OSA 的其他睡眠疾病的标准诊断。

6.2.4 气道影像检查

气道影像检查包括:
a) 鼻咽镜;
b) X 线二维影像及测量分析;
c) 三维影像及测量分析;
d) 药物诱导睡眠下的影像学检查。

6.2.5 其他方法

其他方法包括食管压监测、膈肌肌电、脉搏传导时间监测,主要用于评估呼吸中枢驱动。见 B.4。

6.3 评估鉴别

6.3.1 概述

老年 SAS 需要鉴别与引起打鼾、白天嗜睡、夜间呼吸困难的疾病,内科疾病或神经肌肉疾病相关的睡眠低通气疾病及其他相关睡眠疾病。

6.3.2 与相关疾病的鉴别

与相关疾病的鉴别如下,具体临床表现见 B.6。
- a) 单纯鼾症。
- b) 上气道阻力综合征。
- c) 肥胖低通气综合征。
- d) 睡眠相关肺泡低通气。
- e) 发作性睡病。
- f) 不宁腿综合征和睡眠周期性肢体运动障碍。
- g) 惊恐发作。
- h) 失眠及药物或其他物质所致的嗜睡。
- i) 昼夜节律紊乱。
- j) 快速眼球运动睡眠行为障碍。

6.4 合并症评估

6.4.1 概述

老年 SAS 因睡眠期间反复发生上气道完全或不完全塌陷,出现呼吸暂停或低通气,引起夜间间歇性低氧血症、高碳酸血症、代谢紊乱,导致心血管系统、呼吸系统、神经系统等全身多系统的慢性损害。

6.4.2 相关合并症

相关合并症如下,具体临床表现见 B.7。
- a) 高血压。
- b) 脑卒中。
- c) 慢性阻塞性肺病、肺动脉高压。
- d) 认知功能障碍。
- e) 老年性痴呆。
- f) 帕金森病。
- g) 癫痫。

7 评估结果

7.1 OSA 评估结果

满足下述可诊断为 OSA:
- a) 出现以下至少 1 项:
  1) 患者主诉困倦、非恢复性睡眠、乏力或失眠;
  2) 因憋气或喘息从睡眠中醒来;
  3) 同寝室或其他目击者报告患者在睡眠期间存在习惯性打鼾、呼吸中断或二者皆有;
  4) 已确诊高血压、心境障碍、认知功能障碍、冠心病、脑血管疾病、充血性心力衰竭、心房颤动或 2 型糖尿病。
- b) PSG 或者 HSAT 证实监测睡眠或监测期间发生阻塞型呼吸事件大于或等于 5 次/h,包括阻塞型呼吸暂停、混合型呼吸暂停、阻塞型低通气和呼吸努力相关性觉醒。

7.2 CSA 评估结果

7.2.1 伴陈施呼吸 CSA

满足以下 a)或 b)＋c)＋d)。

a) 临床症状(1 个或多个):困倦;睡眠起始或维持困难,频繁从睡眠中醒来或非恢复性睡眠;因气短而唤醒;打鼾;他人目击的呼吸暂停。

b) 充血性心力衰竭、房颤/房扑或神经性疾病。

c) PSG:中枢型呼吸暂停/低通气事件大于或等于 5 次/h;中枢型呼吸暂停和低通气事件占总呼吸暂停低通气事件的 50％以上;通气模式符合陈施呼吸诊断标准。

d) 疾病不能用其他现有睡眠疾病、药物或药物性疾病解释。

7.2.2 疾病所致不伴陈施呼吸 CSA

同时满足以下全部条件。

a) 临床症状(1 个或多个):困倦;睡眠起始或维持困难,频繁从睡眠中醒来或非恢复性睡眠;因气短而唤醒;打鼾;他人目击的呼吸暂停。

b) PSG:中枢型呼吸暂停/低通气事件大于或等于 5 次/h;中枢型呼吸暂停和低通气事件占总呼吸暂停低通气事件的 50％以上;无陈施呼吸。

c) 疾病属于全身或神经系统疾病的合并症,与药物或药物性疾病无关。

7.2.3 高原性周期性呼吸致 CSA

同时满足以下全部条件。

a) 近期进入高海拔地区;

b) 临床症状(1 个或多个):困倦;睡眠起始或维持困难,频繁从睡眠中醒来或非恢复性睡眠;因气短而唤醒;打鼾;他人目击的呼吸暂停。

c) 症状上属于高海拔周期性呼吸,或 PSG 显示非快速眼球运动睡眠期反复发生中枢型呼吸暂停/低通气事件大于或等于 5 次/h。

d) 疾病不能以现有的睡眠疾病、全身疾病、神经系统疾病、药物或药物性疾病解释。

7.2.4 药物或物质致 CSA

同时满足以下全部条件。

a) 患者正在服用阿片类药物或其他呼吸抑制剂。

b) 临床症状(1 个或多个):困倦;睡眠起始或维持困难,频繁从睡眠中醒来或非恢复性睡眠;因气短而唤醒;打鼾;他人目击的呼吸暂停。

c) PSG:中枢型呼吸暂停/低通气事件大于或等于 5 次/h;中枢型呼吸暂停和低通气事件占总呼吸暂停低通气事件的 50％以上;无陈施呼吸。

d) 疾病的发生属于服用阿片类药物或呼吸抑制剂的结果,药物与呼吸暂停之间为因果关系。

e) 疾病不能以现有的睡眠疾病、神经系统疾病或服用其他药物解释。

7.2.5 原发性 CSA

同时满足以下全部条件。

a) 临床症状(1 个或多个):困倦;睡眠起始或维持困难,频繁从睡眠中醒来或非恢复性睡眠;因气短而唤醒;打鼾;他人目击的呼吸暂停。

b) PSG：中枢型呼吸暂停/低通气事件大于或等于5次/h；中枢型呼吸暂停和低通气事件占总呼吸暂停低通气事件的50％以上；无陈施呼吸。

c) 没有日间或夜间肺泡低通气的证据。

d) 疾病不能以另一现患睡眠障碍、内科或神经系统疾病、药物或物质使用来解释。

7.2.6 治疗相关性 CSA

同时满足以下全部条件。

a) 诊断性 PSG 显示：睡眠中以阻塞型为主的异常呼吸事件指数大于或等于5次/h。

b) 使用无备用呼吸频率的气道正压设备治疗期间，PSG 显示阻塞型呼吸暂停事件显著消除后，持续存在或新出现中枢型呼吸暂停或低通气，伴以下所有情况：PSG 显示中枢型呼吸暂停/低通气事件大于或等于5次/h；中枢型呼吸暂停和低通气事件占总呼吸暂停低通气事件的50％以上。

c) 中枢型呼吸暂停不能用其他中枢性睡眠呼吸暂停疾病解释。

7.3 OSA 的病情分度

根据 AHI 将老年 OSA 分为轻度、中度、重度，见表1。

表 1 OSA 的病情分度

程度	AHI/（次/h）
轻度	$5 \leq AHI < 15$
中度	$15 \leq AHI < 30$
重度	$AHI \geq 30$

注1：动脉血氧饱和度（SaO_2）下降的严重程度也很重要，但目前还没有被广泛接受的评价 SaO_2 下降严重程度的指标，常用的 SaO_2 下降（通常被定义 SaO_2 下降大于4％）的指数、最低 SaO_2、平均 SaO_2、SaO_2 降至某一阈值以下所持续的时间。

注2：对于大于65岁的衰弱老年人群，有研究将 AHI 大于或等于10次/h 定为诊断 OSA 的指标，且不进行病情分度。

附　录　A
（资料性）
老年 SAS 的分类、临床表现及危险因素

A.1　CSA 类型

A.1.1　伴陈施呼吸 CSA

主要见于慢性心力衰竭患者，少部分继发于卒中后或某些神经系统疾病或肾衰竭。心衰患者发生陈施呼吸危险因素包括男性、年龄 60 岁以上、心房纤颤病史、白天低碳酸血症（$PaCO_2$ 小于或等于38 mmHg）等。

PSG 表现：可见陈施呼吸事件，周期长度常大于 40 s。

A.1.2　疾病所致不伴陈施呼吸 CSA

常继发于血管性、肿瘤性、退化性、脱髓鞘性病变或创伤性损伤所造成的不同程度的脑干功能障碍，进而导致呼吸调控机制受损。

PSG 表现：可见明显呼吸异常表现，如共济失调呼吸模式，表现为呼吸节律及呼吸幅度/潮气量均不规则，一般呼吸的持续时间小于或等于 5 个呼吸周期，且不符合陈施呼吸标准。

A.1.3　高原性周期性呼吸致 CSA

诊断主要依据近期登高原史及 PSG 特点，排除其他类型 CSA。

PSG 表现：CSA 事件主要出现在非快速眼球运动睡眠，持续时间较短，周期性呼吸周期长度通常小于 40 s。

A.1.4　药物或物质致 CSA

诊断需有阿片类或其他呼吸抑制剂使用史。

PSG 表现：主要表现为共济失调呼吸-呼吸频率和潮气量变异，睡眠期呼吸频率减慢，间断中枢性呼吸暂停（包括 N3 期）或周期性呼吸伴中枢型呼吸暂停，觉醒少见，N3 期可能增加，部分患者非快速眼球运动睡眠 AHI 远远大于快速眼球运动睡眠 AHI。

A.1.5　原发性 CSA

较少见，病因未明。需明确排除其他潜在因素导致 CSA。

PSG 表现：周期性 CSA 后紧接着均匀的深大呼吸，周期长度较短。

A.1.6　治疗相关性 CSA

OSA 患者接受不设后备频率 PAP 治疗过程中，阻塞型呼吸事件消失后出现中枢型呼吸事件。

PSG 表现：阻塞性事件消失后，突然或持续出现中枢性呼吸暂停或低通气，符合以下条件：中枢型呼吸暂停/低通气事件大于或等于 5 次/h；中枢型呼吸暂停和低通气事件占总呼吸暂停低通气事件的50％以上。

A.2　OSA 与 CSA 的临床症状比较

OSA 与 CSA 的临床症状比较见表 A.1。

表 A.1　OSA 与 CSA 的临床症状比较

OSA	CSA
通常肥胖	正常体型
睡眠时很少觉醒	嗜睡少见,失眠
鼾声很大	轻度、间歇性打鼾
智力损害、晨起头痛、夜间遗尿	抑郁

A.3　OSA 危险因素

A.3.1　年龄

老龄化可使 OSA 发生风险增高,年龄增加 OSA 发生风险的高危因素包括咽部肌肉张力减弱、咽腔顺应性增加、咽腔局部反射活动减弱、咽腔缩小、短暂觉醒的次数增加、睡眠稳定性减弱、呼吸调节功能不稳定。

A.3.2　性别

绝经后老年女性呼吸紊乱发生率与男性并无显著差别。

A.3.3　家族史

A.3.4　长期吸烟

A.3.5　肥胖

体重超过标准体重的 20% 或以上,即 BMI 大于或等于 28 kg/m^2。肥胖仍然是老年睡眠呼吸暂停的易患因素,但 BMI 的影响强度明显减弱。

A.3.6　上气道解剖异常

异常情况包括鼻腔阻塞(鼻中隔偏曲、鼻甲肥大、鼻息肉及鼻部肿瘤等)、Ⅱ度以上扁桃体肥大、软腭松弛、悬雍垂过长或过粗、咽腔狭窄、咽部肿瘤、咽腔黏膜肥厚、舌体肥大、舌根后坠、下颌后缩及小颌畸形等。

A.3.7　颞下颌关节紊乱症(TMD)及无牙殆

合并 TMD 的患者其呼吸努力相关性觉醒次数显着增加。该病患者睡眠障碍比例较高。对于无牙殆是否为 OSA 的诱发因素尚无定论。

A.3.8　老年衰弱

老年衰弱主要根据 Fried 衰弱评估方法(见表 A.2)从体重下降、疲乏、步数减慢、肌力减弱、低体能等 5 个方面进行评估,同时满足 3 项及以上即为衰弱。老年睡眠呼吸障碍与衰弱呈正相关性。

表 A.2 Fried 衰弱评估方法

序号	项目	男性	女性
1	体重下降：过去 1 年中，意外出现体重下降＞10 磅(4.5 kg)		
2	行走时间(4.57 m)	身高≤173 cm：≥7 s 身高＞173 cm：≥6 s	身高≤159 cm：≥7 s 身高＞159 cm：≥6 s
3	握力(kg)	BMI≤24.04 kg/m^2：≤29 BMI(24.1～26.0)kg/m^2：≤30 BMI(26.1～28.0)kg/m^2：≤30 BMI＞28.0 kg/m^2：≤32	BMI≤23.0 kg/m^2：≤17 BMI(23.1～26.0)kg/m^2：≤17.3 BMI(26.1～29.0)kg/m^2：≤18 BMI＞29.0 kg/m^2：≤21
4	体力活动(MLTA)	＜383 kcal/周(约散步 2.5 h)	＜270 kcal/周
5	疲乏	CES-D 的任何一个问题得分 2 分～3 分。 您过去的 1 周内以下现象发生了几天？ (1)我感觉我做每一件事都需要经过努力。 (2)我不能向前行走。 0 分：＜1 d；1 分：(1～2)d；2 分：(3～4)d；3 分：＞4 d		
注 1：BMI，体质指数；MLTA，明达休闲时间活动问卷；CES-D，流行病学调查用抑郁自评量表；散步 60 min 约消耗 150 kcal 能量。			
注 2：评分标准，具备表中 3 条及以上被诊断为衰弱综合征；不足 3 条为衰弱前期；0 条为无衰弱健康老人。			

A.4 CSA 危险因素

A.4.1 药物

阿片类药物可剂量依赖性的方式诱导睡眠时以低氧血症为主的 CSA。

A.4.2 海拔

进入高海拔低氧环境时，引发的呼吸频率和深度快速交替，并且其间伴随呼吸暂停，甚至低通气等呼吸模式的转变，这种呼吸模式称为高原性周期性呼吸，其严重程度随海拔高度的增加而增加。

A.4.3 心血管疾病

导致心脏衰竭严重的心血管疾病，例如高血压、冠状动脉疾病和心房颤动，可能会使 CSA 恶化。

A.4.4 脑血管意外

CSA 被认为是广泛性脑血管意外的特征性后遗症，在卒中后即刻被发现，恢复后 3 个～6 个月明显下降。

A.4.5 帕金森病

患者睡眠呼吸暂停患病率在 20.9%～66.6%。

A.4.6 其他内科疾病或神经系统疾病

肢端肥大症患者 CSA 患病率与疾病活动有关。终末期肾病患者 CSA 的患病率取决于夜间的透析程序和体液移位。

附 录 B
（资料性）
SAS 评估方法、鉴别诊断及合并症

B.1 问卷评估

B.1.1 ESS

ESS 见表 B.1。

表 B.1 ESS

序号	以下情况下有无打盹、瞌睡的可能性	从不 （等于0分）	很少 （等于1分）	有时 （等于2分）	经常 （等于3分）
1	坐着阅读时				
2	看电视时				
3	在公共场所坐着不动时（如在剧场或开会）				
4	长时间坐车中间不休息（超过1 h）				
5	坐着与他人谈话时				
6	饭后休息时（未饮酒时）				
7	开车等红绿灯时				
8	下午静卧休息时				
					总分：

注：总分正常值定为10分或10分以下，大于或等于16分为重度嗜睡。总分值越高，提示嗜睡倾向越明显。

B.1.2 STOP-BANG 问卷

STOP-BANG 问卷见表 B.2。

表 B.2 STOP-BANG 问卷

项目	请用"是"或"否"来回答以下问题	是	否
Snoring	打鼾时大声吗？		
Tired	是否经常在日间感到疲倦、疲劳或昏昏欲睡？		
Observed	是否有人察觉到您在睡眠中出现呼吸暂停或窒息？		
Pressure	是否患有高血压？或是否正常接受高血压治疗？		
BMI	身体质量指数是否超过 35 kg/m^2？		
Age	年龄是否大于 50 岁？		
Neck Size	颈围是否大于 40 cm？（喉结处的颈围长）		
Gender	性别是否为男性？		

注：OSA 风险评估，低危：0～2个问题回答"是"；中危：3个或4个问题回答"是"；高危：大于等于5个问题回答"是"。

B.1.3 柏林问卷

柏林问卷见表 B.3。

表 B.3 柏林问卷

身高： 体重： 年龄： 性别：	
第一部分	第二部分
1.您睡觉打呼噜吗？（最好问家人或同屋的人） 　　A　是 　　B　否 　　C　不知道 2.如果您睡觉打呼噜,您的鼾声有多响亮？ 　　A　比正常呼吸时响 　　B　同说话时一样声响 　　C　比说话更声响 　　D　非常响,其他房间都能听到 　　E　不知道 3.您打呼噜的次数多吗？ 　　A　几乎每天 　　B　一周 3 次～4 次 　　C　一周 1 次～2 次 　　D　一个月 1 次～2 次 　　E　没有或几乎没有/不知道 4.您的鼾声影响其他人吗？ 　　A　是的 　　B　不影响 　　C　不知道 5.在您睡觉时,您的爱人、家属或朋友注意到您有呼吸间歇/停止现象吗？ 　　A　几乎每天都有 　　B　一周 3 次～4 次 　　C　一个月 1 次～2 次 　　D　一周 1 次～2 次 　　E　没有或几乎没有/不知道	6.您早晨醒来后感觉睡觉不解乏吗？ 　　A　几乎每天都有 　　B　一周 3 次～4 次 　　C　一个月 1 次～2 次 　　D　一周 1 次～2 次 　　E　没有或几乎没有/不知道 7.白天您还会有疲劳,乏力或精力不够吗？ 　　A　几乎每天都有 　　B　一周 3 次～4 次 　　C　一个月 1 次～2 次 　　D　一周 1 次～2 次 　　E　没有或几乎没有/不知道 8.当你开车的时候你会打盹或者睡觉吗？ 　　A　是 　　B　否 9.如果 8.回答"A",这种现象多吗？ 　　A　几乎每天 　　B　一周 3 次～4 次 　　C　一个月 1 次～2 次 　　D　一周 1 次～2 次 　　E　没有或几乎没有/不知道 第三部分 10.您有高血压吗？ 　　A　有 　　B　没有/不知道

第一部分包括 1 到 5 问题：
　　如果对第 1 个问题回答"是"得 1 分；
　　如果对第 2 个问题回答"C"或者"D"得 1 分；
　　如果对第 3 个问题回答"A"或者"B"得 1 分；
　　如果对第 4 个问题回答"A"得 1 分；
　　如果对第 5 个问题回答"A"或者"B"得 2 分；
　　将所得分数相加,如果总分大于或等于 2 分说明第一部分是阳性的。
第二部分包括 6 到 8 问题：
　　如果对第 6 个问题回答"A"或者"B"得 1 分；
　　如果对第 7 个问题回答"A"或者"B"得 1 分；
　　如果对第 8 个问题回答"A"得 1 分；
　　将所得分数相加,如果总分大于或等于 2 分说明第二部分是阳性的。
第三部分为第 10 题：
　　如果第 10 题的回答是"有"或者 BMI 指数大于 30 则第三部分是阳性的。

注 1：BMI 指数(身体质量指数)。
注 2：如果有两个部分以上的得分是阳性,则存在高风险的睡眠呼吸暂停;如果只有一部分或者没有得分是阳性,则存在低风险的睡眠呼吸暂停。

B.2 HSAT

B.2.1 使用 HSAT 诊断老年 OSA 前,需要专业医师对病史、体格检查、危险因素等进行详细评估。

B.2.2 HSAT 至少要记录呼吸气流、呼吸运动、血氧饱和度参数和脉率,且技术指标要与 PSG 相一致。HSAT 诊断 OSA 需要在习惯睡眠时间内记录不小于 4 h 数据。

B.2.3 各型睡眠诊断设备特点比较见表 B.4,Ⅰ 型为 PSG,Ⅱ 型～Ⅳ 型为 HSAT。

表 B.4 各型睡眠诊断设备特点比较

参数	Ⅰ	Ⅱ	Ⅲ	Ⅳ
脑电图(EEG)	＋	＋	－	－
眼电图(EOG)	＋	＋	－	－
心电图(ECG/HR)	＋	＋	＋	－
肌电图(EMG)	＋	＋		
呼吸气流	＋	＋	＋	
呼吸运动	＋	＋	＋	－
脉搏血氧饱和度	＋	＋	＋	＋
技术员监控	＋	－	－	－
导联数	14～16	≥7	≥4	1～3ª
≥2 个呼吸气流/呼吸努力导联	＋	＋	＋	－
区分睡眠和清醒状态	＋	＋	－	－
测量 AHI 指数	＋	＋	—ᵇ	—ᵇ

注:＋,具备;－,不具备。

ª Ⅲ类诊断检测仪计算 REI 的方式是用检测到的呼吸暂停和低通气的总数除以记录时间(而不是总睡眠时间);部分Ⅲ类诊断检测仪通过外周动脉张力估测睡眠和清醒状态和 R 期,并通过估测的睡眠时间再估测 REI。

ᵇ 即使大于 3 个导联,也不能参照Ⅲ类诊断检测仪标准。

B.3 PSG

B.3.1 包括脑电图(多采用 F3-M2、F4-M1、C4-M1、C3-M2、O1-M2 和 O2-M1 导联),两导眼动图,下颌肌电图,心电图,口、鼻呼吸气流和胸腹呼吸运动,血氧饱和度,体位,鼾声,胫前肌肌电图等。

B.3.2 临床上常用的温度传感器能准确判断呼吸暂停,但对低通气事件的判断不够敏感。鼻压力传感器比温度传感器更能准确监测和判断低通气事件。

B.3.3 PSG 同步记录呼吸努力是鉴别呼吸暂停低通气事件是中枢型还是阻塞型的主要方法,临床上常用胸腹带记录呼吸运动反映呼吸中枢驱动。

B.4 其他方法

与呼吸中枢驱动相关的监测主要包括以下三种。

a) 食管压监测:食管压监测是反映呼吸中枢驱动、区分呼吸暂停类型的最佳方法。但食管压受呼吸气流和肺容量变化的影响,所以用食管压反映以气流变化为特征的 OSA 患者的呼吸中枢驱动有一定局限性。到目前为止食管压监测并不作为临床常规诊断方法。

b) 膈肌肌电:膈肌肌电可作为评价睡眠呼吸暂停患者呼吸中枢驱动的一种辅助方法。膈肌肌电监测按部位放置可分为:体表、经皮穿刺置入肌肉及食管电极。体表电极监测结果易受到周围肌肉信号、皮下脂肪等干扰,结果多不准确;经皮肌内电极信号虽然监测范围局限,但影响因素少,能准确反应单位神经元与肌肉纤维的生理特点,气胸是肌内电极最主要的副作用,现常结合超声引导来避免;多导食管电极是监测膈肌电生理活动的经典手段,但仍需经鼻置放,有一定的侵入性,需被检者配合,因此经食管电极监测膈肌肌电多用于科学研究。

c) 脉搏传导时间:脉搏传导时间波动的幅度与食管内压有很好的相关性。临床主要应用于判断呼吸努力度、检出呼吸事件、鉴别呼吸事件性质、检出皮层下觉醒。但这种方法测定脉搏波和心电波易受多种因素的干扰,准确率低,临床应用价值有待进一步研究证实。

B.5 各监测方法的比较

B.5.1 HSAT 与 PSG 比较:PSG 和 HSAT 均可用于诊断 OSA,HSAT 可能会低估 OSA 的严重程度,当 HSAT 结果为阴性时推荐改为 PSG 而不是复查 HSAT。

B.5.2 问卷与 PSG 比较:问卷诊断 OSA 准确率低。在缺乏 PSG 或 HSAT 客观诊断下,仅应用临床工具、问卷及预测算法无法明确诊断 OSA。各监测方法的诊断敏感度、特异度见表 B.5。

表 B.5　各监测方法的诊断敏感度、特异度比较

方法		证据质量	AHI 界值	敏感度/%	特异度/%
Ⅲ类诊断监测仪		中等质量	30	61~77	96~98
			5	83~97	48~100
			15	64~100	41~100
			30	70~96	79~100
Ⅳ类诊断监测仪	大于或等于2个导联	中等质量	5	75~100	43~100
			15	67~98	50~100
			30	80~100	74~98
	1 个导联	中等质量	5	27~100	67~100
			15	39~100	32~100
			30	18~100	29~100
柏林问卷		低质量	5	37~93	17~95
			15	40~83	20~97
			30	17~87	37~77
ESS		低质量	5	24~96	29~89
			15	21~50	43~83
			30	36~50	70~79
STOP-BANG 问卷		低质量	5	36~97	18~89
			15	44~99	11~77
			30	56~100	11~74

B.6 鉴别诊断临床表现

B.6.1 单纯鼾症

夜间有不同程度打鼾,AHI 小于 5 次/h,白天无症状。

B.6.2 上气道阻力综合征

夜间可出现不同频度、程度打鼾,虽上气道阻力增高,但 AHI 小于 5 次/h,白天嗜睡或疲劳,试验性无创通气治疗有效则支持。

B.6.3 肥胖低通气综合征

过度肥胖(BMI 大于 30 kg/m^2),清醒时 CO_2 潴留,$PaCO_2$ 大于 45 mm Hg,多数患者合并 OSA。

B.6.4 睡眠相关肺泡低通气

患者 PSG 或者 HAST 显示反复 SpO_2 下降,但无明确气流阻塞。动脉血(或替代监测方法)PCO_2 升高且数值大于 55 mmHg 持续时间大于或等于 10 min,或睡眠期动脉血(或替代监测方法)PCO_2 较清醒仰卧位增高大于或等于 10 mmHg 并且数值大于 50 mmHg 大于或等于 10 min 可诊断。需要注意,如果睡眠期存在明确呼吸暂停或低通气,则应诊断 OSA 或在 OSA 基础上增加睡眠相关低通气的评估。

B.6.5 发作性睡病

主要临床表现为难以控制的白天嗜睡、发作性猝倒、睡眠瘫痪和睡眠幻觉,多在青少年起病,主要诊断依据为多次睡眠潜伏期试验时异常的 REM 睡眠。鉴别时需注意询问发病年龄、主要症状及 PSG 的结果,同时注意该病与 OSA 合并的可能性很大,需考虑继发性发作性睡病的可能,临床上不可漏诊。

B.6.6 不宁腿综合征和睡眠周期性肢体运动障碍

不宁腿综合征患者日间犯困、晚间强烈需求腿动,常伴异样不适感,安静或卧位时严重,活动时缓解,夜间入睡前加重,主要通过患者病史及临床症状诊断,PSG 可作为鉴别其他睡眠疾病的重要辅助检查。睡眠周期性肢体运动障碍的 PSG 有典型的周期性腿动,需和睡眠呼吸事件相关的腿动鉴别。后者经呼吸机治疗后常可消失。通过详细向患者及同室睡眠者询问患者睡眠病史,结合查体和 PSG 结果可鉴别。

B.6.7 惊恐发作

夜间惊恐发作是在睡眠中出现喘气与窒息的症状,与 SAS 的憋气症状相似。老年人中睡眠困扰因素常导致广泛性焦虑和惊恐发作。夜间惊恐发作患者夜间 PSG 不显示 SAS 特征性的低通气或低 SaO_2 模式。惊恐发作的频率较低,伴有强烈的自主觉醒,无过度困倦,OSA 患者通常无惊恐发作病史。

B.6.8 失眠及药物或其他物质所致的嗜睡

老年人易出现睡眠节律紊乱和夜间片段睡眠,失眠药物在老年人中的使用较为常见,常导致白天疲劳、过度嗜睡及小睡次数增多等相应的临床症状。使用药物/物质的患者,如有与 SAS 一致的症状和体征,应给予确认。PSG 不做常规检查,但 PSG 可排除其他睡眠疾病。

B.6.9 昼夜节律紊乱

睡眠时相前移综合征和不规律睡眠-觉醒节律障碍是老年人中两种常见的疾病。睡眠日志有助于诊断和监测治疗反应。诊断不明确或疑有其他睡眠障碍,需使用 PSG 鉴别。

B.6.10 快速眼球运动睡眠行为障碍

RBD 是一种老年人群中常见的睡眠疾病。其特点是患者在 REM 睡眠出现各种与梦境高度吻合的行为,可能会伤害自己或他人。其非运动症状及特点为轻度认知功能障碍,且 PSG 的肌电监测显示在 R 期肌肉迟缓丧失。一些重度 OSA 患者可能会出现与 RBD 相似的临床症状,OSA 患者 R 期伴有肌肉迟缓丧失。RBD 和 OSA 可发生在同一患者,尤其是老年人,需要 PSG 确诊并排除其他情况。

B.7 合并症临床表现

B.7.1 高血压

SAS 是高血压发生和发展的重要独立危险因素之一。在日间血压正常的老年人群中 SAS 患者较非 SAS 患者有更高发生夜间高血压的风险,且以舒张压升高为主。

B.7.2 脑卒中

老年人 SAS 与脑血管病密切相关。SAS 既是卒中的危险因素又是卒中的结果。脑血管病变患者 SAS 发生率随年龄增长而增高。

B.7.3 慢性阻塞性肺疾病(简称"慢阻肺")

慢阻肺与 OSA 并存的机率极高,两种疾病的发病率随年龄增加而增加。慢阻肺合并 OSA 称为重叠综合征,此类患者较单纯 OSA 或慢阻肺者更容易发生严重的与睡眠相关的低氧血症,更易引起肺动脉高压及发展成慢性肺源性心脏病。

B.7.4 认知功能

OSA 影响认知功能,尤其是夜间低氧血症与认知功能受损关系密切,AHI 指数增高与记忆力减退相关。

B.7.5 阿尔兹海默症

SAS 可能会使老年人患阿尔兹海默症的风险增加。SAS 与阿尔兹海默症互为因果,长期 SAS 可导致正常人认知功能障碍,SAS 引起的睡眠障碍也能促进阿尔兹海默症加重。

B.7.6 帕金森病

中到重度帕金森病患者在清醒时常有阻塞性睡眠呼吸障碍。一些患者在夜间睡眠时可产生呼吸模式紊乱,伴有中枢型或阻塞型呼吸暂停。OSA 也可能是帕金森病发病的独立危险因素,其可显著影响认知功能、运动功能及其他非运动症状等。

B.7.7 癫痫

SAS 与癫痫相互影响。SAS 可增加癫痫发作频率,加重癫痫症状及影响认知功能,同时癫痫会影响睡眠结构。癫痫患者更易出现噩梦、睡眠片段化、失眠、觉醒后疲倦与异态睡眠等。SAS 患者罹患癫痫的风险明显增高。

参 考 文 献

［1］ 中华医学会.成人阻塞性睡眠呼吸暂停基层诊疗指南［J］.中华全科医师杂志.2019,19(7)：21-29.

［2］ 林其昌,黄建钗,丁海波,等.福州市区老年人阻塞性睡眠呼吸暂停低通气综合征流行病学调查［J］.中华老年医学杂志,2010,29(4):332-335.

［3］ 中国医师协会睡眠医学专委会.成人阻塞性睡眠呼吸暂停多学科诊疗指南［J］.中华医学杂志.2018,98(24):1014-1092.

［4］ 中华医学会老年医学分会.老年患者衰弱评估与干预中国专家共识［J］.中华老年医学杂志.2017,36(3):251-256.

［5］ 中华医学会神经病学分会.认知功能损害患者睡眠障碍评估和管理的专家共识［J］.中华医学杂志.2018,98(33):2619-2627.

［6］ 北京神经内科学会睡眠障碍专业委员会.卒中相关睡眠障碍评估与管理中国专家共识［J］.中华内科杂志.2019,58(1):17-26.

［7］ 高和,王莞尔,段莹,郭静静.睡眠医学基础［M］.北京:人民军医出版社,2014,8.

［8］ 高和,崔丽,段莹.睡眠障碍国际分类［M］.北京:人民卫生出版社,2017,5.

［9］ Richard B.Berry,MD,等.美国睡眠医学会睡眠及相关事件判读手册［M］.浙江.浙江大学出版社,2021,79-90.

［10］ Qaseem A,Dallas P,0wens DK,et al.Diagnosis of obstmctive sleep apnea in adult:aclinical practice guideIine from the Ameri-cancollege of Physicians［J］.AnnIntemMed,2014,161(3):210-220.

［11］ Kapur VK,Auckley DH,Chowdhuri S,et al.Clinical practice guideline for diagnostic testing for adult obstructive sleep apnea:an American academy of sleep medicine clinical practice guideline［J］.J Clin Sleep Med,2017,13(3):479-504.

［12］ Portier F,Portmann A,Czernichow P,Vascaut L,Devin E,Benhamou D,et al.Evaluation of home versus laboratory polysomnography in the diagnosis of sleep apnea syndrome［J］.Am J Respir Crit Care Med,2000,162:814-818.

［13］ Popevic MB,Milovanovic A,Nagorni-Obradovic L,Nesic D,Milovanovic J,Milovanovic AP.Screening commercial drivers for obstructive sleep apnea:translation and validation of Serbian version of Berlin Questionnaire［J］.Qual Life Res,2016,25(2):343-349.

［14］ Pataka A,Daskalopoulou E,Kalamaras G,Fekete Passa K,Argyropoulou P.Evaluation of five different questionnaires for assessing sleep apnea syndrome in a sleep clinic［J］.Sleep Med,2014,15(7):776-781.

［15］ Sadeghniiat-Haghighi K,Montazeri A,Khajeh-Mehrizi A,et al.The STOPBANG question-naire:reliability and validity of the Persian version in sleep clinic population［J］.Qual Life Res,2015,24(8):2025-2030.

［16］ Praharaj S.K,Gupta R,Gaur N.Clinical Practice Guideline on Management of Sleep Disorders in the Elderly［J］.Indian Journal of Psychiatry,2018,(60):383-396.

［17］ Randerath W,Verbraecken J,Andreas S,et al.Definition,discrimination,diagnosis and treatment of central breathing disturbances during sleep［J］.Eur Respir,2017,49(1):1-28.

［18］ Nikolaus C,Netzer,Ancoli-Israel S,et al.Principles of practice parameters for the treatment of sleep disordered breathing in the elderly and frail elderly:the consensus of the Interna-tional Geriatric Sleep Medicine Task Force［J］.Eur Respir,2016,48(4):992-1018.

[19] Antic NA,Catcheside P,Buchan C,et al.The effect of CPAP in normalizing daytime sleepiness,quality of life,and neurocognitive function in patients with moderate to severe OSA[J].Sleep, 2011,34(1):111-119.

[20] Nikodemova M,Finn L,Mignot E,et al.Association of sleep disordered breathing and cognitive deficit in APOE ε 4 carriers[J].Sleep,2013,36(6):873-880.

[21]Wade AG,Farmer M,Harari G,et al.Add-on prolonged-release melatonin for cognitive function and sleep in mild to moderate Alzheimer's disease:a 6-month,randomized,placebo-controlled, multicenter trial[J].Clin Interv Aging,2014,9:947-961.

[22] Gagnon JF,Vendette M,Postuma RB,et al.Mild cognitive impairment in rapid eye movement sleep behavior disorder and Parkinson's disease[J].Ann Neurol,2009,66(1):39-47.

[23] Postuma RB,Bertrand JA,Montplaisir J,et al.Rapid eye movement sleep behavior disorder and risk of dementia in Parkinson's disease:a prospective study[J].Mov Disord,2012,27(6):720-726.

[24] Hoch CC,Reynolds CF 3rd,MonkTH,et al.Comparison of sleep-disordered breathing among healthy elderly in the seventh,eighth,and ninth decades of life[J].Sleep,1990,13(6):502-511.

[25] Bixler EO,Vgontzas AN,Ten Have T,et al.Effects of age on sleep apnea in men:I.Prevalence and severity[J].Am J Respir Crit Care Med,1998,157(1):144-148.

[26] NietoFJ,Herrington DM,Redline S,et al.Sleep apnea and markers of vascular endothelial function in a large community sample of older adults[J].Am J Respir Crit Care Med,2004,169(3): 354-360.

[27] Lavie P,Lavie L,Herer P.All cause mortality in men with sleep apnea syndrome:declining mortality rates with age[J].Eur Respir J,2005,25:514-520.

[28] Duran J,Esnaola S,Rubio R,et al.Obstructive sleep apnea-hypopnea and related clinical features in a population—based sample of subjects aged 30 to 70 yr[J].Am J Respir Crit Care Med, 2001,163(3 Pt 1):685-689.

[29] Hiestand DM,Britz P,Goldman M,et al.Prevalence of symptoms and risk of sleep apnea in the US population:Results from the national sleepfoundation sleep in America 2005 poll[J].Chest, 2006,130(3):780-786.

[30] Collop NA;Anderson WM;Boehlecke B;Claman D;Goldberg R;Gottlieb DJ;Hudgel D; Sateia M;Schwab R.Clinical guidelines for the use of unattended portable monitors in the diagnosis of obstructive sleep apnea in adult patients[J].J Clin Sleep Med,2007,3(7):737-747.

ICS 03.080
CCS A 20

团　体　标　准

T/CGSS 022—2022

认知障碍神经心理评估师规范

Specification for neuropsychological assessor of cognitive disorder evaluation

2022-01-04 发布
2022-01-04 实施

中国老年医学学会　　发　布

前　言

本文件按照 GB/T 1.1—2020《标准化工作导则　第 1 部分：标准化文件的结构和起草规则》的规定起草。

请注意本文件的某些内容可能涉及专利。本文件的发布机构不承担识别专利的责任。

本文件由中国老年医学学会认知障碍分会提出。

本文件由中国老年医学学会归口。

本文件起草单位：中国老年医学学会认知障碍分会、国家老年疾病临床医学研究中心（解放军总医院）、解放军总医院第二医学中心、上海市第六人民医院、解放军联参北京一干所、深圳市康宁医院、北京大学第六医院、北京师范大学、上海交通大学医学院附属精神卫生中心。

本文件主要起草人：贾建军、郭起浩、陈庆岭、王永军、王华丽、夏欢欢、孙璇、陈姚静、曹歆轶。

引　言

　　本文件的编制以国内外认知障碍相关指南为理论基础,以先进国家及地区神经心理量表评估理念为参照,以提供标准化认知障碍管理体系为目标,以中国老年医学学会认知障碍分会之前发布的相关文献为参考,本文件符合国际国内政策导向。

认知障碍神经心理评估师规范

1 范围

本文件规定了认知障碍神经心理评估师的基本要求、基本技能要求、分级要求、培训及考核。
本文件适用于认知障碍神经心理评估师的培训、考核与等级评定。

2 规范性引用文件

本文件没有规范性引用文件。

3 术语和定义

下列术语和定义适用于本文件。

3.1

认知障碍 cognitive disorder

涉及记忆、注意力、执行功能、语言、视空间结构、知觉运动和社会认知等一项或多项的认知功能受损，或伴有精神行为异常和人格改变，导致日常生活能力、职业能力或社会交往能力不同程度下降的一类获得性脑功能减退综合征。

3.2

神经心理学 neuropsychology

研究大脑的记忆、言语、思维、智力、行为等心理活动的信息加工过程及其机制的学科。

3.3

神经心理测验 neuropsychological test

通过特定的任务设计，评定被测试者的记忆、语言、注意、感知觉、执行功能、社会认知、情绪及行为能力的心理测验方法。

3.4

认知障碍神经心理评估师 neuropsychological assessor of cognitive disorder

具备神经心理测验技能和资质，从事认知障碍的筛查、协助诊断、预测、干预措施的效果评价、预后判断的专业人员。

4 基本要求

4.1 职业要求

4.1.1 应身心健康，具有完全民事行为能力。

4.1.2 应具有临床医学、预防医学、心理学、社会学、护理学、公共卫生学及相关专业大专及以上学历。

4.1.3 应具有职业责任感和职业道德，遵纪守法，维护认知障碍患者和家属的权益，体现人道主义精神；应尊重认知障碍患者人格和文化习俗，保护其隐私。

4.1.4 应具有团队意识和独立工作能力。

4.2 基本技能要求

4.2.1 应完成神经心理测验或相关评定量表的系统培训。

4.2.2 应具有处理突发情况的知识与基本技能,如激越、冲动、侮辱性言行;应掌握认知障碍患者精神行为症状的风险评定流程及应对措施。

4.2.3 应能应对认知障碍评定过程中遇到的各种压力,掌握自我情绪管理技巧。

4.2.4 应能对评估结果的评分给予解释,对评估资料进行归档与登记、并协助医生进行临床随访和进行认知障碍领域新药临床试验或非药物干预等相关评估工作。

4.2.5 应具备以下基础知识:

    a) 掌握量表编制背景、原理、操作步骤、评分标准、结果解释、临床意义及量表优缺点;

    b) 熟悉本区域量表的常模、分界值、敏感性、特异性、准确性;

    c) 了解心理测量学、神经解剖学、神经病理学、神经影像学、临床神经病学、精神医学、医学心理学的一些基础知识;

    d) 了解量表的个体及文化多样性、专业鉴定和咨询、督导伦理及法律基础;

    e) 了解量表的知识产权保护原则与保密要求。

4.2.6 应能够应对特殊人群,如文盲老人、视觉或听觉障碍的老人、不能讲普通话的老人、超高龄的老人的脑功能评估。

5 分级要求

5.1 概述

认知障碍神经心理评估师分为初级、中级、高级三级,高级别涵盖低级别的要求。

5.2 初级认知障碍神经心理评估师

5.2.1 应通过初级认知障碍神经心理评估师培训考核合格后获取初级证书。

5.2.2 应具备使用以下各项量表评估的能力。

    a) 认知量表评估包括:

        1) 掌握针对知情者的确认痴呆八项问卷(Ascertain Dementia 8-item Questionnaire,AD8),老年认知功能减退知情者问卷(Informant Questionnaire on Cognitive Decline in the Elderly,IQCODE),了解日常认知量表(Everyday Cognition Scale,ECog);

        2) 掌握针对患者的常用筛查量表,包括简易智能状态量表(Mini-Mental State Examination,MMSE)、蒙特利尔认知评估量表(Montreal Cognitive Assessment,MoCA 北京版、MoCA-B 基础版)、熟悉 Addenbrooke 认知功能检查量表第 3 版(Addenbrooke's Cognitive Examination Ⅲ,ACE-Ⅲ);

        3) 了解画钟测验(Clock Drawing Test,CDT)各种评分方法;

        4) 了解记忆与执行筛查量表(Memory and Executive Screening,MES)、Mattis 痴呆评定量表(Mattis Dementia Rating Scale,DRS)。

    b) 评定日常生活能力相关量表包括:

        1) 掌握日常生活活动能力量表(Activities of Daily Living,ADL)、Pfeffer 功能活动量表(Pfeffer Functional Activities Questionnaire,FAQ);

        2) 了解 AD 协作研究-日常生活能力量表(Alzheimer's Disease Cooperative Study activities of daily living,ADCS-ADL)。

    c) 精神行为异常相关量表包括:

　　1）　掌握神经精神量表（Neuropsychiatric Inventory Questionnaire，NPI-Q）、老年抑郁量表（Geriatric Depression Scale，GDS）；

　　2）　了解轻度行为损害检查量表（Mild Behavioral Impairment Checklist，MBI-C）。

　d）　治疗效果评定量表包括：

　　1）　掌握阿尔茨海默病评定量表（Alzheimer's Disease Assessment Scale，ADAS）、严重损害量表（Severe Impairment Battery，SIB）；

　　2）　了解可重复成套神经心理状态测验（Repeatable Battery for the Assessment of Neuropsychological Status，RBANS）。

　e）　掌握轻度认知损害诊断的核心测验量表包括：

　　1）　听觉词语学习测验（Auditory Verbal Learning Test，AVLT）；

　　2）　词语流畅性测验（Verbal Fluency Test，VFT）；

　　3）　连线测验（Trail Making Test，TMT）及其各种跨文化版本。

　f）　认知障碍总体严重程度评价量表包括：临床痴呆评定量表（Clinical Dementia Rating scale，CDR）。

　g）　熟悉使用综合性评定量表：老年综合评估（Comprehensive Geriatric Assessment，CGA）。

　h）　掌握使用以下鉴别诊断量表：汉密尔顿抑郁量表（Hamilton Depression Scale，HAMD-17）、汉密尔顿焦虑量表（Hamilton Anxiety Scale，HAMA）、匹茨堡睡眠质量指数量表（Pittsburgh Sleep Quality Index，PSQI）及 Hachinski 缺血量表（Hachinski Ischemic Scale，HIS）。

　i）　其他随医学进步发展的常用量表。

5.3　中级认知障碍神经心理评估师

5.3.1　取得初级认知障碍神经心理评估师证书后应从事认知障碍评估 2 年以上，经中级认知障碍神经心理评估师培训考核合格后获取中级证书。

5.3.2　应具备使用以下各项量表评估的能力。

　a）　记忆力评估包括：

　　1）　掌握简易视觉空间记忆测验修订版（Brief Visuospatial Memory Test-Revised，BVMT-R）、逻辑记忆测验（Logical Memory Test，LMT）；

　　2）　熟悉韦氏记忆量表（Wechsler Memory Scale 第 I-V 版）、记忆绑定测验（Memory Binding Test，MBT）、自由与提示选择性回忆测验（Free and Cued Selective Reminding Test，FCSRT）；

　　3）　了解 Loewenstein-Acevedo 语义干扰与学习测验（Loewenstein-Acevedo Scales of Semantic Interference and Learning，LASSI-L）、反映元记忆、前瞻性记忆及内隐记忆的常用测验。

　b）　语言能力评估包括：

　　1）　掌握一种失语症简易筛查量表，如失语症快速筛查测验（Aphasia Rapid Test，ART）或语言筛查测验（Language Screening Test，LAST），掌握 Boston 命名测验（Boston Naming Test，BNT）；

　　2）　熟悉汉语失语检查法（Aphasia Battery of Chinese，ABC）或其他汉语失语症检测版本；

　　3）　了解国际上常用的成套失语症量表，如 Boston 诊断失语症检查法（Boston Diagnostic Aphasia Examination-3rd edition，BDAE-3）；

　　4）　了解标记测验（Token Test，TT）、成人阅读测验（Adult Reading Test，ART）。

　c）　注意力评估包括：

　　1）　掌握数字广度测验（Digit Span Test，DST）、符号数字模式测验（Symbol Digit Modalities Test，SDMT）；

2)　了解听觉连续加法测验(Paced Auditory Serial Addition Test,PASAT)。

d)　视觉空间能力评估包括：

1)　掌握 Rey Osterreith 复杂图形测验（Complex Figure Test,CFT）、线方向判断测验（Judgement of Line Orientation,JLO）；

2)　了解物品识别与判断测验(Visual Object and Space Perception Battery,VOSP)。

e)　执行功能评估包括：

1)　掌握 Stroop 色词测验（Stroop Color Word Test,CWT）；

2)　熟悉 Wisconsin 卡片分类测验（Wisconsin Card Sorting Test,WCST）。

f)　社会认知能力评估包括：熟悉眼区阅读测验（Reading the Mind in the Eyes Test,RMET）、爱荷华博弈任务（Iowa Gambling Task,IGT）。

g)　了解各种计算机辅助神经心理测验。

h)　其他方面评估量表包括：了解主观认知下降晤谈量表（Subjective Cognitive Decline-Interview,SCD-I）、照料者负担问卷（Caregiver Burden Inventory,CBI）、中国家属照料者自我效能问卷（Self-Efficacy Questionnaire for Chinese Family Caregivers,SEQCFC）。

5.3.3　应能指导初级认知障碍神经心理评估师的工作。

5.4　高级认知障碍神经心理评估师

5.4.1　取得中级认知障碍神经心理评估师证书后应从事认知障碍神经心理评定工作 3 年以上,经高级认知障碍神经心理评估师培训考核合格后获取高级证书。

5.4.2　应能依据认知障碍神经心理评定量表的不同认知域的测验评分,提出自己的见解,独立回答被试以及家庭成员的疑问,根据不同患者的需要,灵活制定个体化的科学、合理、有效的评定组合。

5.4.3　应参与制定和实施认知障碍患者的认知功能康复和脑力锻炼计划,选择合适的疗效评估工具,并对干预后的训练效果做出合理评价(基于盲法评估)。

5.4.4　应能运用认知障碍神经心理评估方法,进行数据库建设与临床科研,关注国内外量表进展,参与引进修订新的量表。

5.4.5　应能承担指导及培训初、中级认知障碍神经心理评估师工作,能组织开展认知障碍知识宣教活动。因为不同认知障碍（AD、FTD、VaD、DLB……）,损害的认知领域不同,把握不同认知领域的差别是高级评估师应该掌握的,域或领域是一样的,但字面小了一点,就改为"不同认知域的测验评分",中级是按照不同认知领域排列的所以没有出现"领域"这个词。

6　培训及考核

6.1　培训

6.1.1　参加中国老年医学学会组织的认知障碍神经心理评估师培训。

a)　初级认知障碍神经心理初级评估师培训学习不少于 45 学时。

b)　中级认知障碍神经心理中级评估师培训学习不少于 30 学时。

c)　高级认知障碍神经心理高级评估师培训学习不少于 30 学时。

6.1.2　各级认知障碍神经心理评估师取得证书后,应参加相关继续教育每年不少于 10 学时。

6.2　考核

6.2.1　经考试合格的人员,取得中国老年医学学会认知障碍神经心理评估师证书。

6.2.2　认知障碍神经心理评估师证书信息在中国老年医学学会指定网站发布。

参 考 文 献

[1]　国家卫生健康委办公厅.国家卫生健康委办公厅关于探索开展抑郁症、老年痴呆防治特色服务工作的通知.国卫办疾控函〔2020〕726 号. http://www. nhc. gov. cn/jkj/s7914/202009/a63d8f82eb53451f97 217bef0962b98f.shtml.

[2]　郭起浩.神经心理评估(第 3 版)[M].上海:上海科技出版社,2020:1-533.

[3]　中国老年医学学会认知障碍分会.临床痴呆评定量表简体中文版[J].中华老年医学杂志.2018,37(4):367-371.

[4]　中国老年医学学会认知障碍分会.认知障碍照护师规范[S].http://www.ttbz.org.cn/StandardManage/Detail/43882.

[5]　中国老年医学学会认知障碍分会.阿尔茨海默病患者日常生活能力和精神行为症状及认知功能全面管理中国专家共识(2019)[J].中华老年医学杂志.2020,39(1):1-8.

[6]　Wang H,Fan Z,Shi C,et al.Consensus statement on the neurocognitive outcomes for early detection of mild cognitive impairment and Alzheimer dementia from the Chinese Neuropsychological Normative (CN-NORM)Project[J].J Glob Health,2019,9(2):020320.

[7]　Eling P.History of Neuropsychological Assessment[J].Front Neurol Neurosci,2019,44:164-178.

[8]　Donders J.The incremental value of neuropsychological assessment:A critical review.Clin Neuropsychol[J],2020,34(1):56-87.

ICS 11.020
CCS C 05

团　体　标　准

T/CGSS 023—2022

老年衰弱门诊服务规范

Service specification for aging frailty specialty clinics

2022-03-01 发布

2022-03-01 实施

中国老年医学学会　　发　布

前　言

　　本文件按照 GB/T 1.1—2020《标准化工作导则　第 1 部分:标准化文件的结构和起草规则》的规定起草。

　　请注意本文件的某些内容可能涉及专利。本文件的发布机构不承担识别专利的责任。

　　本文件由国家老年疾病临床医学研究中心(中国人民解放军总医院)提出。

　　本文件由中国老年医学学会归口。

　　本文件起草单位:中国人民解放军总医院、中国医学科学院北京协和医院、四川大学华西医院、北京老年医院、江苏钟山老年康复医院、郑州市第九人民医院、北京大学人民医院、浙江大学医学院附属第一医院、山西医科大学第一医院、江苏省老年病医院、辽宁省金秋医院、安徽医科大学第一附属医院、福建医科大学附属第一医院、西安交通大学第一附属医院、航天中心医院、成都市第八人民医院、首都医科大学宣武医院、哈尔滨医科大学附属第一医院、中国医科大学附属第一医院、北京大学首钢医院、锦州医科大学附属第一医院、北京大学第六医院、滨州医学院烟台附属医院、首都医科大学附属北京朝阳医院、北部战区总医院、广西医科大学第一附属医院、山东大学齐鲁医院、中国科学技术大学附属第一医院(安徽省立医院)、中国人民解放军联勤保障部队第 903 医院、荆州市第二人民医院、上海健康医学院附属周浦医院、大连市中心医院、甘肃省第三人民医院、新疆维吾尔自治区人民医院、内蒙古自治区人民医院。

　　本文件主要起草人:范利、李天志、胡亦新、刘晓红、董碧蓉、陈峥、康琳、励建安、白建林、宁静、田慧、张丽、骆雷鸣、舒刚明、王炜、闫双通、卢强、解涛、黄丽萍、瓮长水、陈孟莉、刘英华、王天琳、马强、郝立波、卫勃、杨华、肖红菊、杨存美、马莹、马虹颖、王鲁宁、曹丰、高畅、王晶桐、孙晓红、吴锦晖、杨云梅、张勤、刘学军、杜毓锋、顾寿永、熊亚晴、欧阳晓俊、暴继敏、靳楠楠、刘荣玉、谢良地、任延平、卢翠莲、朱斌、郑玉萍、李静、韩辉、田文、张海燕、关振鹏、裴征、王晓丽、卢艳丽、慈莉娅、王晓娟、李春辉、文宏、程梅、康冬梅、周春、刘敏、方璟、肖厚平、沈艺、陈东、马义丽、杨青平、向红、罗莉、邬真力、高学文、邹艳慧。

老年衰弱门诊服务规范

1 范围

本文件规定了老年衰弱门诊的基本要求、服务对象、服务要求及流程，服务评价与改进。

本文件适用于医院开设老年医学科衰弱门诊的服务与管理。

2 规范性引用文件

下列文件中的内容通过文中的规范性引用而构成本文件必不可少的条款。其中，注日期的引用文件，仅该日期对应的版本适用于本文件；不注日期的引用文件，其最新版本（包括所有的修改单）适用于本文件。

GB/T 17242 投诉处理指南

T/CGSS 003 老年友善服务规范

3 术语和定义

T/CGSS 003 界定的以及下列术语和定义适用于本文件。

3.1

衰弱 frailty

机体对生理储备的降低和多系统的失调导致的内外应激状态下保持内环境稳定能力的受限，从而增加对应激事件易感性的一种老年综合征。

注：衰弱是年龄和躯体疾病积累的表达，当其达到生理系统阈值时就会导致不良的健康结果。

3.2

老年综合评估 comprehensive geriatric assessment

采用多学科方法评估老年人的身体健康、功能状态、心理健康和社会环境状况的诊断过程。

注1：据此制定和启动以保护老年人健康和功能状态为目的的治疗计划，最大程度地提高老年人的生活质量。

注2：参考全国科学技术名词审定委员会公布的《老年医学名词》。

3.3

多学科整合管理 inter-disciplinary integrated management

由老年病医师、康复医师与康复治疗师、护师（士）、心理师、营养师、临床药师、个案管理师和社会工作者等构成的多学科团队，依据老年综合评估的结果对老年患者实施综合性的医疗、康复和护理服务的模式。

3.4

多重用药 polypharmacy

一个患者同时使用 5 种及以上的药品（包括中草药和保健品）的现象。

4 基本要求

4.1 开设老年衰弱门诊

老年衰弱门诊依据国家卫生健康主管部门发布的《老年医学科建设与管理指南（试行）》开设，应制定老年衰弱门诊相关的服务与管理制度、配备相应的工作人员和设施、设备。

4.2 工作人员配备

4.2.1 老年衰弱门诊应至少配备:

    a) 1名医师,为中级职称及以上(或经过老年医学相关培训,从事老年医学相关工作3年及以上)的老年医学科/老年综合科/全科医学科的医师;

    b) 1名具有3年及以上工作经验或经过老年护理相关专业培训的护士。

4.2.2 宜增配相对固定的康复科医师/治疗师、营养科医/技师、临床药师、心理科医师等老年多学科团队成员开展工作。

4.2.3 可根据需要联合各专科医师、社会工作者、个案管理师共同开展工作。

4.3 工作人员要求

4.3.1 老年衰弱门诊的老年医学科/老年综合科/全科医学科的医师应具备组织、协调多学科会诊,根据多学科会诊意见制定多学科整合管理方案的能力。

4.3.2 老年衰弱门诊的老年医学科/老年综合科/全科医学科的医师、护士应具有实施老年综合评估的技能,其他工作人员应掌握本专科评估技能。

4.3.3 老年衰弱门诊的老年医学科/老年综合科/全科医学科的医师、护士应参加老年医学相关培训后上岗。

4.3.4 所有工作人员应具有良好的多学科协作能力、沟通能力,对存在认知障碍的服务对象使用慢速、清晰的语言或采用形式多样的沟通方式进行交流。

4.3.5 所有工作人员应尊重服务对象的民族习俗和宗教信仰,注意保护其个人隐私和信息安全。

4.4 设施、设备

4.4.1 老年衰弱门诊诊区设计应符合 T/CGSS 003 的要求。

4.4.2 老年衰弱门诊应配备46 cm高、有扶手的靠背椅,应配备身高体重秤、握力计、秒表、卷尺、老花镜、放大镜、检查床。

4.4.3 老年衰弱门诊应配备视力表、音叉。

4.4.4 老年衰弱门诊应配备听诊器、血压计、指夹式脉搏血氧仪、皮褶夹。

4.4.5 老年衰弱门诊所在医院应有人体成分检测设备。

4.4.6 宜配备独立的老年综合评估室和/或活动能力评估室。

4.4.7 诊区附近宜具有至少 6 m 长的防滑步道。

4.4.8 有条件的医院宜具有远程网络系统。

4.4.9 有条件的医院可配备步态检测设备。

4.4.10 有条件的医院可配备弹力带、带有双层木制扶手的训练用阶梯(双向)(337 cm×82 cm×134 cm)。

5 服务对象

5.1 65 岁及以上的老年患者,存在下列情况之一者:

    a) 具有乏力、运动功能异常、无明显诱因的体重下降、有跌倒史或感知有跌倒风险等衰弱相关症状者;

    b) 多病共存患者;

    c) 多重用药患者;

    d) 经过初筛和评估具有老年综合征风险之一的患者;

示例：营养不良风险及营养不良、心理问题。

    e)　近期拟行手术的患者；

    f)　处于新近出院或疾病急性后期，需要康复，并具有功能康复潜能的患者。

5.2　其他有衰弱评估需求者。

6　服务要求及流程

6.1　服务内容及要求

6.1.1　老年衰弱门诊的服务内容包括基本服务和延伸服务。

    a)　基本服务形式包括门诊、以老年医学科/老年综合科/全科医学科的医师为主导组织多学科团队评估、会诊、随访。

    b)　延伸服务形式包括提供院外会诊（含远程会诊）、培训、咨询指导。

6.1.2　老年衰弱门诊应为服务对象提供基本服务；有条件的医院，可由老年衰弱门诊的老年医学科/老年综合科/全科医学科的医师、护士提供院外延伸服务。

6.1.3　工作人员应按照6.2老年衰弱门诊服务流程开展门诊服务，工作人员的岗位职责应符合6.3的内容。

6.1.4　老年衰弱门诊的基本服务内容应包括对服务对象进行登记、预约、建档，以及对衰弱及其危险因素的筛查、老年综合评估。根据需要可组织多学科会诊，制定并执行整合管理方案以及进行健康教育，并进行随访。

    a)　护士应对服务对象进行登记、预约、建立档案。

    b)　筛查：应由老年衰弱门诊的老年医学科/老年综合科/全科医学科的医师或护士对服务对象进行衰弱及其常见危险因素（包括但不限于肌少症、认知障碍、营养风险）初步筛查。各项评估结果均无异常者，建议转至其他科室就诊；其中任何一项异常者，按c)继续进行下述工作。老年衰弱门诊基本筛查方案见附录A。

    c)　老年综合评估和制定整合管理方案：经筛查为衰弱前期、衰弱和/或具有衰弱常见危险因素的服务对象，应由老年衰弱门诊的老年医学科/老年综合科/全科医学科的医师给予老年综合评估，并可进一步完善相关检测、检查项目，制定多学科整合管理方案。护士可协助进行老年综合评估。老年衰弱门诊综合评估方案见附录B。

    d)　组织多学科会诊：老年衰弱门诊的老年医学科/老年综合科/全科医学科的医师根据需要组织多学科会诊（包括远程会诊），准备会诊材料。

    e)　制定多学科整合管理方案：老年衰弱门诊的老年医学科/老年综合科/全科医学科的医师应根据老年综合评估、相关检测和检查结果，有需要的结合多学科会诊意见，制定管理方案或疾病急性后期服务方案。护士可协助会诊的组织、做好会诊记录和会诊后的档案管理。老年衰弱门诊整合管理方案见附录C。

注：疾病急性后期服务：以提高服务对象生活质量和健康期望寿命为目标，以恢复服务对象独立生活能力、避免失能为宗旨，为服务对象提供以人为个体的多学科的连续医疗、照护等整合管理服务；协助服务对象能尽快恢复功能并顺利回到社区，避免短期再入院。

    f)　执行方案和健康教育：由护士指导服务对象执行管理方案、对服务对象进行健康教育、科普宣传。

    g)　随访：有条件的医院，在执行管理后第1个月末进行随访，由老年医学科/老年综合科/全科医学科的医师、护士共同进行；以后可由护士每3个月～6个月随访一次，落实管理计划，发现问题者报告老年医学科/老年综合科/全科医学科的医师，协助复诊。如服务对象功能恢复到健壮或进一步恶化至失能，终止随访。

6.1.5 老年衰弱门诊的院外延伸服务的内容包括对有需求的其他医疗机构的医护人员或服务对象的照护者、家属提供服务。

　　a) 通过医院与下级医院、社区卫生中心、医养结合机构、护理院等中长期照护机构建立固定联系和双向转诊机制，为其服务对象进行远程会诊；对其医、护人员提供技术指导、培训。

　　b) 对服务对象的家属、照护者提供咨询服务。

6.2 服务流程

老年衰弱门诊服务流程按照图1。

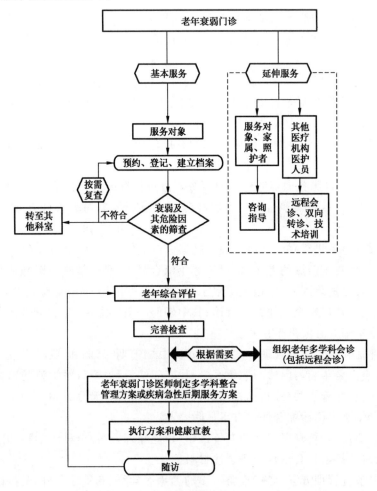

图1 老年衰弱门诊服务流程

6.3 岗位职责

6.3.1 老年衰弱门诊医师职责

6.3.1.1 应对服务对象进行衰弱及其危险因素的筛查、老年综合评估、组织多学科团队专家会诊、总结并制定整合管理方案。

6.3.1.2 宜对服务对象进行健康教育、执行整合管理方案、随访。

6.3.1.3 宜对院外有需求的医疗卫生服务机构的医护人员或服务对象的照护者、家属开展院外延伸服务。

6.3.2 老年衰弱门诊护士职责

6.3.2.1 应对服务对象进行预约、登记及档案管理。

6.3.2.2 应对服务对象进行衰弱筛查。

6.3.2.3 协助老年医学科/老年综合科/全科医学科的医师完成老年综合评估、组织多学科会诊。

6.3.2.4 协助老年医学科/老年综合科/全科医学科的医师执行服务对象的管理方案,进行健康教育、科普宣传、随访。

6.3.2.5 协助老年医学科/老年综合科/全科医学科的医师进行院外延伸服务。

6.3.3 其他人员职责

6.3.3.1 康复医师/治疗师岗位职责

协助对服务对象制定功能康复训练方案,协助实施功能训练及指导康复辅具的使用。

6.3.3.2 临床药师岗位职责

协助对服务对象的多重用药的评估和指导,进行用药咨询、科普宣教等。

6.3.3.3 营养医师/技师的岗位职责

协助对服务对象进行营养不良的评估和制定营养治疗管理方案,按需随访。

6.3.3.4 心理科医师岗位职责

对服务对象心理问题评估及干预指导,提供心理咨询服务等。

6.3.3.5 各专科医师的岗位职责

由相对固定的专科医师参加老年多学科团队专家会诊,提出各专科健康问题评估、管理及随访方案。

6.3.3.6 个案管理师和社会工作者的岗位职责

协助老年衰弱门诊的医护人员对服务对象进行衰弱筛查、咨询服务,协调服务对象、家人与医护人员的沟通,提供与疾病相关的家庭、社会支持问题。评价服务对象的生活状况,处理因疾病引发的情绪问题,为服务对象提供解决生活问题的建议。

7 服务评价与改进

7.1 服务评价包括老年衰弱门诊科室评价、服务对象评价。

7.2 老年衰弱门诊科室评价:应根据服务内容及服务要求定期进行老年衰弱门诊科室、多学科团队医护人员的自我评价。

7.3 服务对象评价:宜根据服务对象对诊疗服务的满意度、安全性、可及性、便利性、公平性和自身感到的病情改善情况进行评价。

7.4 老年衰弱门诊应根据服务评价结果,对存在的问题制定整改方案,跟踪实施,及时改进,提高服务质量。

附　录　A

（资料性）

老年衰弱门诊基本筛查方案

老年衰弱门诊基本筛查方案见表 A.1。

表 A.1　老年衰弱门诊基本筛查方案

序号	评估维度	评估方法
1	衰弱筛查	FRAIL 量表，SOF 量表
2	肌少症筛查	小腿围
3	认知功能筛查	AD 8 量表或 Mini-Cog 量表
4	营养风险筛查	微型营养评定简表 （Mini Nutritional Assessment Short Form，MNA-SF）
注：“FRAIL 量表”由疲劳感（Fatigue）、抵抗力（Resistance）、步行能力（Ambulation）、疾病状况（Illness）和体重减轻（Loss of weight）五项内容组成，这五项内容的英文单词首字母构成了 FRAIL 量表的名称。			

附　录　B

（资料性）

老年衰弱门诊综合评估方案

老年衰弱门诊综合评估方案见表 B.1。

表 B.1　老年衰弱门诊综合评估方案

序号	评估维度	评估方法
1	衰弱评估	Fried 量表,衰弱指数(FI)
2	疾病史	完善专科体格检查、检测项目、影像学检查
3	用药史	用药种类大于或等于 5 种
4	躯体功能	5 次起坐试验,SPPB(简易体能状况量表)测试,TUG(起立行走测试)
5	日常生活能力	ADL/IADL 量表
6	认知功能评估	MoCA 量表/MMSE 量表
7	肌少症评估	根据《中国老年人肌少症诊疗专家共识(2021)》
8	营养	营养评定
9	抑郁	GDS-5 量表
10	口腔问题	牙齿健康、咀嚼功能评估
11	视力、听力	阅读、行走和看电视时,觉得视物不清或困难? 感到接听电话或手机有困难? 视力表、音叉
12	跌倒风险	老年人跌倒风险评估工具 (Fall Risk Assessment Tool,FRA)
13	社会支持	社会支持系统,经济情况
14	体格检查	血压,心率,身高,体重
15	检测和检查项目	血常规,血糖,血脂,甲状腺功能,维生素 B_{12}, 25-羟维生素 D,生物电阻抗法或双光能 X 线吸收法检测人体成分

附　录　C

（资料性）

老年衰弱门诊整合管理方案建议

老年衰弱门诊整合管理方案建议见表C.1。

表C.1　老年衰弱门诊整合管理方案建议

序号	维度	状态	干预建议方案
1	衰弱筛查	无衰弱	定期复查
		衰弱前期	根据老年综合评估,给予运动干预、营养指导、多重用药指导等综合管理方案
		衰弱	
2	疾病史	有	完善专科体格检查、检测项目、影像学检查制定多病共存的管理方案,必要时组织多学科会诊
3	用药史	有	进一步进行多重用药、不适当用药的评估和指导
4	躯体功能日常活动能力	正常	定期复查
		下降	功能康复训练指导
5	认知功能	正常	定期复查
		下降	联合专科进一步评估,制定照护、个体化训练方案
6	营养	正常	定期复查
		营养不良风险	营养补充指导
		营养不良	
7	日常生活能力	正常	定期复查
		下降	个体化功能训练,照护,多学科团队支持
8	肌少症	无	定期复查
		有	指导蛋白质补充,运动干预,生活方式管理
9	抑郁	无	定期复查
		有	推荐到心理科医师,多学科团队协助进行心理问题评估及干预指导等
10	口腔问题	无	定期复查
		有	建议口腔科佩戴义齿、康复科等指导治疗
11	视力	有	建议去专科治疗
12	听力	有	建议去专科治疗
13	跌倒	无风险	定期复查
		有风险	防跌倒宣教,康复训练,指导居住环境改造,对多重用药、感知觉障碍等进行综合管理指导
14	社会支持	好	定期复查
		差	医患共同决策,个案管理师、社会工作者参与

参 考 文 献

[1] 国家卫生健康委办公厅关于印发老年医学科建设与管理指南(试行)的通知(国卫办医函〔2019〕855号).2019年11月26日.

[2] 陈峥,胡亦新,金哲.老年多学科多学科门诊服务模式与规范[J].中华老年医学杂志,2021,40(8):987-990.

[3] 胡亦新,余小平.中国老年医疗照护技能篇(常见疾病和老年综合征)[M].北京:人民卫生出版社,2017:403-427.

[4] 范利,冷晓,王秋梅.老年医学临床实践技能进阶培训教程上册(第1版)[M].北京:人民卫生出版社,2020:60-66.

[5] 范利,陈峥,胡亦新.老年医学临床实践技能进阶培训教程下册(第1版)[M].北京:人民卫生出版社,2020:630-638.

[6] 刘晓红,陈彪.老年医学(第3版)(卫健委"十三五"规划全国研究生教材)[M].北京:人民卫生出版社,2020:177-260.

[7] 老年医学名词[M].北京:科技出版社,2017.

[8] 中华医学会老年医学分会.中国老年人肌少症诊疗专家共识(2021)[J].中华老年医学杂志.2021,40(8):943-952.

ICS 03.080
CCS A 16

团 体 标 准

T/CGSS 024—2022

医养结合服务人员培训基地建设要求

Requirements for service personal of training base of
combination of medical and senior health care

2022-04-02 发布

2022-04-02 实施

中国老年医学学会 发 布

前　言

本文件按照 GB/T 1.1—2020《标准化工作导则　第 1 部分:标准化文件的结构和起草规则》的规定起草。

请注意本文件的某些内容可能涉及专利。本文件的发布机构不承担识别专利的责任。

本文件由中国老年医学学会健康管理分会、医养结合促进委员会提出。

本文件由中国老年医学学会归口。

本文件起草单位:北京社会管理职业学院(民政部培训中心)、国家老年疾病临床医学研究中心(解放军总医院)、中南大学湘雅医院、长春医学高等专科学校、深圳职业技术学院、中国健康养老集团有限公司、通用环球医疗集团有限公司、兰州大学护理学院、四川大学华西医院、银发时代(北京)健康咨询有限公司、北京市石景山区寿山福海养老服务中心、江苏经贸职业技术学院、滨州职业学院、山东省养老产业协会。

本文件主要起草人:屠其雷、杨庭树、黄伟红、皮微云、何凤云、杨杨、张欣、苏敏、侯惠如、杨爱萍、徐红、张宁、潘婕桐、曹立、张梅淮、李惠菊、张晋、白玉光。

医养结合服务人员培训基地建设要求

1 范围

本文件规定了医养结合服务人员培训基地建设的基本要求、培训教师要求、培训场所要求和培训管理要求。

本文件适用于医养结合服务人员相关知识和技能培训基地的建设。

2 规范性引用文件

下列文件中的内容通过文中的规范性引用而构成本文件必不可少的条款。其中,注日期的引用文件,仅该日期对应的版本适用于本文件;不注日期的引用文件,其最新版本(包括所有的修改单)适用于本文件。

T/CGSS 018 健康养老实践导师要求与评价

3 术语和定义

T/CGSS 018 界定的术语和定义适用于本文件。

3.1

医养结合服务 combination of medical and senior health care services

将医疗服务(或资源)与养老服务(或资源)结合起来,能提供连续性的医疗、康复、照护、健康管理等服务。

4 基本要求

4.1 培训基地应具有独立的法人资质。

4.2 应设置培训管理组织机构。

4.3 应建立管理制度体系,包括但不限于以下制度:

a) 课程开发与管理制度;

b) 学员管理制度;

c) 证书管理制度;

d) 教学管理制度;

e) 设施设备管理制度;

f) 证书管理制度;

g) 档案管理制度;

h) 财务管理制度;

i) 安全管理制度。

4.4 应配备由高校,科研机构,行业学会、协会,医养结合机构共同组成的专兼职培训教师队伍。专兼职培训教师数量应不少于 8 名,基地所属的培训教师数量不低于 30%。应配备相应的专兼职管理人员。

4.5 应具有固定培训场所及培训相关的设施设备。

T/CGSS 024—2022

4.6 应建立培训质量控制体系,开展质量评估,持续改进培训质量。

4.7 培训场所应符合建筑安全、消防、卫生、抗震、信息安全等安全要求,建立安全防范体系,制定应急预案并定期演练。

5 培训教师要求

5.1 培训教师应具有良好的职业道德、丰富的医养结合服务相关知识和技能。

5.2 培训教师应具备下列条件之一:

    a) 符合 T/CGSS 018 中级或以上健康养老实践导师的要求;

    b) 具备专业中级或以上职称,且有 3 年及以上教学或实践经验;

    c) 持有高级(三级)或以上国家职业技能证书。

6 培训场所要求

6.1 授课教室应符合以下条件:

    a) 面积应不小于 80 m²,且能够满足 30 人或以上人数培训教学需要;

    b) 应配备满足教学所需的多媒体等教学设备;

    c) 应具备网络培训教学条件;

    d) 课桌应能够分离或组合,满足小组讨论教学需要。

6.2 实操教室应符合以下条件:

    a) 实操教室应不少于 2 间,且每间能够满足 20 人技能操作需要;

    b) 应设置物品准备区域;

    c) 应配备包括且不限于老年评估类、老年康复类、老年照护类等设备;

    d) 应在醒目位置张贴设施设备使用方法、管理要求和应急处理,且有设备定期检查维护记录。

7 培训管理要求

7.1 应开设医养结合服务相关课程,包括但不限于以下内容:

    a) 老年康复;

    b) 老年人能力评估;

    c) 养老护理员;

    d) 医疗护理员;

    e) 老年健康管理;

    f) 健康照护师。

7.2 应配备与培训课程相对应的计划、大纲、教材(或讲义)。

7.3 应制定培训方案、实施计划、评价考核方案等培训管理体系文件。

7.4 应记录学员培训学习情况,至少包括课程名称、培训学分、培训人员名单、考核结果等信息。

7.5 应开展培训效果评估与反馈:

    a) 应开展培训教师评价与考核,对培训师资进行动态化管理;

    b) 应定期开展培训方法研讨,提高培训质量和效果。

参 考 文 献

［1］ GB/T 37276 养老机构等级划分与评定

［2］ T/CGSS 005 医养结合服务机构设施设置基本要求

［3］ T/CGSS 006 医养结合服务机构等级评定规范

［4］ 国家卫生健康委、民政部、国家中医药管理局关于印发《医养结合机构服务指南（试行）》的通知（国卫办老龄发〔2019〕24 号）.2019 年 12 月 23 日.

［5］ 住院医师规范化培训基地（综合医院）全科医学科设置指导标准（国卫办科教发〔2018〕21 号）

［6］ 关于深入推进医养结合发展的若干意见（国卫老龄发〔2019〕60 号）

［7］ 关于建立完善老年健康服务体系的指导意见（国卫老龄发〔2019〕61 号）

［8］ 中共中央　国务院关于加强新时代老龄工作的意见.中共中央国务院.2021 年 11 月 18 日.

ICS 03.080
CCS A 20

团 体 标 准

T/CGSS 025—2022

老年患者临床营养管理服务规范

Specification of clinical nutrition management services for elderly patients

2022-05-02 发布

2022-05-02 实施

中国老年医学学会　　发　布

前　言

本文件按照 GB/T 1.1—2020《标准化工作导则　第 1 部分：标准化文件的结构和起草规则》的规定起草。

请注意本文件的某些内容可能涉及专利。本文件的发布机构不承担识别专利的责任。

本文件由中国老年医学学会老年医疗机构管理分会提出。

本文件由中国老年医学学会归口。

本文件起草单位：中国老年医学学会老年医疗机构管理分会、中国老年医学学会国际交流合作委员会、北京医联老年医学培训与咨询中心、北京医院、北京协和医院、上海华东医院、解放军第八医学中心、江苏省老年病医院、郑州市老年病医院、辽宁省老年病医院（辽宁省金秋医院）、丽水市老年医院、四川自贡市老年病医院、四川大学华西医院、雅培贸易（上海）有限公司。

本文件主要起草人：朱明炜、陈伟、孙建琴、张进平、王亮、左小霞、胡亦新、付萍、胡雯、闫文杰、刘世晴、胡万保、田福建、纪冉冉、王利仙、金月定。

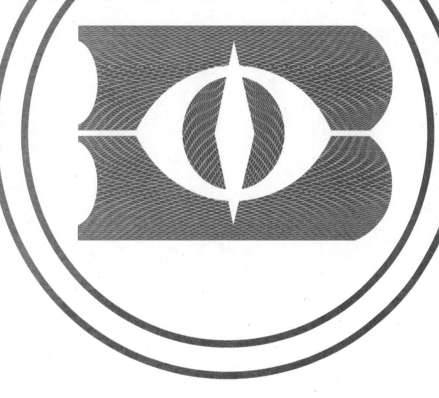

引　言

　　营养不良是常见的老年综合征,在老年住院患者中发生率极高。全国老年住院患者的营养调查结果显示,营养不良发生率约为 15%,营养不良风险占到 50%,即 2/3 的老年住院患者有营养不良问题。老年住院患者的营养状态与临床结局密切相关,营养不良可导致患者住院日延长、术后并发症增加、功能依赖、感染及死亡率增高。大量的临床营养管理实践证明,对于老年患者,及早识别营养风险并进行营养治疗,改善临床结局,效果确切。无论是从建设临床营养科室,还是给临床科室赋予老年营养管理能力,都具有积极意义。

　　为了减少老年住院患者因营养不良导致的一系列获得性问题,促进疾病快速康复和维护良好的功能,中国老年医学学会组织国内专家,以国家卫生健康主管部门发布的《临床营养科建设与管理指南》的相关精神为依据,旨在提高临床医生对老年住院患者营养不良及营养风险的认识水平,侧重老年患者临床营养管理服务的流程与要求,为规范医疗机构临床营养管理服务,包括营养筛查与评估、营养诊断、营养治疗、营养宣传教育的实施与监督,提高临床营养诊疗能力和管理服务水平,保障医疗质量和安全,特制定本文件。

老年患者临床营养管理服务规范

1 范围

本文件规定了老年患者临床营养管理服务的基本要求、服务内容及要求、服务流程、服务评价与改进。

本文件适用于医疗机构对住院、门诊及家庭病床的老年患者提供临床营养管理的服务。

2 规范性引用文件

下列文件中的内容通过文中的规范性引用而构成本文件必不可少的条款。其中，注日期的引用文件，仅该日期对应的版本适用于本文件；不注日期的引用文件，其最新版本（包括所有的修改单）适用于本文件。

GB/T 17242　投诉处理指南
GB 50763　无障碍设计规范
T/CGSS 003　老年友善服务规范

3 术语和定义

下列术语和定义适用于本文件。

3.1

临床营养管理　clinical nutritional management

经临床营养专业教育或培训且获得营养管理资格的临床医师、护师（士）为主导、多学科团队参与，应用老年综合评估方法，提供营养风险和营养不良筛查与评估、诊断、治疗、营养宣传教育的活动。

3.2

营养风险　nutrition risk

现存或潜在的与营养因素相关的导致患者出现不利临床结局的概率及其强度。

3.3

营养不良　malnutrition

由能量、蛋白质及其他营养素摄入不足/过剩造成的组织、形体和功能改变及相应的临床表现。

4 基本要求

4.1 医疗机构

4.1.1　应制定有老年患者临床营养管理服务制度、流程、服务规范和应急预案。

4.1.2　应建立老年患者临床营养管理服务中不良事件的上报与处理反馈管理系统，宜参照《全国医院信息化建设标准与规范（试行）》。

4.1.3　应有负责双向转诊服务的管理部门和专职人员。

4.1.4　应有规范书写、保存病历等医疗文书；营养筛查、评估、诊断与治疗有关记录应纳入病历管理要求；应妥善保管各种服务的原始文档，实现服务全程留痕，责任可追溯。

4.1.5 应有保障临床营养管理工作有效开展的临床营养学科人才培养和岗位培训计划,进行有关人员营养筛查评估等技能培训,指导其使用国家卫生行业标准推荐的营养筛查与评估技术或工具,完成临床营养管理工作并做好相关记录。应将临床营养诊疗相关知识、技能纳入医务人员继续教育、技能培训、考核范畴,培训时限每年应不少于 18 学时,并完善相关监督考核制度。

4.1.6 应进行临床营养管理质量评价,定期进行检查与监测,及时总结分析与反馈,发现问题及时纠正。

4.1.7 应积极配合卫生健康行政部门组织开展的临床营养评估、考核等工作,不应拒绝和阻挠,不应提供虚假材料。

4.2 专业人员

4.2.1 应具备与服务内容相关的执业或职业资格。包括但不限于:住院、门诊和家庭病床的临床医师与护师(士)、营养师、康复治疗师、临床药师、心理医师、照护者等专业人员。

4.2.2 应能对住院、门诊、家庭病床的老年患者,开展营养风险和营养不良的营养筛查与评估、营养诊断、营养治疗、营养宣传教育的实施与监测管理服务。

4.2.3 应能完整、真实记录营养管理服务的全过程,包括筛查与评估量表及结果、监测指标数值和营养治疗医嘱等录入老年患者病历等,并进行数据分析。

4.2.4 应能熟练使用营养风险筛查和营养不良评估工具。

4.2.5 应具备与老年患者良好的沟通能力,对失能、失智的老年患者能用慢速、清晰的语言,或采用肢体语言、文字或图片进行交流。

4.2.6 应能开展对老年患者不良生活方式的营养、运动等宣传教育和干预指导。

4.2.7 应参加老年营养管理服务相关专业知识培训和职业资格培训并考试合格。

4.3 专业要求

4.3.1 临床医师

承担主要的临床营养管理工作。应能完成老年患者的营养筛查、营养评估、营养诊断、营养治疗、过程监测及并发症的早期识别与处理的临床营养管理。

4.3.2 临床护师(士)

在临床营养管理中,作为临床医师的助手,应能独立完成快速筛查和遵医嘱实施营养治疗。包括:口服营养剂经口或鼻饲管的给予、管路维护、监测指标的标本采样,以及并发症的识别与及时报告等。

4.3.3 营养师

包括注册营养师、临床营养师/技师、老年营养师。应配合临床医师参与住院、门诊及家庭病床的老年临床营养管理工作,包括目标量测算、特殊医学用途食品、营养补充剂的选择与指导;依据老年患者每日常量营养素所需目标量、疾病与营养缺陷程度和食物特异性 IgG 抗体检测结果,制定并监制个性化医疗膳食处方以及吞咽障碍老年患者糊状、半流质和流质食物;按需提供肠内、肠外营养建议或处方。

4.3.4 康复治疗师

应在老年临床营养管理中,进行因营养问题导致的功能障碍的评定与康复方案制定及训练服务,如制定并实施吞咽能力评估与康复训练方案等。

4.3.5 临床药师

应在老年患者入院时,对目前药物服用品种、计量和剂型等可能影响进食、营养吸收等因素进行评测,发现问题及时建议主管医生进行调整;应核查老年患者出院带药和初、复诊处方,并指导安全用药,提醒服药注意事项等。

4.3.6 心理医师

应在老年患者住院、门诊时,通过相关量表评价精神心理状态。如果存在影响进食因素如焦虑、抑郁、认知障碍等,应制定并实施精神心理干预计划。

4.3.7 多学科团队

4.3.7.1 多学科团队的组成:包括但不限于4.2.1~4.2.6所涉及的各类专业人员。

4.3.7.2 多学科团队的工作模式:根据需要对病情复杂、多重用药、多系统功能障碍、多脏器衰竭的老年患者,召开有相关专业人员参与的多学科小组会议,形成整合管理方案和预防其并发症发生的处理意见,并做好讨论记录。

4.3.7.3 多学科团队的职责:

 a) 应能依据评估结果以及营养风险可能导致的营养失调病、营养代谢障碍及老年综合征和老年照护等问题,遵照营养诊断和相关营养治疗规范,结合老年患者临床,通过多学科整合管理模式,制定个性化的膳食调整和医学营养治疗;

 b) 应鼓励老年患者及其家属参与多学科小组会议,并参与相关活动;

 c) 负责出院、门诊和家庭病床有风险和无风险的老年患者营养随访管理。康复治疗师、临床药师、心理医师等专业人员根据患者情况,适时参与跟进。

4.4 环境设施

4.4.1 服务环境应符合 GB 50763 和 T/CGSS 003 的有关规定。

4.4.2 服务设施根据实际情况,宜配置营养知识教育场地、宣传教育材料与影像设备、营养风险和营养不良筛查所需的量表、设备、器具见附录 A。

4.4.3 服务设备应在显著位置公示各项服务项目、收费标准等信息,便于老年人辨识、阅读与理解。

5 服务内容及要求

5.1 服务对象

住院、门诊和社区家庭病床的老年患者,存在以下情况的:

 a) 有长期消耗性疾病和有明确与营养摄入、消化吸收功能障碍情况和罹患各期肿瘤的;

 b) 入住重症监护病房的;

 c) 各种原因导致衰弱、失智、失能、半失能的;

 d) 一周内饮食摄入不足的;

 e) 可能发生营养不良的慢性病的。

5.2 服务内容

5.2.1 营养筛查

应用筛查技术或工具,判断老年患者是否存在营养风险的过程。

5.2.2 营养评估

通过筛查量表评分和收集老年患者临床资料,对经筛查发现存在营养风险的患者营养状态进行评估。

5.2.3 营养诊断

经过营养筛查与评估,结合临床诊断,包括但不限于对营养失调病、营养代谢障碍等疾病的诊断,来确定营养风险或营养不良程度,判定是否符合营养治疗适应症。

5.2.4 营养治疗

营养治疗是依据老年患者营养缺陷程度,按照营养治疗五阶梯原则进行的包括营养教育、口服营养补充(ONS)、全肠内营养(TEN)、部分肠外营养(PPN)、全肠外营养(TPN)的营养素的治疗。

5.2.5 过程监测

营养治疗中对相关指标和脏器功能的监测,及时处理并发症和调整治疗方案,保证营养治疗持续、有效。

5.2.6 随访管理格式

对出院及家庭病床老年患者营养状态的连续性动态监测与干预的管理过程。

5.2.7 营养宣传教育

向老年患者及照护者,强调营养筛查和营养治疗的重要性,指导如何合理膳食,纠正营养认识误区;开展对老年患者不良生活方式的营养、运动等宣传教育和干预指导等。

5.3 服务流程与要求

5.3.1 老年患者临床营养管理服务流程图

老年患者临床营养管理服务流程图按照图1。

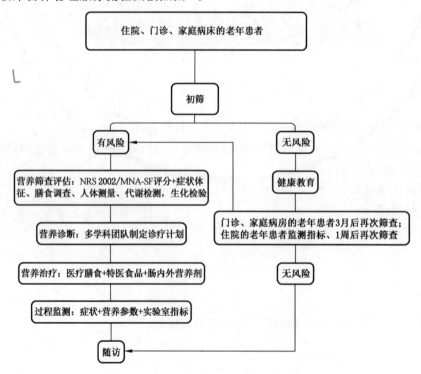

图 1 老年患者临床营养管理服务流程图

5.3.2 营养筛查

营养筛查由接诊护师(士)和医师,结合对老年患者的问诊和体检,分快速初筛和营养筛查 2 个步骤,应于入院 24 h 内或接诊时完成。首诊医师是营养筛查的第一责任人。

a) 快速初筛:通过询问老年患者以下 3 个问题进行初筛。

    1) 3 个月内体重是否下降?

    2) 过去一周内摄食是否减少?

    3) 是否患有疾病?包括疾病名称及用药情况。

    以上任一问题回答"是",则进入营养筛查阶段;反之,一周后再行营养筛查。

b) 营养筛查:以下 2 项筛查有 1 项提示有营养问题的,则进入营养评估阶段;以下 2 项筛查暂无营养问题的,入院老年患者 1 周后、门诊及家庭病床老年患者 2 周～4 周再行营养筛查。

    1) 采用 2002 营养风险筛查(NRS 2002)或微营养评定法(MNA-SF)进行筛查。NRS 2002 和 MNA-SF 评估量表应符合附录 B 的要求。

    2) 依据附录 C 的表 C.1 老年营养不良评估表进行营养不良程度的评测。

5.3.3 营养评估

营养评估由临床医师在筛查确定存在营养风险后 24 h 内进行。对于部分病情复杂和营养缺陷原因尚不清晰的老年患者,应及时召开有临床药师、心理医师等专业人员参与的多学科小组会议,形成整合管理方案和预防其并发症发生的处理意见,并做好讨论记录。根据老年患者病情和营养缺陷变化,可进行多次评估。营养评估应综合考虑老年患者以下 5 个方面的情况后做出评价。

a) 膳食调查:了解老年患者每日主、副食摄入量,包括日常摄入习惯、饮酒、吸烟及营养补充剂、食物过敏史及购买或制作食物的能力。

b) 采集营养相关的现病史、用药史及临床症状。

c) 体格检查:重点是营养缺乏病的相关体征,如干瘦病(消瘦型)和恶性营养不良(浮肿型)、维生素 B1 缺乏病(脚气病)、核黄素缺乏病(维生素 B2 缺乏病)及烟酸缺乏病(癞皮病)等。

d) 人体测量:包括体质指数(BMI)、体质量/标准体质量百分比、总水分(TBW)、腰臀比(WHR)、腰围、小腿围、三头肌皮褶厚度及握力。

e) 实验室指标:除外血红蛋白、微量元素、肝肾功能、电解质、血沉和 C-反应蛋白(CRP),还应检测维生素 K、25 羟维生素 D、血浆白蛋白、转铁蛋白、血清前白蛋白和视黄醇结合蛋白含量。

5.3.4 营养诊断

临床医师经筛查评分和评估后,存在以下一项以上的营养治疗指征的,便可做出营养风险或营养不良诊断。如果是一患多病、一患多征的老年患者,应召开多学科团队会议,共同做出诊断及治疗建议。

a) NRS 2002 评分大于或等于 3 分,提示存在营养风险者。

b) MNA-SF 评分小于或等于 7 分提示存在营养不良;8 分～11 分提示存在发生营养不良风险者。

c) 老年人营养不良评估表评分大于 3 分提示存在营养不良者。

d) 预计 3 d～5 d 不能经口进食或无法达到推荐目标量 60% 以上者。

e) 6 个月内体重丢失大于 10% 或 3 个月内体重下降大于 5% 者。

f) 体重指数(BMI)小于 20.5 kg/m^2 者。

g) 已确定存在营养不良的指征或表现者。

5.3.5 营养治疗

5.3.5.1 概述

临床医师、营养师、临床护师（士）按照五阶梯原则进行营养治疗。

注：即当下一阶梯不能满足 60％目标能量需求 3 d～5 d 时，依次向上晋级选择营养补充剂、途径与方法。

5.3.5.2 时机选择

应在老年患者接受治疗前，纠正低血容量、酸碱失衡，保证血流动力学基本稳定。

5.3.5.3 目标量测算

应依据老年患者营养问题程度，参照推荐目标量见附录 D 计算出每日常量营养素的需要量。

5.3.5.4 途径与方法

5.3.5.4.1 营养宣传教育：营养宣传教育加医疗膳食是第一阶梯的主要方法。开展宣传教育应进行活动记录，包括活动通知、活动主题、主办方、受众人数及现场视频或照片等。

5.3.5.4.2 膳食干预：应依据老年患者每日所需常量营养素的目标量和食物特异性 IgG 抗体检测结果，制定个性化膳食建议书和医疗膳食食谱。

5.3.5.4.3 营养补充剂。

a) 途径：包括肠内营养（EN）、肠外营养（PN）和肠内联合肠外营养支持。肠内营养又包括口服营养补充（ONS）和管饲［鼻胃管、经皮内镜下胃造瘘术（PEG）、间歇经口至食管管饲（IOE）］和空肠喂养；当老年患者出现意识障碍、肠梗阻、胰腺炎和急危重症时，可直接肠外营养治疗。

b) 肠内营养制剂：常用制剂包括。
   1) 适合多数老年患者的整蛋白标准配方制剂。
   2) 适合糖尿病老年患者的含有膳食纤维的糖尿病专用制剂。
   3) 适合限制液体量和高代谢状态老年患者的高能量密度整蛋白配方制剂。
   4) 适用肠道功能存在咀嚼、吞咽功能障碍老年患者的匀浆膳。

c) 肠外营养制剂：常用的如氨基酸、脂肪乳、葡萄糖、多腔袋、电解质和维生素类制剂等。

5.3.6 过程监测

临床医师和临床护师（士）应在营养治疗过程中随时监测，评价效果及脏器功能状态，及时处理并发症，调整营养治疗方案。监测指标与治疗前的营养评估尽量相对应，包括以下几方面。

a) 症状体征：饥饿感、口感、胃肠道反应及生命体征、水肿、脱水、吞咽障碍和进食呛咳等。

b) 营养参数：
   1) 基础补水量应为 30 mL/（kg·d）；
   2) 能量和常量营养素每日实际摄入量；
   3) 人体测量和实验室指标：同 5.3.3 d）和 5.3.3 e）。

c) 实验室安全性指标：电解质、血糖、血脂、重要脏器功能、食物特异性 IgG 抗体检测。

d) 并发症及其防治见附录 E。

5.3.7 随访管理

5.3.7.1 概述

门诊和社区卫生中心（站）的临床医师、营养师、临床护师（士）以及多学科团队中的临床药师、康复治疗师及心理医师,对疾病治疗符合出院标准的、门诊就诊和家庭病床的老年患者,存在营养问题和营养风险评分达到正常的 2 种情况的老年患者,继续进行的营养治疗和营养指导。

5.3.7.2 有营养风险的老年患者

5.3.7.2.1 应指导老年患者或照护者做好以下 3 个记录:
a) 每天摄入饮食种类和摄入量;
b) 每天管饲或 ONS 摄入量;
c) 晨起排空大小便后,每周测体重 1 次的结果。

5.3.7.2.2 应指导并告知老年患者或照护者管饲的注意事项。
a) 体位:管饲时取半卧位或坐位以及等高卧位三种体态;或抬高床头大于或等于 30°或取 30°～45°半卧位。
b) 鼻饲过程中,打开鼻饲管盖帽前应和分离注食器与鼻饲管时,应先将胃管反折,以防进入过多空气,引起老人胃胀气等不适。
c) 鼻饲量每次不应超过 200 mL,间隔时间不少于 2 h。新鲜果汁与奶液避免同时注入,以免产生凝块。
d) 鼻胃管的更换频率:当预计管饲超过 4 周时,推荐经皮内镜下胃/空肠造瘘术(PEG/PEJ)。因故未采用时,每个月应更换鼻饲管 1 次,更换固定胃管胶带 2 次/周,造瘘口纱布 1 次/d,有血渍、渗液、受潮、松脱时应及时更换处理。
e) 营养液的配制:原则上是现配现用。暂时不用时应冰箱冷藏,超过 24 h 应弃之。管饲时,营养液温度不宜过低,以 25 ℃～38 ℃为宜。

5.3.7.2.3 保持口腔清洁。长期鼻饲者应每天进行 2 次口腔护理。

5.3.7.2.4 提醒随访频率:每(2～4)周 1 次。如果突发病病或出现进食改变等状况,及时就诊。

5.3.7.3 无营养风险的老年患者

5.3.7.3.1 应指导老年患者或照护者做好以下 2 个记录:
a) 每天摄入饮食种类和摄入量;
b) 晨起排空大小便后,每周测体重 1 次的结果。

5.3.7.3.2 提醒随访频率:每 3 个月 1 次。如果突发疾病或出现进食改变等状况,及时就诊。

6 服务评价

6.1 评价类别

服务评价包括:自我评价、服务对象评价和第三方评价。
a) 自我评价应根据服务内容及服务要求定期进行自我评价。
b) 应定期开展服务对象的满意度评价。
c) 可委托具有资质的第三方机构开展老年患者临床营养服务的评价。

6.2 评价内容

应依据本文件的所有要求,通过病历记录、服务内容、要求及完成情况等,进行多维度的老年患者临床营养管理服务评价。

6.3 持续改进

6.3.1 应根据评价结果,对不符合要求的项目制定整改方案,跟踪实施,及时改进,不断提高服务质量。

6.3.2 在服务过程中随时收集有关服务质量问题信息,分析原因,制定纠正措施,对过程或管理进行整改,避免再次发生。

6.3.3 应主动接受社会监督,对外公布监督和投诉电话、投诉方法、投诉流程,建立服务质量投诉及纠纷处理、反馈机制,按照 GB/T 17242 处理投诉事件。

附 录 A

（资料性）

老年临床营养管理常用器具

老年临床营养管理常用器具见表 A.1。

表 A.1 老年临床营养管理常用器具

序号	物品名称	管理项目
1	训练用阶梯（双向）	双层木制扶手 337 cm×82 cm×134 cm 心肺功能和上下楼梯功能
2	身高计、体重计、皮尺、体重指数转盘	体重指数（BMI）小腿围
3	人体成分分析仪、电子握力计、皮褶夹	体脂比、肌力、皮褶厚度
4	6 m 线秒表计时器	6 m 步行时长、步速、步态测试
5	万能汤匙、带吸盘的碗、异型口杯	进食功能评测
6	盐勺、油壶	油、盐的用量评估
7	90 kcal 食物交换份食物模型	个性化特膳配制参考
8	食物营养成分速查圆盘	个性化特膳配制参考
9	听诊器、血压计、指夹式脉搏血氧仪	血压、血氧、呼吸、心律、心率、脉搏等
10	电脑	营养相关评估量表和营养管理档案库

附 录 B

（规范性）

老年营养状态评估量表与方法

B.1 营养风险筛查量表（NRS 2002）

2002 营养风险筛查表（NRS 2002）见表 B.1。

表 B.1 2002 营养风险筛查表（NRS 2002）

营养风险筛查表表 NRS 2002		
① 主要诊断，填写最主要诊断：		
适用对象：18 岁～90 岁，住院 1 天以上，次日 8 时前未行手术，神志清者。		
科室： 床号： 入院日期： 联系电话：		
姓名： 性别： 年龄： 住院号：		
患者知情同意参加（是□ 否□）		
若患有以下疾病请打"√"，并参照标准进行评分。		
注：未列入下述疾病者须"挂靠"，如"急性胆囊炎""老年痴呆"等可挂靠于"慢性疾病急性发作或有并发症者"计 1 分（复核者有权决定挂靠的位置）。		
② 营养受损评分		
疾病状态	分数	如"是"请打钩
正常营养需要量	0	
慢性疾病有急性或有并发症者、肝硬化、慢阻肺、血液透析、糖尿病、肿瘤、髋关节骨折	1	
腹部重大手术、重症肺炎、血液恶性肿瘤、脑卒中	2	
颅脑损伤、骨髓移植，APACHE 大于 10 分的 ICU 患者	3	
人体测量： 身高（经过校正的标尺，校正至 0.5 cm）m（免鞋） 体重（经过校正的磅秤，校正至 0.2 kg）kg（空腹、病房衣服、免鞋）BMI kg/m² （小于 18.5＝3 分） 注：因严重胸腹水、水肿得不到 BMI 值，无严重肝、肾功能异常者，用白蛋白替代（按 ESPEN 2006）（g/L）（小于 30 g/L＝3 分）。		
营养状态指标（单选）	分数	如"是"请打钩
正常营养状态（BMI≥18.5，近 1 月～3 月体重无变化，近一周摄食量无变化）	0	
3 个月内体重减轻大于 5％或食物摄入比正常需要量低 25％～50％	1	
一般情况差或 2 个月内体重减轻大于 5％或食物摄入比正常需要量低 50％～75％	2	
BMI 小于 18.5 且一般情况差或 1 个月内体重减轻大于 5％（或 3 个月内减轻 15％）或前一周食物摄入比正常需要量减少 75％～100％	3	
③ 年龄		
年龄	分数	如"是"请打钩
18 岁～69 岁	0	
＞70 岁	1	
④ 营养风险总评分		
疾病状态评分＋营养状态评分＋年龄评分		
评分大于或等于 3 分：患者存在营养风险。		
评分小于 3 分：患者不存在营养风险，如果患者的住院时间较长，则在 1 周后对患者进行再次筛查。		
调查者： 日期：		

B.2 微营养评定法（MNA-SF）

微营养评定法（MNA-SF）见表 B.2。

表 B.2 微营养评定法（MNA-SF）

序号	项目	分值
1	过去三个月内，是否因为食欲不振、消化问题、咀嚼或吞咽困难而减少食量。 0＝食量严重减少（大于75％）；1＝食量中度减少；2＝食量没有改变（小于±10％）	
2	过去三个月内体重下降情况。 0＝体重下降大于 3 kg；1＝不知道；2＝体重下降 1 kg～3 kg 之间；3＝体重没有下降	
3	活动能力。 0＝需长期卧床或坐轮椅；1＝可以下床或离开轮椅，但不能外出；2＝可以外出	
4	过去三个月内，患者是否受到心理创伤或患上急性疾病。 0＝是；2＝否	
5	精神心理问题。 0＝严重痴呆或抑郁；1＝轻度痴呆；2＝无精神心理问题	
6	身体质量指数（BMI）或（小腿围）（二选一）。 身体质量指数BMI＿＿＿kg/m² 0＝BMI 小于19；1＝BMI 大于或等于 19 且小于 21；2＝21≤BMI 大于或等于 21 且小于 23； 3＝BMI大于或等于 23 小腿围（CC）＿＿＿cm 0＝CC 小于 31；3＝CC 大于或等于 31	
总分		
评定	请将上述1项～6项分数相加得出最终评定分数。 评定表最高14分，正常营养状态12分～14分，营养不良风险8分～11分，营养不良 0 分～7 分	

附　录　C
（资料性）
老年人营养不良评估表

老年人营养不良评估表见表 C.1。

表 C.1　老年人营养不良评估表

人体测量（无法准确获得身高和体重时，选择测量小腿围）		
体重/kg		
身高/m		
BMI/(kg/m²)	20～26.9	0
	大于或等于 27.0	3
	小于 20	5
小腿围/cm	大于或等于 31	0
	小于 31	5
	最高分 5 分，人体测量得分	
摄食能力评估（单选）		
按真实情况选择能进食的食物类型和性状，在对应的分值画圈	能吃普食，且食物量无明显减少	0
	只能吃软食、糊状食物或流质	2
	任何原因导致食物量减少 30% 及以上	5
	最高分 5 分，摄食能力得分	
力量评估（完全失能失智无法完成测量者，该项直接记录为 3 分）		
握力/kg	男性大于或等于 26，女性大于或等于 18	0
	男性小于 26，女性小于 18	1
步行通过 6 m 距离的时间(s)或速度(m/s)	小于或等于 6.0 s(或小于或等于 1.0)m/s	0
	6 s～7.5 s(或 1.0 m/s～0.8 m/s)	1
	大于 7.5 s(或大于 0.8 m/s)	2
	最高分 3 分，力量评估得分	
	评估总分	
评估：最高分 13 分； 　　大于或等于 10 分：严重营养不良； 　　6 分～9 分：中等以上营养不良； 　　3 分～5 分：轻度营养不良； 　　小于 3 无营养不良。		

附　录　D

（资料性）

老年患者常量营养素推荐目标量

老年患者常量营养素推荐目标量见表 D.1。

表 D.1　老年患者常量营养素推荐目标量

序号	营养素	每日推荐量
1	能量	20 kcal/kg～30 kcal/kg
2	蛋白质	1.0 g/kg～1.5 g/kg 注：要求优质蛋白（乳清蛋白、酪蛋白及瘦肉、鸡蛋及大豆蛋白等）占 50% 以上。
3	膳食纤维	25 g～35 g
4	饮水量	30 mL/kg～50 mL/kg 注：此为基础饮水量。
5	维生素 K	80 μg 注：参考 WS/T 578.4—2018。
6	维生素 D	50 μg 注 1：本剂量是达到最低血清 25-羟维生素 D 水平 75 nmol/L 所必需的剂量。 注 2：参考 WS/T 578.4—2018。

附　录　E

（资料性）

营养治疗并发症的识别与处理

E.1　肠内营养并发症及其防治

E.1.1　堵管：管饲最常见的并发症之一。常与鼻胃管型号和置管长度不合适、匀浆液或营养食物粘稠残留、药物研磨问题沉积管壁，以及护理人员操作不规范等因素有关。严格按照鼻饲前后温水冲管，胰酶与碳酸氢钠混悬液封管等操作流程处理，可降低堵管发生的风险。

E.1.2　腹泻：注意营养液的温度、速度和浓度。

E.1.3　误吸：卧床者管饲采取30°～45°半卧位，并保持到管饲结束后半小时。

E.1.4　呛咳：立即停止喂养，抽空胃内所有食物，胃管尾端放入水碗内结合胃管体外长度判定胃管是否在胃内。如果在胃内，并完全恢复正常状态后继续喂养，可疑管道移位及时处理。

E.1.5　胃潴留：管饲前先回抽胃液确认鼻饲管在胃内，并能初步判断胃内残留余量大于150 mL时暂停喂养1餐。存在喂养不当，如速度、温度、药物及不洁饮食等应及时纠正。暂停喂养两次以上者需及时处理。

E.1.6　上消化道出血：每次管饲前应回抽检查胃内容物颜色，判断有无消化道出血。

E.1.7　造口管理：保持导管周围皮肤清洁干燥，定期消毒。

E.1.8　其他：意外脱管、管道堵塞/断裂、管道移位、消化道出血（抽出鲜红色/咖啡色胃液）和黑便、水样便、腹胀、腹痛、呕吐、1 d内发生2次以上胃潴留、体重1周增加大于2 kg及合并严重感染等其他病情变化的。

E.2　肠外营养并发症及其防治

E.2.1　机械性并发症：每日查房应询问有无憋气、心悸、水肿、插管处及周围感觉异常等，并查看插管处及周围有无渗出、导管错位或移位。及早发现气胸、血胸、血管损伤、臂丛神经损伤、胸导管损伤、空气栓塞、血栓性静脉炎等情况。

E.2.2　代谢性并发症：至少每周监测血糖、血脂、电解质指标和出入量。及时发现并处理，避免糖代谢异常、电解质失衡、高脂血症、脂肪超载综合征、过度喂养及容量超负荷等情况发生。

E.2.3　感染性并发症：患者出现突发寒战、高热，甚至血压骤降时，应首先考虑导管相关性感染，经实验室检测确诊，立即实施抗感染、升压、保护心肾功能等措施。

E.3　再喂养综合征（RFS）

发生在长期禁食或仅进食少量流食的危重或长期慢性消耗性疾病患者。通常在喂养开始1周内发生。出现低磷血症（小于0.8 mmol/L）非特异性症状，如严重电解质代谢紊乱、ATP合成不足和红细胞内代谢异常、葡萄糖耐受性下降和维生素缺乏，和由此产生的一系列症状，如无力、感觉异常、鸭步态、骨痛、病理性骨折、心律失常、心衰、休克、呼吸困难；神经系统可出现瘫痪、震颤及幻觉等；胃肠道不耐受（如腹泻或便秘）及肝功能异常。对此类情况患者，在营养干预第一周，应从每日目标量的1/3，分4次～6次给予流质、半流质或ONS，随时监测生命体征和电解质指标。

参 考 文 献

[1]　MZ/T 001—2013　老年人能力评估

[2]　WS/T 578.4—2018　中国居民膳食营养素参考摄入量　第4部分:脂溶性维生素

[3]　国家卫生健康委员会规划与信息司与国家卫生健康委员会统计信息中心关于印发《全国医院信息化建设标准与规范(试行)》的通知(国卫为规划发〔2018〕4号).

[4]　国家卫生健康委办公厅关于印发《临床营养科建设与管理指南(试行)》的通知(国卫办医函〔2022〕76号).

[5]　中华医学会老年医学分会.老年医学(病)科临床营养管理指导意见[J].中华老年医学杂志,2015,34(12):1388-1395.

[6]　柴培培,张毓辉,万泉,等.我国老年营养不良的疾病经济负担研究[J].中国卫生经济.2016;35(3):13-16.

[7]　Tang DN,Wei JM,Zhu MW,et al.Prevalence of nutritional risk and malnutrition and nutrition support in elderly hospitalized patients [J].Chin J Geriatr,2011,30:974-976.

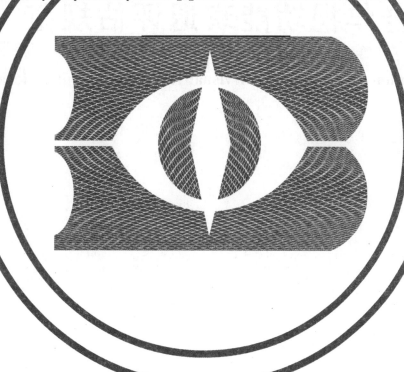

ICS 11.020
CCS C 05

团　体　标　准

T/CGSS 026—2022

老年视功能衰退评估规范

Specification for evaluation of visual function senile deterioration

2022-11-01 发布　　　　　　　　　　　　　2022-11-01 实施

中国老年医学学会　　发 布

前　言

本文件按照 GB/T 1.1—2020《标准化工作导则　第 1 部分:标准化文件的结构和起草规则》的规定起草。

请注意本文件的某些内容可能涉及专利。本文件的发布机构不承担识别专利的责任。

本文件由国家眼部疾病临床医学研究中心、中国老年医学学会眼科分会和温州医科大学附属眼视光医院共同提出。

本文件由中国老年医学学会归口。

本文件起草单位:温州医科大学附属眼视光医院、中山大学中山眼科中心、中南大学湘雅医院、北京大学人民医院、中国人民解放军总医院、首都医科大学附属北京同仁医院、北京协和医院、复旦大学附属眼耳鼻喉科医院、上海市第一人民医院、天津医科大学眼科医院、沈阳何氏眼科医院、汕头大学·香港中文大学联合汕头国际眼科中心、四川大学华西医院、西安市人民医院、甘肃爱尔眼视光医院、湖南爱尔眼视光研究所。

本文件主要起草人:吕帆、陈伟蓉、梁远波、夏晓波、赵明威、李朝辉、魏文斌、陈有信、孙兴怀、孙晓东、李筱荣、何伟、张铭志、邓应平、严宏、盛迅伦、杨智宽、瞿佳、李瑾、张绍丹、叶聪、谢荷、潘安鹏、李小曼、陈洁、陈雪艺、陈燕燕、次旦央吉、邓志宏、胡亮、胡竹林、黄国富、江冰、姜珺、蒋沁、蓝卫忠、李俊红、李凌、李世迎、李甦雁、李晓陵、李学民、李燕、李毓敏、廖荣丰、刘庆淮、刘晓玲、马景学、马翔、曲进锋、沈晔、史伟云、宋艳萍、苏冠方、万文娟、汪朝阳、王骞、王鲜、吴西西、吴欣怡、肖明、徐国兴、严宗辉、杨柳、叶璐、袁进、原慧萍、张晗、张弘、张虹、张明、张文芳、赵培泉、郑广瑛、钟兴武、周行涛、周激波、朱丹、庄文娟。

引　言

　　在主动健康规划中,眼健康成为重中之重。随着年岁增长,视功能率先开始衰退,视功能的衰退对老年人的工作、生活、安全以及情绪都有很大的影响,因此,主动认知老年视功能衰退,建立相关的科学管理,是健康中国中主动眼健康的重要组成部分。

　　本文件通过科学研究和文献分析,遴选出老年视功能衰退核心指标,包括远视力、调节幅度、集合近点、近附加、色觉、立体视觉、对比敏感度和视野,系统性表达人眼视觉功能及其随老龄化发生的衰退性改变特征;以临床适宜检测方法和简洁科学研判为基础,构建评估流程和老年视功能衰退等级及管理应用。基于此,制定本文件旨在指导和规范老年眼健康管理以及视觉康复。

老年视功能衰退评估规范

1 范围

本文件规定了老年视功能衰退的评估内容、评估方法、评估流程、评估结果。
本文件适用于开展老年视功能衰退的评估服务。

2 规范性引用文件

本文件没有规范性引用文件。

3 术语和定义

下列术语和定义适用于本文件。

3.1

视功能　visual function
人类视觉系统完成察觉物体的存在、分辨物体细节、觉察物体的颜色以及从视觉背景中分辨视觉对象等视觉任务的能力。

3.2

视力　visual acuity
眼睛所能分辨外界两物点间最小距离的能力。

3.3

调节幅度　amplitude of accommodation
当人眼看近距离物体时所能产生的最大调节力。

3.4

集合近点　near point of convergence
当视标移向眼前,双眼尽最大努力向内会聚也无法维持双眼单像(出现重影或大脑抑制一眼的像)时视标的位置。

3.5

色觉　color vision
人眼分辨颜色的能力。

3.6

立体视觉　stereopsis
双眼感知深度的能力。

3.7

对比敏感度　contrast sensitivity
人眼在不同背景亮度和不同空间频率下分辨目标的能力。
注:对比敏感度用视觉系统能分辨的对比度阈值的倒数来表示。对比度阈值越低,对比敏感度越高。

3.8

视野　visual field
当一眼向前注视空间某物体时,其所能看见的全部空间范围。

4 评估内容

4.1 评估对象

60 周岁及以上老年人。

4.2 评估项目

评估项目包括：
a) 远视力；
b) 调节幅度；
c) 集合近点；
d) 近视力及近附加；
e) 色觉；
f) 立体视觉；
g) 对比敏感度；
h) 视野。

5 评估方法

5.1 远视力评估

本文件采用标准对数视力表进行检查生活远视力（裸眼远视力或习惯性矫正远视力）。评估方法及操作要求应按附录 A 的 A.1。

5.2 调节幅度评估

本文件采用移近/移远法进行检查,评估方法及操作要求应按 A.2。

5.3 集合近点评估

本文件采用移近/移远法进行检查,评估方法及操作要求应按 A.3。

5.4 近视力及近附加评估

本文件采用近用标准对数视力表检测生活近视力（裸眼近视力或习惯性矫正近视力）；在最佳远矫基础上检测近附加,获得评估对象近附加度数,评估方法及操作要求应按 A.1.2 和 A.4。

5.5 色觉评估

本文件采用假同色图法检查,评估方法及操作要求应按 A.5。

5.6 立体视觉评估

本文件采用立体视检查本检查,评估方法及操作要求应按 A.6。

5.7 对比敏感度评估

本文件采用条栅对比敏感度检测装置检查,评估方法及操作要求应按 A.7。

5.8 视野评估

本文件采用静态阈值视野检查法检查,评估方法及操作要求应按 A.8。

6 评估流程

6.1 人员要求和职责

6.1.1 信息采集人员要求和职责

6.1.1.1 信息采集人员的要求:应友好、得体和耐心,具备良好沟通能力。

6.1.1.2 信息采集人员的职责:负责评估对象的信息采集。

6.1.2 评估人员要求和职责

6.1.2.1 评估人员的要求:

a) 应具备医学背景,获得国家执业医师资格证书或接受过视光学技术培训;

b) 应热情、友好、有爱心和耐心,具备良好沟通能力。

6.1.2.2 评估人员的职责:负责视功能评估、确定各个评估项目的结果状态、评定老年视功能衰退等级。

6.2 信息采集

6.2.1 根据老年视功能衰退评估流程(如图 1 所示),信息采集人员应通过询问评估对象或陪同人员,按照 6.2.2 的内容填写《老年视功能评估基本信息表》,格式见附录 B。

6.2.2 信息采集内容至少包括:姓名、性别、出生日期、联系方式、职业、文化程度、信息提供者姓名、信息提供者与老人的关系、信息提供者联系方式。

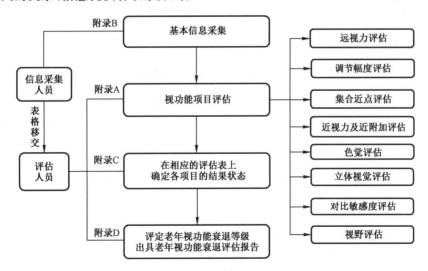

图 1　老年视功能衰退评估流程图

6.3 视功能项目评估

6.3.1 评估人员应根据 6.2 信息采集步骤获得的评估对象年龄,选择相应的《老年视功能衰退评估表》,应按照附录 C。如果评估对象年龄在 60 岁～69 岁,选择《60 岁～69 岁老年视功能衰退评估表》,应按照 C.1;如果评估对象年龄在 70 岁及以上,选择《70 岁及以上老年视功能衰退评估表》,应按照 C.2。《老年视功能衰退评估表》内容包括:各项评估指标的名称、结果、状态、老年人参考区间(值)和老年人参考区间（值）的单位。

6.3.2 评估人员逐项检查评估对象的下列指标：远视力、调节幅度、集合近点、近视力及近附加、色觉、立体视觉、对比敏感度和视野，评估方法及操作要求应按附录A。

6.3.3 评估人员将各项指标的评估结果逐项登记于《老年视功能衰退评估表》的"结果"栏中。其中，远视力、调节幅度、近视力及近附加、色觉、对比敏感度和视野分别记录右眼和左眼的检查结果。

6.4 确定各个评估项目的结果状态

评估人员将各项评估结果值与《老年视功能衰退评估表》（附录C）中"老年人参考区间（值）"比较，包括：超过参考区间上限（↑）、低于参考区间下限（↓）和在参考区间范围内（—），确定各个评估项目的结果状态，填写在《老年视功能衰退评估表》的"状态（↑/↓/—）"栏中。若为双眼分别检测的项目，状态栏中选择双眼中较好眼的状态登记。

6.5 评定老年视功能衰退等级

6.5.1 评估人员根据表1评定老年视功能衰退等级，在《老年视功能衰退评估报告》相应的等级中勾选，内容按附录D。

6.5.2 评估人员选择完等级后，在《老年视功能衰退评估报告》中签字，并根据"眼健康管理建议"内容，给予评估对象相应评估等级的眼健康管理建议。

6.5.3 出具《老年视功能衰退评估报告》报告表。

6.5.4 《老年视功能衰退评估报告》的内容包括：评估等级、各个等级的眼健康管理建议、评估人员的签字栏和老年视功能衰退评估等级说明。

7 评估结果

7.1 评估等级

老年视功能衰退评估等级见表1。

表 1 老年视功能衰退评估等级

等级	等级名称	等级说明
1级	良好生活视功能	远视力或近视力≥0.5，并且其他各项视功能指标均在老年人参考区间范围内
2级	轻度视功能衰退	远视力或近视力≥0.5，并且存在其他视功能指标不在老年人参考区间范围内； 或0.3≤远视力或近视力<0.5，并且其他各项视功能指标均在老年人参考区间范围内
3级	中度视功能衰退	0.3≤远视力或近视力<0.5，并且存在其他视功能指标不在老年人参考区间范围内； 或0.1≤远视力或近视力<0.3，并且其他各项视功能指标均在老年人参考区间范围内
4级	重度视功能衰退	0.1≤远视力或近视力<0.3，并且存在其他视功能指标不在老年人参考区间范围内； 或远视力或近视力<0.1； 或以注视点为中心，视野半径<20°

7.2 评估结果应用

根据等级评估结果，可给予相应的眼健康管理建议。

a) 良好生活视功能：宜每年评估一次。

b) 轻度视功能衰退：宜每年评估一次，采取适宜眼健康干预，重视眼健康管理。

c) 中度视功能衰退：宜每 6 个月评估一次，尽早采取干预措施和低视力康复，加强眼健康管理。

d) 重度视功能衰退：宜酌情定期评估，采取相应干预措施和低视力康复，加强眼健康管理。

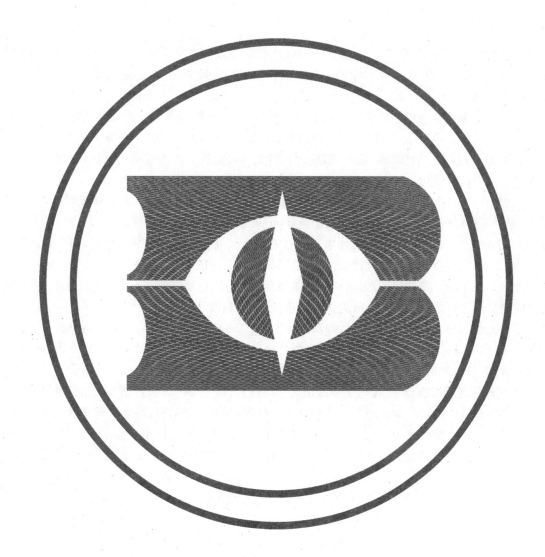

附　录　A
（规范性）
评估方法及操作要求

A.1　视力评估

A.1.1　远视力评估

A.1.1.1　评估室半暗照明,避免眩光光源干扰;标准对数视力表放置于距评估对象 5 m 处,与被评估眼视线垂直;其 1.0 行的高度与评估对象的眼睛等高。如评估室距离不够长,应设置平面反射镜,确保经反射后的总距离为 5 m。

A.1.1.2　评估对象按照生活中的实际情况进行远视力检测(裸眼远视力或习惯性矫正远视力),遮盖板遮盖一眼。一般检查顺序:先右眼后左眼,最后双眼(低视力者可优先检测较好眼,增强信心)。

A.1.1.3　告知评估对象不要眯眼、偷看,鼓励评估对象尽可能往下辨认最小的视标,直至一行中有半数的视标辨认错误,该行的上一行就是评估对象的视力。

A.1.1.4　如果评估对象不能辨认最大的视标,令其逐步走近视力表或将视力表移近评估对象,直至可被辨认,记录下最远可辨认的距离,进行变距换算,记录远视力。

A.1.1.5　指数检查(finger counting):如果评估对象在 1 m 处仍不能辨认最大视标,则采取指数辨认评估其视力。于背光照明下,评估人员伸出不同数目的手指在评估对象眼前约 40 cm 处作为视标,令其辨认手指数目。如果能准确地辨认,则逐渐增加测试距离,相反,则逐渐缩短测试距离,记录下评估对象能辨认出指数的最大距离。若在 40 cm 处不能准确地指数,则改手动检查。

A.1.1.6　手动检查(hand motion):评估对象迎光照明下,评估人员用晃动的手作为视标,置于评估对象眼前 40 cm 处,问其是否能感知到手动。如果能准确地感知手动,则逐渐增加测试距离,相反,则逐渐缩短测试距离,记录下评估对象能辨认手动的最远距离。

A.1.1.7　在评估对象不能识别指数、手动的情况下,可通过以下 2 个方法评估其残余视觉功能。

  a)　光定位检查(light projection):评估室半暗照明,遮盖未评估眼,将笔灯或测试光源分别置于评估对象被评估眼前 40 cm～50 cm 处的左上、正上、右上、左中、正中、右中、左下、正下、右下九个视野位置,问其是否能感知到灯光的位置,记录评估对象能感知光源所在位置的视野区域。

  b)　光感知检查(light perception):评估室半暗照明,遮盖未评估眼,将笔灯或光源置于评估对象眼前 10 cm～20 cm 处,问其是否能感知到亮光的存在。

A.1.2　近视力评估

A.1.2.1　评估室充足照明,照明光源可从评估对象头顶后上方投射于近用标准对数视力表。

A.1.2.2　评估人员手持近用标准对数视力表置于评估对象的常用阅读或工作距离,通常为 40 cm。

A.1.2.3　评估对象按照生活中的实际情况进行近视力检测(裸眼近视力或习惯性矫正近视力),遮盖一眼,先测量右眼视力,然后测量左眼视力。

A.1.2.4　告知评估对象不要眯眼、偷看,鼓励评估对象尽可能往下读更小的视标,直至一行中有半数的视标辨认错误,该行的上一行就是评估对象的视力,按规定方法记录视力。

A.2　调节幅度评估

A.2.1　采用单眼测试,通常先测右眼,再测左眼。采用移近/移远法测量。让评估对象一眼注视视标(近距最好视力的上一行视标,或使用调节视标),并保持视标清晰,要求其在视标首次出现持续模糊时和再次清晰时立即报告。

A.2.2 缓慢将视标从眼前 40 cm 移近评估对象,直至评估对象报告视标出现持续模糊为止,此时视标与眼镜平面的距离为移近法的终点。

A.2.3 要求评估对象仍注视该行视标,评估人员将视标继续移近评估对象使得视标出现持续模糊,然后缓慢移远,直到评估对象报告视标再次变为清晰为止,此时视标离眼镜平面的距离为移远法的终点。

A.2.4 将移近法终点和移远法终点分别换算成屈光度并取平均值即为测量结果。

A.2.5 使用同样方法测量另一眼的调节幅度。

A.3 集合近点评估

A.3.1 使用笔式手电筒、调节视标(贴在笔式手电筒上或压舌板上,四个大小不同的视标,从 20/25-20/200)、头灯,采用移/近法进行检查。

A.3.2 评估对象配戴习惯性近矫正眼镜。

A.3.3 头灯朝向注视视标。

A.3.4 笔式手电筒或调节视标从 40 cm 开始。

A.3.5 指导评估对象注视视标,并要求其看到以下状态时立刻告知:

    a) 如果评估对象告知视标看起来为两个,则将视标移远些,直至视标为单个;

    b) 将视标移向评估对象,注意观察评估对象的眼睛,直至评估对象报告看到两个像,或评估人员观察到评估对象的一眼已偏离了注视视标。记录该距离,即为评估对象的集合破裂点。

A.3.6 将视标向远离评估对象方向移动,直到评估对象报告由原来的双像变为单像或注意观察评估对象的眼睛回到注视视标的位置。记录该距离,即为评估对象的集合恢复点。

A.3.7 记录集合近点(near point of convergence):分别记录破裂点和恢复点(其中破裂点即为集合近点,恢复点为非记录指标),若评估对象一直保持双眼集合直至视标接近鼻子,记录为 TTN(to the nose)。

A.4 近附加评估

A.4.1 试验性近附加的确定

依据年龄和原有的屈光不正状况直接推测试验性近附加度数。在原有屈光不正矫正的基础上,根据表 A.1 中评估对象年龄和屈光不正状况,双眼同时添加所选择的近附加度数,然后要求评估对象对阅读卡进行阅读。根据清晰度或舒适与否,可适当增加或减少附加度数。

表 A.1 根据年龄和屈光不正状况确定试验性近附加度数(D)的参考值表

年龄/岁	近视/正视	低度远视	高度远视
33～37	0	0	＋0.75
38～43	0	＋0.75	＋1.25
44～49	＋0.75	＋1.25	＋1.75
50～56	＋1.25	＋1.75	＋2.25
57～62	＋1.75	＋2.25	＋2.50
＞63	＋2.25	＋2.50	＋2.50

A.4.2 精确近附加的确定

A.4.2.1 相对调节的定义

负相对调节（negative relative accommodation，NRA）/正相对调节（positive relative accommodation，PRA）是指在集合相对稳定的状态下，双眼同时减少或增加调节的能力。

A.4.2.2 NRA/PRA 测量步骤

A.4.2.2.1 在综合验光仪上放置好评估对象先前测量得到的试验性近附加度数。

A.4.2.2.2 在充足照明的情况下指导评估对象注视近距视力表（40 cm）上最佳近视力上一行或两行的视标。

A.4.2.2.3 NRA 测量，即双眼同时增加正镜片（0.25D 增率）直至评估对象报告视标首次出现模糊，退回前一片，记录所加正镜的度数为 NRA 检查结果。

A.4.2.2.4 将度数重新调整到试验性近附加度数，让评估对象注视相同的视标并确认视标是清晰的。

A.4.2.2.5 PRA 测量，即双眼同时增加负镜片（0.25 增率）直至评估对象报告视标首次出现模糊，退回前一片，记录所加负镜的度数为 PRA 检查结果。

A.4.2.3 精确近附加计算

将 NRA 和 PRA 检测结果相加后除以 2，将所获度数和试验性近附加度数相加，即为精确近附加度数。

A.5 色觉评估

假同色图常称为色盲本。

a) 色盲本虽然种类繁多，但多由以下三类图构成。

    1) 示教图：用于让评估对象了解检查的方法以及要求，在一般情况下，正常人及色觉异常者均能认出，如对这类图形读不出，可能为后天性色觉异常或伪色盲。

    2) 检出图：用于检查评估对象的色觉是否正常。此类图为数字或图形，其中有些正常人读得出，色觉异常者读不出；有些正常人读不出，色觉异常者反而可以读得出。

    3) 鉴别图：用于鉴别红色或绿色色觉异常者的。

b) 每种色盲本均有详细的使用方法以及结果的判断标准，但在使用各种色盲本时都应注意。

    1) 视力：视力太差不能进行检查。屈光不正者需在屈光矫正状态下进行检查，但避免配戴有色眼镜。

    2) 距离：各种检查图都规定有一定的检查距离，多为 50 cm 左右。

    3) 照明：在自然弥散光或均匀照明的日光灯下进行。照明不应低于 150 lx，以 500 lx 为宜。

    4) 判读时间：因为色弱者往往能正确认出图案或数字，但表现出辨别困难或辨认时间延长，为了取得正确的结果，应对时间进行严格限制，大多数检查图判读时间规定在 5 s 内。

    5) 其他：尽管单眼色觉异常非常少见，但仍需要两眼分别检查。

A.6 立体视觉评估

A.6.1 根据评估所使用的立体视检查本，选择偏振眼镜或红绿眼镜。

A.6.2 在评估对象近距矫正镜片前加戴偏振片或红绿色片。

A.6.3 评估对象手持立体视检查本，检查距离为 40 cm。

A.6.4 照明在后方，正对检查本。

A.6.5　评估对象在通常的阅读位注视视标，分辨哪一个视标相对其他视标是漂浮在上方或者凹陷；或者在随机点中辨认出特殊的形状。

A.6.6　继续辨认直到评估对象连续给出两个错误的答案。

A.6.7　根据所用的立体图类型和测试距离，记录测试结果（<60 s 为正常立体视觉）。

A.7　对比敏感度评估

A.7.1　根据不同设备要求设置检查距离，一般检查距离为 3 m，低视力检查者检查距离可选择 1 m，点亮灯箱，根据检查步骤选择是否打开或者关闭室内照明。

A.7.2　评估对象在戴镜屈光矫正状态下进行检查。通常先测右眼，再测左眼。

A.7.3　以条栅对比敏感度检查设备为例：该设备通常包含 4 个空间频率（3 cpd、6 cpd、12 cpd、18 cpd），每个空间频率单独为一行，鼓励评估对象逐行辨认出条栅，每一行均从左到右依次报告是否看见条栅并指出条栅方向。当评估对象报告空白或者无法辨认有无条栅时，前一个条栅的对比敏感度值即为评估对象该行的对比敏感度值，在记录单上记录下所有行的对比敏感度值。

A.7.4　评估对象一眼检查完毕后，再进行另一眼检查。

A.8　视野评估

A.8.1　采用自动视野计进行静态阈值视野检查。评估对象坐在视野计前，调整合适的凳子高度、头部固定于颌托架上，通常先查右眼再查左眼。如评估对象是第一次进行视野检查，可先检查视力较好的一眼，并进行必要的示范检查，以使其熟悉整个检查程序。

A.8.2　嘱其固视前方半球形背景的中央固视点。有屈光不正者应在眼前试镜架中放置合适的试戴片进行屈光矫正并给予适当的近附加，但在最后进行结果分析时评估人员应考虑镜片边缘可能对结果产生的影响。

A.8.3　嘱评估对象光标将以短暂闪光方式出现在背景的不同位置上，要求评估对象如果看到光标就应尽快按键以示意"看见"。

A.8.4　评估人员选择并启动相关的检查程序，建议使用 30-II，即检查中央 30°范围内视野，光标将在半球形的背景上自动出现。

A.8.5　完成检查后，视野计将自动分析和输出检查结果，如显示光敏感度阈值总体偏差概率图以及模式偏差概率图，并输出检查时长、固视丢失率、假阳性率、假阴性率等结果协助判断检查结果可靠性。如检查结果不可靠，需要重新检查。

A.8.6　评估对象一眼检查完毕后，需休息 5 min～15 min，再进行另一眼检查。

附　录　B

（资料性）

老年视功能评估对象基本信息表

老年视功能评估对象基本信息内容见表 B.1。

表 B.1　老年视功能评估对象基本信息表

评估编号		评估日期	
姓名			
性别			
出生日期			
联系方式			
职业			
文化程度	□ 未曾在学校就读　□ 小学　□ 初中　□ 高中　□ 大学及以上　□ 不详		
信息提供者姓名			
信息提供者与老人的关系	□ 配偶　□ 子女　□ 其他亲属　□ 雇佣照顾者　□ 其他		
信息提供者联系方式			

附　录　C
（规范性）
老年视功能衰退评估表

C.1 60 岁～69 岁老年视功能衰退评估

60 岁～69 岁老年视功能衰退评估结果填写内容符合表 C.1。

表 C.1　60 岁～69 岁老年视功能衰退评估表

序号	评估指标		结果		状态（↑/↓/—）	老年人参考区间（值）	单位
			右眼	左眼			
1	远视力					≥0.5	—
2	调节幅度					0.25～1.00	D
3	集合近点					0.71～23.25	cm
4	近视力					≥0.5	—
	近附加					1.55～2.61	D
5	色觉					正常	—
6	立体视觉					＜60	s
7	对比敏感度	3 cpd				1.54～1.63	—
		6 cpd				1.75～1.84	—
		12 cpd				1.39～1.51	—
		18 cpd				0.92～1.05	—
8	视野					24.34～32.06	dB
注：若为双眼分别评估的项目,状态栏中选择双眼中较好眼的状态登记。							

C.2 70 岁以上老年视功能衰退评估

70 岁及以上老年视功能衰退评估检查结果填写内容符合表 C.2。

表 C.2　70 岁及以上老年视功能衰退评估表

序号	评估指标	结果		状态（↑/↓/—）	老年人参考区间（值）	单位
		右眼	左眼			
1	远视力				≥0.5	—
2	调节幅度				＜0.25	D
3	集合近点				2.87～23.25	cm
4	近视力				≥0.5	—
	近附加				—	D
5	色觉				正常	—

表 C.2　70 岁及以上老年视功能衰退评估表（续）

序号	评估指标		结果		状态 （↑/↓/—）	老年人参考区间(值)	单位
			右眼	左眼			
6	立体视觉					＜60	s
7	对比 敏感 度	3 cpd				1.38～1.52	—
		6 cpd				1.46～1.64	—
		12 cpd				1.02～1.23	—
		18 cpd				0.59～0.82	—
8	视野					23.06～31.34	dB
注：若为双眼分别评估的项目,状态栏中选择双眼中较好眼的状态登记。							

附 录 D
（规范性）
老年视功能衰退评估报告

老年视功能衰退评估报告表按照表 D.1。

表 D.1 老年视功能衰退评估报告表

老年视功能衰退评估报告			
等级	等级名称	眼健康管理建议	—
1 级	良好生活视功能[a]	宜每年评估一次	☐
2 级	轻度视功能衰退[b]	宜每年评估一次，采取适宜眼健康干预，重视眼健康管理	☐
3 级	中度视功能衰退[c]	宜每 6 个月评估一次，尽早采取干预措施和低视力康复，加强眼健康管理	☐
4 级	重度视功能衰退[d]	酌情定期评估，采取相应干预措施和低视力康复，加强眼健康管理	☐

评估人员签名日期：＿＿年＿＿月＿＿日

[a] 良好生活视功能。远视力或近视力 ≥0.5，并且其他各项视功能指标均在老年人群参考区间范围内。

[b] 轻度视功能衰退。远视力或近视力 ≥0.5，并且存在其他视功能指标不在老年人群参考区间范围内；或 0.3≤远视力或近视力<0.5，并且其他各项视功能指标均在老年人群参考区间范围内。

[c] 中度视功能衰退。0.3≤远视力或近视力<0.5，并且存在其他视功能指标不在老年人群参考区间范围内；或 0.1≤远视力或近视力<0.3，并且其他各项视功能指标均在老年人群参考区间范围内。

[d] 重度视功能衰退。0.1≤远视力或近视力<0.3，并且存在其他视功能指标不在老年人群参考区间范围内；或远视力或近视力<0.1；
或以注视点为中心，视野半径<20°。

参 考 文 献

[1] Xu L,Wang Y,Li Y,Wang Y,Cui T,Li J et al.Causes of blindness and visual impairment in urban and rural areas in Beijing:the Beijing Eye Study.Ophthalmology 2006;113(7):1134 e1131-1111.

[2] Hashemi H,Khabazkhoob M,Jafarzadehpur E,Mehravaran S,Emamian MH,Yekta A et al. Population-based study of presbyopia in Shahroud,Iran.Clin Exp Ophthalmol 2012;40(9):863-868.

[3] Hashemi H,Khabazkhoob M,Jafarzadehpur E,Emamian MH,Shariati M,Fotouhi A.Contrast sensitivity evaluation in a population-based study in Shahroud,Iran.Ophthalmology 2012;119 (3):541-546.

[4] Grobbel J,Dietzsch J,Johnson CA,Vonthein R,Stingl K,Weleber RG et al.Normal Values for the Full Visual Field,Corrected for Age-and Reaction Time,Using Semiautomated Kinetic Testing on the Octopus 900 Perimeter.Transl Vis Sci Technol 2016;5(2):5.

[5] Hermann A,Paetzold J,Vonthein R,Krapp E,Rauscher S,Schiefer U.Age-dependent normative values for differential luminance sensitivity in automated static perimetry using the Octopus 101. Acta Ophthalmol 2008;86(4):446-455.

[6] Spry PG,Johnson CA.Senescent changes of the normal visual field:an age-old problem.Optom Vis Sci 2001;78(6):436-441.

[7] Yu MB,Zhou WB,Ye TC.[A study on retinal light sensitivity of normal human visual fields].[Zhonghua yan ke za zhi]Chinese journal of ophthalmology 1994;30(5):341-344.

[8] Leon A,Estrada JM,Rosenfield M.Age and the amplitude of accommodation measured using dynamic retinoscopy.Ophthalmic & physiological optics:the journal of the British College of Ophthalmic Opticians 2016;36(1):5-12.

[9] Edwards MH,Law LF,Lee CM,Leung KM,Lui WO.Clinical norms for amplitude of accommodation in Chinese.Ophthalmic & physiological optics:the journal of the British College of Ophthalmic Opticians 1993;13(2):199-204.

[10] Ostadimoghaddam H,Hashemi H,Nabovati P,Yekta A,Khabazkhoob M.The distribution of near point of convergence and its association with age,gender and refractive error:a population-based study.Clin Exp Optom 2017;100(3):255-259.

[11] Wright LA,Wormald RP.Stereopsis and ageing.Eye 1992;6 (Pt 5):473-476.

[12] Schneck ME,Haegerstrom-Portnoy G,Lott LA,Brabyn JA.Comparison of panel D-15 tests in a large older population.Optom Vis Sci 2014;91(3):284-290.

[13] Marilyn E.Schneck,Gunilla Haegerstrom-Portnoy,Lori A.Lott.Comparison of panel D-15 tests in a large older population.Optom Vis Sci.2014 Mar;91(3):284-90.

[14] Adams AJ,Rodic R,Husted R,Stamper R.Spectral sensitivity and color discrimination changes in glaucoma and glaucoma-suspect patients.Invest Ophthalmol Vis Sci 1982;23(4):516-24.

[15] Lovie-Kitchin J,Feigl B.Assessment of age-related maculopathy using subjective vision tests.Clin Exp Optom 2005;88(5):292-303.

[16] Feitosa-Santana C,Paramei GV,Nishi M,Gualtieri M,Costa MF,Ventura DF.Color vision impairment in type 2 diabetes assessed by the D-15d test and the Cambridge Colour Test.Ophthalmic Physiol Opt 2010;30:717Y23.

[17] Yamunadevi Lakshmanan 1,Ronnie J George.Stereoacuity in mild,moderate and severe glaucoma.Ophthalmic Physiol Opt.2013 Mar;33(2):172-8.

[18] M Comas 1,X Castells,E R Acosta,J Tuñí.Impact of differences between eyes on binocular measures of vision in patients with cataracts.Eye 2007;2:702-707.

[19] Andrew J Tatham,Daniel Meira-Freitas,Robert N Weinreb,Linda M Zangwill,Felipe A Medeiros.Detecting glaucoma using automated pupillography. Ophthalmology. 2014 Jun; 121 (6): 1185-93.

[20] A B Hreidarsson.Pupil size in insulin-dependent diabetes.Relationship to duration,metabolic control,and long-term manifestations.Diabetes.1982 May;31(5 Pt 1):442-8.

[21] McKendrick AM,Sampson GP,Walland MJ,Badcock DR.Impairments of contrast discrimination and contrast adaptation in glaucoma.Invest Ophthalmol Vis Sci 2010;51:920-7.

[22] Doris N,Hart PM,Chakravarthy U,et al.Relation between macular morphology and visual function in patients with choroidal neovascularisation of age related macular degeneration.Br J Ophthalmol 2001;85:184- 188.

[23] McKendrick AM,Sampson GP,Walland MJ,Badcock DR.Contrast sensitivity changes due to glaucoma and normal aging: low-spatial-frequency losses in both magnocellular and parvocellular pathways.Invest Ophthalmol Vis Sci 2007;48:2115-2122.

[24] M S Lasa 1,M B Datiles 3rd,M J Podgor,B V Magno.Contrast and glare sensitivity.Association with the type and severity of the cataract.Ophthalmology.1992 Jul;99(7):1045-9.

[25] Fu-Chin Huang 1,Sung-Huei Tseng,Min-Hsiu Shih,Fred Kuanfu Chen.Effect of artificial tears on corneal surface regularity,contrast sensitivity,and glare disability in dry eyes.Ophthalmology. 2002 Oct;109(10):1934-1940.

[26] WHO.Integrated people-centred eye care,including preventable vision impairment and blindness Global targets for 2030.World Health Organization,2021,(https://apps. who. int/gb/ebwha/pdf_files/WHA74/A74_79-en.pdf).

[27] Chiu-Fang Chou,DrPH.Age-Related Eye Diseases and Visual Impairment Among U.S.Adults.Am J Prev Med.2013 July ;45(1):29-35.

[28] Yurun Cai,Jennifer A Schrack,Hang Wang .Visual Impairment and Objectively Measured Physical Activity in Middle-Aged and Older Adults.J Gerontol A Biol Sci Med Sci,2021,Vol.76,No. 12,2194-2203.

[29] Xinxing Guo 1,Lubaina T Arsiwala 1,Yanan Dong.Visual Function,Physical Function,and Activities of Daily Living in Two Aging Communities.Transl Vis Sci Technol.2021 Dec 1;10(14):15.

[30] Jeffrey R Willis 1,Joan L Jefferys,Susan Vitale.Visual impairment,uncorrected refractive error,and accelerometer-defined physical activity in the United States.Arch Ophthalmol..2012 Mar; 130(3):329-35.doi:10.1001/archopthalmol.2011.1773.

[31] Stephen R.Lord,PhD,and Julia Dayhew,BAppSc (Occupational Therapy).Visual Risk Factors for Falls in Older People.Age Ageing.2006 Sep;35 Suppl 2:ii42-ii45.

[32] Jeanette Källstrand-Eriksson 1,Cathrine Hildingh .History of falling and visual ability among independently living elderly in sweden.Clin Ophthalmol.2016 Jul 11;10:1265-73.

[33] Jignasa Mehta 1,Gabriela Czanner 2 3,Simon Harding .Visual risk factors for falls in older adults:a case-control study.BMC Geriatr.2022 Feb 17;22(1):134.

ICS 03.080
CCS A 16

团 体 标 准

T/CGSS 027—2022

老年精神心理健康服务规范

Specification for service of older adults mental well-being

2022-11-01 发布   2022-11-01 实施

中国老年医学学会   发 布

前　言

本文件按照 GB/T 1.1—2020《标准化工作导则　第 1 部分：标准化文件的结构和起草规则》的规定起草。

请注意本文件的某些内容可能涉及专利。本文件的发布机构不承担识别专利的责任。

本文件由中国老年医学学会精神医学与心理健康分会提出。

本文件由中国老年医学学会归口。

本文件起草单位：中国老年医学学会、北京大学第六医院、北京市华龄颐养精神关怀服务中心、上饶市第三人民医院、中山大学附属第二医院、青岛市精神卫生中心、北京大学护理学院。

本文件主要起草人：于欣、王华丽、杨萍、李涛、赵玫、齐伟、张明、王百灵、谢红。

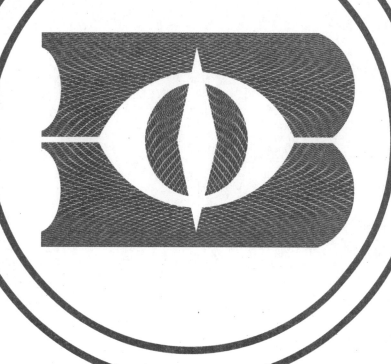

引　言

　　《健康中国行动（2019—2030 年）》明确指出，要加强老年人精神心理健康服务，提升精神心理健康素养水平，使精神心理相关疾病发生的上升趋势减缓。为此，亟需加强精神心理健康服务人才队伍建设，推进优质精神心理健康服务资源向老年人的身边、家边和周边聚集，促进专业服务向社区、家庭延伸，提高老年人精神心理健康服务和管理水平。

　　本文件的制定将规范老年精神心理健康服务工作，提升服务的精准性，推动服务的标准化、专业化进程。

老年精神心理健康服务规范

1 范围

本文件给出了老年精神心理健康服务的服务总则,规定了老年精神心理健康服务的基本要求、服务对象与内容、服务流程及实施、服务评价和改进。

本文件适用于为居住在社区(村)的老年人提供的精神心理健康服务。

2 规范性引用文件

下列文件中的内容通过文中的规范性引用而构成本文件必不可少的条款。其中,注日期的引用文件,仅该日期对应的版本适用于本文件;不注日期的引用文件,其最新版本(包括所有的修改单)适用于本文件。

GB/T 30446.1　心理咨询服务　第1部分:基本术语
GB/T 36735　社区便民服务中心服务规范
GB/T 39054　社区教育服务规范
MZ/T 064　老年社会工作服务指南
T/CGSS 001　老年照护师规范
T/CGSS 019　认知障碍老年人照护服务规范

3 术语和定义

GB/T 30446.1、GB/T 36735、GB/T 39054、T/CGSS 001、T/CGSS 019界定的以及下列术语和定义适用于本文件。

3.1

精神心理健康　mental well-being

具有觉察自己的能力,认知功能基本正常,能应对生活中的正常压力,乐观积极,自我满意,积极参与家庭和社会活动,社会适应能力良好的状态。

3.2

精神心理健康服务　mental healthcare service

为服务对象提供维护精神心理健康的专业活动。

3.3

精神心理健康教育　psychoeducation

普及老年人精神心理健康知识的社区教育活动。

3.4

精神慰藉与心理社会支持　mental and psychosocial support

为服务对象提供心理上的关注和安慰,鼓励其积极应对生活压力和困境,帮助其增强社会适应性,并提升心理满足感。

3.5

转介　referral

因无法为服务对象提供所需服务而将其介绍给其他服务机构或者其他服务人员的过程。

4 服务总则

4.1 尊重

尊重服务对象接受、终止精神心理健康服务的意愿。

4.2 保密

在精神心理健康服务过程中,保护服务对象的个人信息及隐私。

注:当服务对象出现自杀或伤人倾向、出现危害社会安全及其他违反法律法规等动机或行为等特殊情况,不适用。

5 基本要求

5.1 服务人员

5.1.1 通用要求:
  a) 应具备良好的人格素养,身心健康,乐于助人,责任心强;
  b) 应具备扎实的基础知识,掌握老年精神心理健康服务所需的基本理论知识和工作技能;
  c) 应定期参加老年精神心理健康专业知识和技能的继续教育培训和督导;
  d) 应完成老年精神心理健康服务技能培训,且考核合格;
  e) 应掌握精神心理健康相关问题的高危因素和针对性预防措施;
  f) 应掌握应急预案的相关措施。

5.1.2 精神医学专业人员应符合下列条件之一:
  a) 取得精神卫生专业医师执业资格,且从事精神卫生专业工作2年及以上;
  b) 具有社区卫生服务机构工作的公共卫生或全科医师资质2年及以上,且经过精神卫生专业系统培训6个月及以上;
  c) 具有护理或相关专业中专及以上学历证书,且实际从事精神卫生专业工作5年及以上。

5.1.3 心理咨询服务提供者应符合下列条件之一:
  a) 具有心理学、教育学、社会工作或医学任一专业大专及以上学历证书,且实际从事老年心理咨询专业工作2年及以上;
  b) 其他专业大专及以上学历证书,完成心理咨询系统培训并获得合格证书,且实际从事老年心理咨询专业工作5年及以上;
  c) 具有高中学历,完成心理咨询系统培训并获得合格证书,且实际从事老年心理咨询专业工作5年及以上。

5.1.4 老年社会工作者人员应符合MZ/T 064的相关要求。

5.1.5 社区工作者人员应符合GB/T 36735的相关要求。

5.2 服务团队

5.2.1 应由具有不同专长的服务人员构成,包括但不限于:
  a) 医疗支持小组:由精神医学专业人员组成;
  b) 综合评估小组:由精神医学专业人员、心理咨询服务提供者或老年社会工作者组成;
  c) 社会服务小组:由老年社会工作者、心理咨询服务提供者和社区工作者组成。

5.2.2 应定期开展老年精神心理健康服务相关专业培训、考核和督导。

5.2.3 应建立团队内部协作和外部监督机制。

5.2.4 应制定风险管理与投诉争议的相关制度。

6 服务对象与内容

6.1 服务对象

居住在社区(村)的老年人。

6.2 服务内容

6.2.1 精神心理健康教育

主要包括组织社区教育活动,普及老年精神心理健康知识。

6.2.2 精神心理健康状况评估

主要包括采用评估工具综合了解服务对象的生活方式、社会支持与社会参与、情绪与认知等状况,了解服务对象精神心理健康服务需求,提供评估结果。

6.2.3 精神慰藉和心理社会支持

主要包括依据服务对象的精神心理健康状况为有需要的服务对象开展心理辅导、情绪疏解、认知调节等活动,为有需要的服务对象的家属或照护人员提供精神心理支持。

6.2.4 转介

主要包括为无法得到所需帮助的服务对象提供转介服务。

7 服务流程及实施

7.1 精神心理健康教育

7.1.1 应由社会服务小组提供。

7.1.2 应了解服务对象接受精神心理健康服务意愿。

7.1.3 应与服务对象或其家属或照护人员建立初步关系。

7.1.4 应为服务对象提供精神心理健康知识,包括但不限于:

  a) 积极老龄观与主动健康意识;

  b) 常见老年疾病的精神心理支持方法;

  c) 常见老年人精神心理与行为问题的早期表现和预防方法。

7.1.5 应采用多种精神心理健康教育形式,包括但不限于:

  a) 提供教育资料:发放精神心理健康教育折页或健康手册、播放科普影音资料,每年提供不少于1种内容的印刷资料和不少于1种内容的影音资料;

  b) 设置教育宣传栏:每2个月至少更换1次健康教育宣传栏内容;

  c) 举办知识讲座:每月至少举办1次知识讲座;

  d) 开展公众咨询活动:利用老年精神心理健康宣传周、各种健康主题日、敬老月或针对服务区域重点精神心理健康问题,开展咨询活动。每季度至少开展1次公众咨询活动。

7.1.6 服务过程应符合 GB/T 39054 的相关要求。

7.2 精神心理健康状况评估

7.2.1 应由综合评估小组主要提供。

7.2.2 应在征得服务对象同意后,对其开展老年综合评估服务,服务内容包括记录服务对象的身体患病情况、吸烟、运动、饮酒和饮食习惯、家人与社会支持等情况。

7.2.3 应协调医疗支持小组和社会服务小组对服务对象进行综合性评估。

7.2.4 应优先评估服务对象面临的风险,如身体疾病、抑郁、自杀等。

7.2.5 应由精神医学专业人员或心理咨询服务提供者对服务对象进行情绪与认知等精神心理状况评估,填写附录 A 量表,并出具评估结果。

7.2.6 应询问服务对象的照护需求,并填写附录 B。

7.2.7 应为服务对象撰写评估报告,建立精神心理健康档案,报告内容至少包括:7.2.2、7.2.4、7.2.5、7.2.6的评估结果及内容。

7.2.8 应至少每年进行一次评估,若出现特殊情况导致服务对象情况发生变化时,应立即再次评估。

7.3 精神慰藉和心理社会支持方案

7.3.1 应由医疗支持小组主要制定精神慰藉和心理社会支持方案,应由社会服务小组主要提供精神慰藉和心理社会支持服务。

7.3.2 应由医疗支持小组完成以下各项内容。

    a) 依据 7.2.2、7.2.4、7.2.5 和 7.2.6 的评估结果将服务对象归类,初步制定适合于服务对象的精神慰藉和心理社会支持方案,见附录 C。

    b) 与服务对象沟通精神慰藉和心理社会支持方案,包括但不限于:
        1) 活动类型;
        2) 活动频次;
        3) 活动要求。

    c) 在征得服务对象同意后,确定最终的精神慰藉和心理社会支持方案,至少包括以下内容:
        1) 服务目标;
        2) 服务内容;
        3) 服务方法;
        4) 风险防范措施。

    d) 根据服务对象的精神心理健康状况评估结果和(或)服务方案效果确定是否需要调整服务方案。

7.3.3 应由社会服务小组完成以下各项内容。

    a) 组织服务对象按照方案参加小组式精神慰藉和心理社会支持活动,包括但不限于:
        1) 认知激活训练:如益智卡牌游戏;
        2) 音乐训练:如听音乐、唱歌、舞蹈、演奏乐器;
        3) 精神运动训练:如乐动益智操;
        4) 艺术创作活动:如书法、绘画、摄影、手工等;
        5) 沙盘游戏。

    b) 对有特殊需求的服务对象提供个体式精神慰藉和心理社会支持,包括但不限于:
        1) 放松训练:如呼吸放松、正念放松、苏比昂放松法;
        2) 沙盘游戏。

    c) 对有需求的服务对象提供家庭辅导,包括但不限于:
        1) 组织家属俱乐部活动;

2)　举办沟通技巧、照护技能等方面的专场咨询及讲座。

d)　对有需求的服务对象提供照护人员辅导,包括但不限于:

　　1)　组织照护人员小组活动;

　　2)　举办沟通技巧、照护技能等方面的专场咨询及讲座。

e)　收集和分析服务对象在服务过程中的主观感受和评价等。

f)　撰写服务对象参加精神慰藉和心理社会支持活动报告,内容包括但不限于:

　　1)　活动参加情况及表现;

　　2)　活动后主观感受和评价。

7.3.4　应按照5.2.4的相关要求,对风险管理与投诉争议进行处置。

7.4　转介

7.4.1　应由社会服务小组提供。

7.4.2　应根据服务对象的精神慰藉和心理社会支持方案提供转介服务,包括但不限于:

a)　将可疑患有精神疾病的服务对象转介至精神卫生专科医院进行诊治;

b)　将患严重身体疾病的服务对象转介至综合医院进行诊治;

c)　将需要机构照护的服务对象转介至养老机构。

8　服务评价和改进

8.1　服务评价

8.1.1　评价方式应包括但不限于自我评价、服务对象评价、家属及照护人员评价、专家督导等。

8.1.2　评价内容应包括第5章～第7章的内容,包括但不限于对服务人员、服务内容、服务流程及实施的评价。

8.1.3　服务评价可使用记名或无记名的方法,形式包括但不限于纸质调查表和在线调查表等。

8.1.4　服务评价应由社区工作者组织,定期开展并进行反馈总结。

8.2　服务改进

8.2.1　应根据服务评价中发现的问题,进行有效的分析,接受专业的督导支持,及时改进服务内容和流程。

8.2.2　应至少每年开展一次精神心理健康服务需求调查,完善现有服务内容和流程,进行服务人员调整,改善服务质量。

附　录　A

（资料性）

评估工具

A.1　老年抑郁症状问卷（自评版，GDI-SR）

精神医学专业人员或心理咨询服务提供者老年抑郁症状问卷（自评版，GDI-SR）见表 A.1。

表 A.1　老年抑郁症状问卷（自评版，GDI-SR）

指导语：请判断您最近两周是否存在以下情况，并在相应的选项上打勾，如"√"（每个条目下方，均对该条目列出具体的描述，以帮助您更好地理解，只要出现该条目中描述的任何一种情况，即选择"有"）。共 12 个条目，请不要缺项。			
序号	条目及具体表述	有	无
01	食欲或体重改变 跟平时相比，食欲变差、吃饭不香；明显变瘦；食欲增加，经常觉得饿。		
02	睡眠紊乱 失眠；睡眠过多；睡醒后仍觉得困。		
03	躯体不适 经常出现各种身体不舒服（如胸闷、心悸、腹胀、疼痛、头晕、口干、易出汗、打嗝等等），多次去医院检查和就诊，医生向您解释病情时，也不明确什么原因？		
04	疲乏感 觉得体力不如以前；经常感到疲乏、无力，提不起精神；想做事情但没有力气。		
05	懒散迟缓 变得不愿说话或者懒得动；自己也感觉说话或者行动很慢、有些吃力。		
06	焦虑不安 感到心烦、不能放松；总是担心、自己也觉得有些担心过多；坐立不安；比以前容易起急、发脾气。		
07	郁闷 多数时间心情不好、不开心；感到压抑、痛苦；经常哭泣。		
08	无助绝望 感到生活毫无希望；认为现在的状况很难变好；对治疗没有信心。		
09	自责 认为自己是个累赘，感到内疚、觉得对不起家人；经常责备自己；认为自己犯了严重的错误或者犯了罪。		

表A.1 老年抑郁症状问卷(自评版,GDI-SR)(续)

序号	条目及具体表述		有	无
10	轻生观念或行为	经常想到死; 认为"活着没意思"甚至"活着不如死了好"; 甚至已经准备采取轻生举动。		
11	缺乏愉快体验	觉得好像变得"麻木"遇到应该高兴的事情也高兴不起来; 对周围人和事物也变得不关心。		
12	兴趣减退	对过去喜欢做的事情,也没有兴致去做; 对一般来说会引起别人兴趣的事情,也觉得没有意思或者提不起兴致。		

指导语:请判断您最近两周是否存在以下情况,并在相应的选项上打勾,如"√"(每个条目下方,均对该条目列出具体的描述,以帮助您更好地理解,只要出现该条目中描述的任何一种情况,即选择"有")。共12个条目,请不要缺项。

回答"有"的条目数:□(说明:若3个或以上条目回答"有",则怀疑为抑郁状态。)

评估结果(请以"√"标示):□无抑郁情绪 □怀疑抑郁状态

A.2 确认痴呆八项问卷(Ascertain Dementia 8-item Questionnaire,AD8)

确认痴呆八项问卷(Ascertain Dementia 8-item Questionnaire,AD8)见表A.2。

表A.2 确认痴呆八项问卷(Ascertain Dementia 8-item Questionnaire,AD8)

请选择老年人在过去几年中因脑子思考和记忆问题是否出现以下各种能力的改变,在相应的框格中以"√"标示。

序号	问题	有改变 (评分=1)	无改变 (评分=0)	不知道 (不评分)
1	判断力有困难(例如:容易上当受骗、落入圈套或骗局、财务上不好的决定、买了不合适的礼物等)			
2	对业余爱好、活动的兴趣下降			
3	反复重复相同的事情(例如:提同样的问题、说或做同一件事、或说相同的话)			
4	学习如何使用工具、电器或小器具(例如:电视,洗衣机,空调,煤气灶,热水器,微波炉,遥控器等)方面存在困难			
5	忘记正确的月份和年份			
6	处理复杂的财务问题存在困难(例如:平衡收支,存取钱,缴纳水电费等)			
7	记住约定的时间有困难			
8	每天都有思考和/或记忆方面的问题			

评估结果(请以"√"标示):□无认知障碍 □怀疑认知障碍

A.3 简明社区痴呆筛查量表(CSI-D)——老人测试部分

简明社区痴呆筛查量表(CSI-D)——老人测试部分见表A.3。

表 A.3 简明社区痴呆筛查量表(CSI-D)——老人测试部分

序号	问题	测试结果		
1	现在我告诉您三个词语,请您在我说完以后重复:小船——房子——鱼	第一次测验结果:□没有记住 □记住1个 □记住2个 □记住3个		
2	检查者——在第一次重复中被试记住了几个? 然后继续重复这三个词,直到被试能全部正确地记住它们,但最多六遍,然后说:"好!现在请记住这些词,过一会我还要问您。"			
3	检查者指着自己的肘部问:我们把这个叫做什么?	对 □	错 □	不能回答 □
4	锤子一般用来做什么?(答案:钉钉子或类似意思)	对 □	错 □	不能回答 □
5	您这附近最近的市场/商店在哪里?	对 □	错 □	不能回答 □
6	今天是星期几?	对 □	错 □	不能回答 □
7	现在是什么季节?	对 □	错 □	不能回答 □
8	请先指一下窗户再指一下门	对 □	错 □	不能回答 □
9	请您说出我之前告诉您的三个单词? 小船	对 □	错 □	不能回答 □
	房子	对 □	错 □	不能回答 □
	鱼	对 □	错 □	不能回答 □
总评分(第3题至第9题的总和):□				
评估结果(请以"√"标示):□无认知障碍 □怀疑认知障碍				

第1题和第2题不计分,从第3题开始计分,在相应的框格中以"√"标示。

注1:对,评分=1;错,评分=0;不能回答,评分=0。
注2:本量表"评估结果"评定标准,总评分等于或小于7分,则怀疑认知障碍。

附　录　B

（资料性）

老年人照护需求记录表

老年人照护需求记录表见表 B.1。

表 B.1　老年人照护需求记录表

说明:请依据最近两周内老人接受照护以及家属或保姆的照护时间和感受进行选择。在相应的框格中以"√"标示。		
1.需要的照护类型	仅需要普通日常照护	□
	需要痴呆的家庭照护	□
	需要日间托老照护,每周不超过 3 d	□
	需要日间托老照护,每周超过 3 d	□
	需要送养老院临时照护(每周几个晚上)	□
	需要长期住养老院	□
2.家属或保姆的照护时间	无	□
	每周少于 3 h	□
	每周 3 h～10 h	□
	每周 10 h～20 h	□
	每周 20 h～30 h	□
	每周 30 h 以上	□
3.家属或保姆的照护苦恼程度	无苦恼	□
	轻微苦恼	□
	轻度苦恼	□
	中度苦恼	□
	重度苦恼	□
	严重苦恼	□

附　录　C
（资料性）
服务对象分类

C.1　根据服务对象的精神心理健康评估结果，由医疗支持小组对老年人进行分类：

a)　无或仅有 1 种精神心理疾病风险因素的人群；

b)　有两种或两种以上精神心理疾病风险因素的人群；

c)　存在精神心理疾病高危状态，且未被诊断患有精神心理疾病（如抑郁障碍、焦虑障碍、神经认知障碍等）的人群；

d)　可疑精神心理疾病（如抑郁障碍、焦虑障碍、神经认知障碍等）患病的人群。

C.2　按照每位老年人的具体特征，由医疗支持小组、综合评估小组和社会服务小组共同商议，制定个性化精神心理健康服务方案。

a)　无或仅有 1 种精神心理疾病风险因素的人群：推荐继续保持当前的生活方式，参加精神心理健康教育，并且至少每年接受 1 次精神心理健康状况综合评估。

b)　有两种或两种以上精神心理疾病风险因素的人群：告知风险因素，并推荐参加精神心理健康教育，接受自我健康管理指导，参加小组式精神心理健康服务，并且至少每年接受 1 次精神心理健康状况综合评估。

c)　存在精神心理疾病高危状态，且未被诊断患有精神心理疾病（如抑郁障碍、焦虑障碍、神经认知障碍等）的人群：告知风险，并推荐参加精神心理健康教育，接受精神卫生专业人员晤谈，以进一步评估状况，并且依据精神卫生专业人员的晤谈印象进一步接受个性化精神心理健康服务，推荐以小组式精神心理健康服务为主，必要时接受个体式服务，至少每 6 个月接受 1 次精神心理健康状况综合评估。

d)　可疑精神心理疾病（如抑郁状态、焦虑状态、认知障碍等）患病的人群：转介至精神卫生专业机构进行诊治，并且当患者病情平稳回归社区后，接受的服务应参照存在精神心理疾病患病风险人群的规定，至少每 3 个月接受 1 次精神心理健康状况综合评估。

参 考 文 献

［1］ 国家卫生计生委关于印发《国家基本公共卫生服务规范(第三版)》的通知(国卫基层发〔2017〕13 号)2017 年 2 月 28 日.

［2］ 国家卫生健康委办公厅关于《实施老年人心理关爱项目》的通知(国卫办老龄函〔2019〕322 号)

［3］ 国家卫生健康委办公厅关于《探索开展抑郁症、老年痴呆防治特色服务工作》的通知(国卫办疾控函〔2020〕726 号).2020 年 8 月 31 日.

［4］ 于欣.老年精神病学[M].北京:北京大学医学出版社,2008.

［5］ 王华丽.老年心理辅导师实务培训[M].北京:中国劳动社会保障出版社.2015.

［6］ 王华丽.痴呆居家照护辅导 辅导员工作手册[M].北京:北京大学医学出版社,2020.

［7］ 马颖,胡志,朱敖荣,等.农村社区老年人精神卫生服务需求与利用情况调查分析[J].中国农村卫生事业管理,2013(5):4.

［8］ 于欣,王华丽.中国老年精神医学的发展与展望[J].中华精神科杂志,2015(3):151-153.

［9］ 郭振军,赵玫,吕晓珍,赵谦,毕亮,于欣,王华丽.社区老年精神卫生服务理念浅析[J].中华全科医师杂志,2016,(2):157-159.

［10］ 江述荣,李涛,张海峰,于欣,王华丽.痴呆心理社会干预质量指标的德尔菲法研究[J].中国心理卫生杂志,2018,32(5):363-368.

［11］ 张海娜,王美荣,陈小垒,徐筱婧媛,李靖,王华丽,杜娟.基于德尔菲法的痴呆社区管理工作内容构建研究[J].中国全科医学,2020,23(16):2072-2079.

［12］ World Health Organization,Regional Office for the western Pacific.Regional Action Plan on Healthy Ageing in the Western Pacific.ISBN:9789290619352.

［13］ World Health Organization,Regional Office for the Western Pacific.Dementia toolkit for community workers in low and middle-income countries:guide for community-based management and care of people with dementia.ISBN:9789290618447.

［14］ Bickerdike L,Booth A,Wilson P.M,Farley K,Wright K.Social prescribing:less rhetoric and more reality.A systematic review of the evidence.BMJ Open 2017;7:e013384.

［15］ Wang H,Xie H,Qu Q,Chen W,Sun Y,Zhang N,Liu Y,Li T,Chan KY,Gauthier S,Yu X,on behalf of the Global Dementia Prevention Program (GloDePP).The continuum of care for dementia:needs,resources and practice in China.Journal of Global Health 2019;9(2):020321.

ICS 03.080
CCS A 12

团 体 标 准

T/CGSS 028—2023

农村牧区流动医养结合服务评价规范

Evaluation specification for mobile integrated elderly care and medical
services in rural and pastoral areas

2023-02-22 发布

2023-02-22 实施

中国老年医学学会 发 布

前　言

本文件按照 GB/T 1.1—2020《标准化工作导则　第 1 部分:标准化文件的结构和起草规则》的规定起草。

请注意本文件的某些内容可能涉及专利。本文件的发布机构不承担识别专利的责任。

本文件由中国人民解放军总医院提出。

本文件由中国老年医学学会归口。

本文件起草单位:中国人民解放军总医院、成都青城国际颐养中心、辽宁中置盛京老年病医院、中南大学湘雅医院、四川大学华西医院、北京社会管理职业学院(民政部培训中心)、复旦大学附属华山医院静安分院、首都医科大学宣武医院、四川省马尔康市人民医院。

本文件主要起草人:侯惠如、冯丹、李瑶盖、郭佳钰、周琳、康丰娟、章亚非、陈运奇、杨庭树、徐国纲、胡建中、黄伟红、李靖、李丽、曹立、赵红岗、屠其雷、涂国红、丁瑜、袁熹娜、孙瑗琨、齐国先、李重阳、唐远勤、吴学勇、乔雨晨。

引　言

我国人口老龄化问题不断加剧，农村牧区医疗与养老问题愈发突出，诸多因素制约着农村牧区医养结合服务的发展，给农村牧区的医养结合服务带来前所未有的挑战。结合我国农村牧区经济发展水平及地缘辽阔、居住较为分散等特点，为其提供流动医养结合服务并对服务效果进行综合全面的评价十分必要。本文件依托国家科技部重点研发计划"主动健康和老龄化科技应对"专项"医养结合支持解决方案研究"课题，旨在为农村牧区流动医养结合服务工作质量开展全面评价提供技术支持，为规范农村牧区流动医养结合服务提供有利保障。

农村牧区流动医养结合服务评价规范

1 范围

本文件提出了农村牧区流动医养结合服务评价原则,规定了评价内容、评价实施和评价结果。

本文件适用于第三方机构对农村牧区开展流动医养结合服务的评价。自我评价及服务对象的评价参考使用。

2 规范性引用文件

本文件没有规范性引用文件。

3 术语和定义

下列术语和定义适用于本文件。

3.1

医养结合服务 integrated elderly care and medical services

通过医疗资源与养老资源的整合,实现医疗服务与养老服务有机融合的活动。

注:包括老年医疗服务、健康管理服务、照护服务和人文关怀服务等。

3.2

流动医养结合服务 mobile integrated elderly care and medical services

依托可移动的医养结合服务工具,为居住分散、居住环境较差或交通不便捷区域的老年人提供的医养结合服务。

注:移动医养结合服务工具包括流动医疗服务车、流动医疗箱等。

4 评价原则

4.1 公正性

独立客观公平地实施评价活动。

4.2 规范性

依据评价标准,采集真实数据,客观准确地反映评价对象的服务活动。

5 评价内容

5.1 评价对象是医养结合服务组织或机构为农村牧区老年人所提供的流动医养结合服务。

5.2 服务评价应包括流动医养结合服务机构评价、流动医养结合服务评价。

5.2.1 流动医养结合服务机构评价包括 3 个一级指标:流动设施设备、服务人员、服务效果,13 个二级指标,按照附录 A 进行评价。

5.2.2 流动医养结合服务评价项目包括:健康体检、巡诊与健康宣教、常见病多发病诊疗、中医药服务、护理服务、康复服务、精神心理支持服务、照护者支持服务、失智老年人服务、安宁疗护、照护服务、转诊服务,按照附录 B 进行评价。

6 评价实施

6.1 评价机构

6.1.1 第三方评价机构应具有 2 年以上医疗卫生服务和养老服务评价工作经验,应指定专门管理人员和评价团队。

6.1.2 评价团队应由专业人员组成:

    a) 从事医养结合服务或医疗卫生、养老服务 5 年及以上的医师;
    b) 从事医疗护理或养老护理工作 5 年及以上的执业护士;
    c) 从事医养照护服务(包括社会工作者)5 年及以上的工作人员;
    d) 从事医养服务或养老服务管理 5 年及以上的管理人员。

6.2 评价方法

6.2.1 现场评估和查阅资料相结合,具体方法包括现场追踪调查、检查、问卷调查、访谈法、资料复核、重点抽查或随机抽查等。

6.2.2 根据附录 A 对农村牧区流动医养结合服务机构评价指标进行评分,累计各项得分,计算总分。

6.2.3 根据附录 B 对农村牧区流动医养结合服务项目进行评分,累计各项得分,计算总分。

6.2.4 农村牧区流动医养结合服务评价宜每年组织 1 次。

7 评价结果

7.1 根据附录 A 计算总分得出流动医养结合服务机构的评价结果:85 分～100 分为优秀,70 分～84 分为良好,60 分～69 分为一般,<60 分为差。

7.2 根据附录 B 计算总分得出流动医养结合服务机构提供的服务项目评价结果:85 分～100 分为优秀,70 分～84 分为良好,60 分～69 分为一般,<60 分为差。

7.3 根据评价结果撰写评价报告。

7.4 评价报告内容至少应包括:

    a) 第三方评价机构信息;
    b) 评价对象基本信息;
    c) 评价时间;
    d) 评价内容及结果;
    e) 建议与改进。

7.5 评价工作完成后,应在 7 个工作日内向评价对象提交评价报告。

附 录 A

（规范性）

农村牧区流动医养结合服务机构评价指标

农村牧区流动医养结合服务机构评价指标按照表 A.1。

表 A.1 农村牧区流动医养结合服务机构评价指标

一级指标（分值）	二级指标（分值）	评价内容	分值					得分
流动设施设备[a]（40）	基础设备（12）	药品柜、体温计、体重秤、听诊器、血压计、氧气瓶、电动吸痰仪、脉氧仪、血糖仪、心电图机、B超机、X光机、消毒机、血红蛋白检测仪、尿液分析仪、平车、担架、冰箱、肠内营养泵、输液泵、约束用具、标准预防箱	12～9	8～7	6～5	5～4	3～1	
	照护设备（10）	轮椅、翻身枕、气垫床、冲凉椅、大便椅、体重椅、移位机、助浴车、洗头器	10～9	8～7	6～5	4～3	2～1	
	急救设备（8）	心电监护仪、除颤仪、抢救车、口咽通气管、简易呼吸球囊、动脉血气分析仪、便携式呼吸机	8～7	6～5	4～3	2	1	
	安全设备（5）	灭火器、应急灯、防辐射板	5	4	3	2	1	
	其他设备（5）	电脑、打印机、远程医疗设备、交通工具、工作记录仪	5	4	3	2	1	
服务人员[b]（20）	医生（5）	≥1人；从事医养结合服务医疗工作5年及以上的医师	5	4	3	2	1	
	护理人员（5）	≥1人；从事护理工作5年及以上的执业护士	5	4	3	2	1	
	照护人员（5）	≥1人；从事一线养老照护或养老服务管理服务5年及以上的工作人员	5	4	3	2	1	
	社会工作者（5）	≥1人；从事社工5年以上	5	4	3	2	1	
服务效果（40）	服务响应（10）	服务上门时间1h以内、1h～2h、2h～3h、3h～4h、4h以上	10～9	8～7	6～5	4～3	2～1	
	服务频率（10）	健康体检1次/年、巡诊1次/每半年、慢病随访1次/3个月、电话或网络方式的线上服务1次/月、及时的急救转运服务	10～9	8～7	6～5	4～3	2～1	

表 A.1 农村牧区流动医养结合服务机构评价指标（续）

一级指标 （分值）	二级指标 （分值）	评价内容	分值					得分
服务 效果 （40）	覆盖人数 （10）	每月随访人数大于该区域老年人口的20%	10～9	8～7	6～5	4～3	2～1	
	服务满意度 （10）	对接受流动医养结合服务的老年人进行随机随访评价，根据随访满意度评价	10～9	8～7	6～5	4～3	2～1	

a 流动设施设备评分：按照设备种类评分，基础设备缺少一类设备扣1分，照护设备、急救设备、安全设备、其他设备缺少一类设备扣1分，扣到评价结果为差，不再继续扣分。

b 服务人员评分：少于1人得1分；≥1人从事工作不满1年得2分；不满3年得3分；不满5年得4分；5年以上得5分。

附　录　B
（规范性）
农村牧区流动医养结合服务评价项目

农村牧区流动医养结合服务评价项目按照表 B.1。

表 B.1　农村牧区流动医养结合服务评价项目

序号	评价项目（分值）	评价内容	分值					得分
1	健康体检（10）	根据老年人健康需求，提供血液检查、尿便常规、体格检查、胸片、超声等一般健康体检项目，每 1 年～2 年 1 次	10～9	8～7	6～5	4～3	2～1	
2	巡诊与健康宣教（10）	根据老年人健康需求，安排医师为农村牧区老年人提供巡诊服务并做好记录。开展健康教育和健康知识普及、疾病筛查、预防接种工作	10～9	8～7	6～5	4～3	2～1	
3	常见病、多发病诊疗（10）	参考诊疗指南为农村牧区老年人提供常见病、多发病诊疗服务	10～9	8～7	6～5	4～3	2～1	
4	中医药服务（10）	充分利用中医药技术方法，为农村牧区老年人提供常见病、多发病、慢性病流动中医诊疗服务	10～9	8～7	6～5	4～3	2～1	
5	护理服务（10）	为农村牧区老年人提供护理服务，包括基础护理及专科护理等	10～9	8～7	6～5	4～3	2～1	
6	康复服务（10）	依据专项评估，为有需要的农村牧区老年人提供包括但不限于物理治疗、作业治疗、指导正确使用辅具(包括拐杖、步行器、支架、轮椅等)等康复服务	10～9	8～7	6～5	4～3	2～1	
7	精神心理支持服务（10）	了解掌握农村牧区老年人的心理和精神状况，如病情需要，应由精神、心理专业人员或社工协助处理	10～9	8～7	6～5	4～3	2～1	
8	照护者支持服务（5）	为农村牧区老年人照护者提供专业照护指导及技术培训	5	4	3	2	1	
9	失智老年人服务（5）	为农村牧区失智老年人提供安全防护、康复护理及疾病照料服务	5	4	3	2	1	

表 B.1 农村牧区流动医养结合服务评价项目（续）

序号	评价项目（分值）	评价内容	分值					得分
10	安宁疗护（5）	提供安宁疗护服务	5	4	3	2	1	
11	照护服务（10）	助浴、生活照料、委托服务	10～9	8～7	6～5	4～3	2～1	
12	转诊服务（5）	提供转诊流程、组织保障、应急预案	5	4	3	2	1	

参 考 文 献

[1] GB/T 29353 养老机构基本规范

[2] T/CGSS 005 医养结合服务机构设施设置基本要求

[3] 国家卫生健康委关于印发《医养结合机构服务指南（试行）》的通知.国卫办老龄发〔2019〕24号.2019年.

[4] 范利,王陇德,冷晓.中国老年医疗照护[M].北京:人民卫生出版社,2017.

[5] 国家卫生健康委关于印发《养老机构医务室基本标准（试行）》的通知（国卫办医发〔2014〕57号）.2014年.

[6] 国家卫生健康委关于印发《医疗机构设置规划指导原则（2021-2025年）》的通知（国卫医发〔2022〕3号.2022年.

———————————

ICS 11.020
CCS C 05

团 体 标 准

T/CGSS 029—2023

农村老年人医养结合服务康复器械
基本配置指南

Guidelines for basic configuration of rehabilitation devices for integrated
elderly care and medical services in rural areas

2023-02-22 发布

2023-02-22 实施

中国老年医学学会 发 布

前　言

　　本文件按照 GB/T 1.1—2020《标准化工作导则　第 1 部分:标准化文件的结构和起草规则》的规定起草。

　　请注意本文件的某些内容可能涉及专利。本文件的发布机构不承担识别专利的责任。

　　本文件由中国人民解放军总医院提出。

　　本文件由中国老年医学学会归口。

　　本文件起草单位:中国人民解放军总医院、辽宁中置盛京老年病医院有限公司、成都青城国际颐养中心、珠海市慈安护老中心、江苏中科汇通源健康养老服务发展有限公司、中南大学湘雅医院。

　　本文件主要起草人:张立宁、章亚非、郑潇蕊、刘玉华、张健、张博雅、朱玉、郭佳钰、周琳、齐国先、李瑶盖、李重阳、费园艳、辛明明、黄晓华、费青云、康丰娟、李帆先、勇琴歌、张瑞芹、冯丹、侯惠如、黄伟红、胡建中。

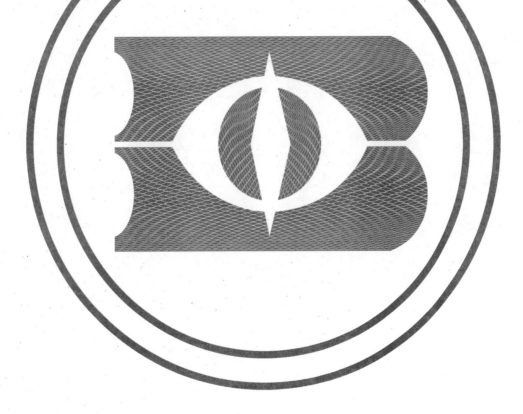

引　言

　　结合我国农村老年人常见慢性疾病，考虑农村医养机构和家庭配置康复器械的实用性、安全性、适宜性和可操作性，在国家科技部重点研发计划专项"医养结合支持解决方案"研究基础上，本文件针对农村医养结合服务相关康复器械配置需求，提出了我国农村康复器械配置的基本原则和基本配置，为我国农村医养结合服务机构及家庭康复器械配置提供参考。

农村老年人医养结合服务康复器械基本配置指南

1 范围

本文件提出了农村医养结合服务康复器械的配置原则和康复器械基本配置。

本文件适用于指导农村医养结合服务中康复器械的基本配置。

2 规范性引用文件

下列文件中的内容通过文中的规范性引用而构成本文件必不可少的条款。其中,注日期的引用文件,仅该日期对应的版本适用于本文件;不注日期的引用文件,其最新版本(包括所有的修改单)适用于本文件。

GB 9706.1 医用电气设备 第1部分:基本安全和基本性能的通用要求

GB/T 40443 适用于老年人的家用电器通用技术要求

GB/T 41529 用于老年人生活辅助的智能家电系统通用安全要求

3 术语和定义

下列术语和定义适用于本文件。

3.1

医养结合服务 integrated elderly care and medical services

通过医疗资源与养老资源的整合,实现医疗服务与养老服务有机融合的活动。

注:包括老年医疗服务、健康管理服务、照护服务和人文关怀服务等。

3.2

康复器械 rehabilitative devices

用于治疗与康复训练、帮助功能提高或恢复的器械。

注:参考国家食品药品监督管理总局《医疗器械分类目录》。

4 配置原则

4.1 适用性:配置与使用环境、基本条件相适宜的康复器械。

4.2 安全性:配置安全、合格的康复器械。

4.3 经济性:配置满足康复需求的、性价比高的康复器械。

5 康复器械基本配置

5.1 物理治疗器械

物理治疗器械基本配置见表1。

表 1 农村医养结合服务物理治疗器械基本配置

器械名称	适用情形	配置地点	操作人员	注意事项
红外线治疗仪	疼痛,慢性损伤及炎症,如扭伤、肌肉劳损,软组织肿胀,肌痉挛、神经炎、神经痛,术后伤口,术后粘连,蜂窝织炎,痈,乳腺炎,盆腔炎,腱鞘炎,关节炎等	医疗机构、养老机构、居家	医务人员、照护人员、个人	a) 下列情况禁用:恶性肿瘤的局部,有出血倾向的疾病,高热,急性损伤及急性感染性炎症,闭塞性脉管炎及重度动脉硬化,水肿增殖的瘢痕,过敏性皮炎,活动性肺结核、肿瘤所致的体质消耗、系统性红斑狼疮,循环障碍、血管阻塞性病变等。 b) 照射新鲜的植皮部位,距离以 15 cm～20 cm为宜。 c) 注意保护眼睛,戴绿色防护镜
热敷袋	肌肉损伤、软组织扭挫伤亚急性期、瘢痕增生粘连、肌纤维织炎、慢性关节炎和神经痛	医疗机构、养老机构、居家	医务人员、照护人员、个人	a) 下列情况禁用:高热、昏迷、急性化脓性炎症早期、风湿性关节炎活动期、结核、恶性肿瘤、出血倾向、开放性与感染性伤口等。 b) 治疗时热敷袋与皮肤间垫干毛巾,注意观察局部皮肤,避免烫伤。 c) 治疗老年体弱者、感觉障碍或血循环障碍者,热敷袋温度宜稍低。 d) 热敷袋温度控制在 38 ℃～42 ℃左右
系列冰袋	闭合性软组织损伤、骨折术后、烧伤、烫伤、吞咽困难等	医疗机构、养老机构、居家	医务人员、照护人员、个人	a) 下列情况谨慎使用:冷冻敏感或过敏者、冷耐受度低下者、冷球蛋白血症、雷诺综合征者、皮肤感觉障碍者、老年体弱者、感觉障碍或血循环障碍者。 b) 保护冷疗区局部皮肤,防止冻伤;冷疗时间不宜过长,冷敷 10 min 后或出现皮肤红斑、水肿、瘙痒、冻伤等现象时,暂停使用,待局部皮肤复温后再重复使用
低频电疗仪	术后切口痛、急性疼痛和神经痛、慢性疼痛、中枢或者周围神经损伤导致的肌肉无力和肌肉萎缩等	医疗机构、养老机构、居家	医务人员、照护人员、个人	a) 下列情况谨慎使用: 　1) 急性炎症、急性外伤,出血性疾病,急性感染性疾病、恶性肿瘤局部; 　2) 严重心力衰竭、严重肝肾功能不全者,高热,佩戴心脏起搏器者。 b) 避开部位:皮肤有瘢痕、溃疡或皮疹,有脑血管意外病史者的颅脑,静脉栓塞、血栓性静脉炎区域,颈动脉窦。 c) 根据病变部位大小选定电极尺寸;两电极之间距离一般不小于电极的横径
中频电疗仪	坐骨神经痛、腰肌筋膜炎、骶髂关节炎、臀上皮神经炎、棘上韧带炎、第三腰椎横突综合征、腰扭伤、颈椎病、肩关节周围炎、肌肉无力或萎缩	医疗机构、养老机构、居家	医务人员、照护人员、个人	
干扰电疗仪△	软组织、骨关节伤病;术后腹腔内或体表组织粘连、瘢痕增生(阑尾炎术后,腹腔内组织粘连,导致右下腹疼痛,肠功能减弱便秘等)。提高盆底肌、肛门括约肌、尿道、阴道壁肌肉张力,改善排便、排尿及性功能	医疗机构、养老机构、居家	医务人员、照护人员、个人	

表 1 农村医养结合服务物理治疗器械基本配置(续)

器械名称	适用情形	配置地点	操作人员	注意事项
脉冲磁疗仪	软组织损伤、骨关节疾病、神经损伤、盆腔积液、术后肿胀、慢性支气管炎等	医疗机构、养老机构	医务人员、照护人员	a) 下列情况禁用:出血倾向、活动性结核、体内有心脏起搏器、治疗局部有金属内植物者。 b) 头、面、颈、胸腹等部位用小剂量;腰背部用中等剂量;臀部、四肢选用中等剂量或大剂量。 c) 治疗部位不能有金属物品、磁卡、手表、电子产品以及膏药
颈腰椎多功能牵引床	各型颈椎病、颈椎关节功能紊乱、颈椎侧弯。颈部肌肉痉挛、颈椎退行性疾病、肌筋膜炎等引起的严重颈肩痛。腰椎间盘突出症、腰椎管狭窄症、腰椎小关节紊乱、腰椎小关节滑膜嵌顿、腰椎退行性疾患、腰椎滑脱、无并发症的腰椎压缩性骨折、早期强直性脊柱炎等;脊柱前凸、侧弯、后突畸形;也可用于腰扭伤、腰肌劳损、腰背肌筋膜炎	医疗机构、养老机构	医务人员	a) 下列情况禁用:颈椎结构完整性受损、颈椎严重失稳、颈椎椎体骨折、颈脊髓明显受压、颈椎突出的椎间盘破碎、陈旧性颈椎外伤未愈者、重要内脏器官功能不全、出血性疾病、动脉瘤、牵引治疗后症状(疼痛)易加重的疾病。 b) 下列情况谨慎使用:脊髓疾病、腰椎结核、肿瘤、马尾神经综合征、椎板骨折、重度骨质疏松、严重高血压、心脏病、出血倾向、全身显著衰弱。 c) 胸肋固定带和骨盆固定扎紧且不妨碍正常呼吸,避免卡压腋窝;枕颌带避开颈动脉窦和喉部。 d) 牵引过程,若出现头晕、心慌、胸闷、出冷汗、四肢麻木、无力加重等症状,立即停止,及时处理
超短波治疗仪	a) 炎症性疾病:疖、痈、脓肿、蜂窝组织炎、淋巴腺炎、乳腺炎、骨髓炎、阑尾炎、神经炎、各类关节炎、肺炎、肺脓肿、支气管炎、盆腔炎、附件炎、睑板腺炎、副鼻窦炎、中耳炎等、慢性咽炎等。 b) 疼痛性疾病:神经痛、肌痛、灼性神经痛、幻痛等。 c) 血管和某些植物神经功能紊乱疾病:闭塞性脉管炎、雷诺病、痔疮、血栓性静脉炎等。 d) 消化系统疾病:胃肠功能低下、胃肠痉挛、胆囊炎等。 e) 肌肉、关节疾病:肌纤维织炎、肩周炎、软组织扭挫伤、肌肉劳损、退行性关节病等	医疗机构、养老机构	医务人员	a) 下列情况禁用:恶性肿瘤(高热治疗时除外)、出血倾向、局部金属异物、装有心脏起搏器、心肺功能不全、颅内压增高、青光眼、活动性结核者。 b) 下列情况谨慎使用: 1) 肿胀或有关节内积液者,严格掌握超短波剂量,急性期或炎症期只用无热量; 2) 头面、眼、睾丸部位,不应进行温热量与热量治疗; 3) 治疗感觉障碍与血液循环障碍部位,不依靠个人主诉调节剂量; 4) 治疗伤口时,纱布保持干净、干燥。 c) 治疗室应铺绝缘地板,治疗仪应接地线

表 1 农村医养结合服务物理治疗器械基本配置（续）

器械名称	适用情形	配置地点	操作人员	注意事项
高频振肺排痰仪△	导致痰液分泌增多或者肺部感染的疾病，包括囊性纤维化病、支气管扩张、支气管哮喘、慢性阻塞性肺气肿、肺炎、脊髓损伤、支气管肺发育不良、闭塞性支气管炎、支气管软化症、呼吸机依赖、心肺移植术后等	医疗机构、养老机构、居家	医务人员、照护人员、个人	下列情况禁用：皮肤及皮下感染，胸肺部肿瘤及创伤，肺结核、肺脓肿、气胸、肺部血栓、肺出血及洛血，凝血机制异常，心肌梗死、心律失常、极度衰弱等不能耐受振动者
空气波压力治疗仪△	a) 上、下肢肢体水肿。 b) 偏瘫、截瘫等肌肉无力者。 c) 糖尿病足、糖尿病末梢神经炎等肢体血液循环障碍。 d) 静脉功能不全	医疗机构、养老机构	医务人员	有下列情况暂缓治疗： a) 未结痂的溃疡或压疮，出血伤口者。 b) 治疗中注意观察患肢的肤色变化，并询问感觉，视情况及时调整治疗剂量。 c) 存在肢体静脉血栓者。 d) 肢体重度感染未得到有效控制
紫外线治疗仪△	a) 感染性：疖、痈、甲沟炎、淋巴结炎、气管炎、肺炎、带状疱疹、外阴炎、外耳道炎、中耳炎。 b) 非感染性：神经炎、风湿性关节炎、肌炎、耳软骨膜炎。 c) 骨质软化性疾病：佝偻病、骨质软化症。 d) 其他：白癜风、银屑病等	医疗机构	医务人员	a) 下列情况禁用：红斑狼疮、急性泛发性湿疹，血卟啉或日光性荨麻疹，皮肤癌变，着色性干皮病等。 b) 避开紫外线对眼睛的照射，必要时戴护目镜。 c) 治疗后及时清理伤口分泌物
注："△"表示选配项。				

5.2 运动康复器械

运动康复器械基本配置见表 2。

表 2 农村医养结合服务运动康复器械基本配置

器械名称	适用情形	配置地点	操作人员	注意事项
弹力带	用于上下肢的抗阻训练，增加肌力和耐力	医疗机构、养老机构、居家	医务人员、照护人员、个人	a) 使用前检查有无缺口、裂痕或小孔，建议1个～2个月更换。 b) 拉伸和复位速度不易太快；避免拉伸至弹力带自然长度的3倍以上。 c) 需固定时，确保所选物体牢固不可移动
筋膜松解工具	缓解高强度运动带来的疲劳感，放松肌肉，减少运动过度带来的疼痛感，适用于职业运动人群、久坐人群、健身人群、老年慢性疼痛等	医疗机构、养老机构、居家	医务人员、照护人员、个人	a) 泡沫轴、筋膜杆、筋膜刀、筋膜球、筋膜按摩工具套装等工具滚动速度不可过快，疼痛敏感处持续按压20 s左右。 b) 避免过度疼痛。 c) 保持正常呼吸，不憋气

表 2 农村医养结合服务运动康复器械基本配置（续）

器械名称	适用情形	配置地点	操作人员	注意事项
矫正镜	步态和姿势矫正,控制不随意运动和平衡训练:用于脑瘫,其他不随意运动,通过反馈帮助头、颈、躯干,不随意运动帮助平衡。协调性训练:帮助面部神经麻痹者,进行表情肌肉练习	医疗机构、养老机构、居家	医务人员、照护人员、个人	a) 狂躁症、双向情感障碍等人勿用。 b) 注意清洁与保养
平衡板	用于训练平衡功能和本体感觉	医疗机构、养老机构、居家	医务人员、照护人员、个人	a) 循序渐进,加强保护,防止摔伤。年老体弱者,使用带扶手的平衡板。 b) 由双腿到单腿、由健侧到患侧、由睁眼至闭眼
平衡垫	用于训练平衡功能和本体感觉	医疗机构、养老机构、居家	医务人员、照护人员、个人	a) 循序渐进,加强保护,防止摔伤。 b) 由双腿到单腿、由健侧到患侧、由睁眼至闭眼
肋木	适用于进行上、下肢体关节活动范围和肌力训练、坐站立训练、平衡训练,姿势矫正,防止畸形(如迟缓性驼背,脊柱侧弯,腰痛),躯干的牵伸训练,肌力耐力训练	医疗机构、养老机构	医务人员、照护人员	a) 在康复师或护理人员帮助下使用。 b) 循序渐进,根据个体情况逐渐增加训练时间
握力计	增加手的肌力	医疗机构、养老机构、居家	医务人员、照护人员、个人	循序渐进,逐步提高训练量和速度
系列沙袋	肌力耐力训练,关节牵引	医疗机构、养老机构、居家	医务人员、照护人员、个人	a) 循序渐进,逐步增加沙袋重量和训练时间。 b) 动作轻缓,不宜过量运动,以第二天不出现明显肌肉疼痛和疲劳感为限
系列哑铃	上肢肌力训练	医疗机构、养老机构、居家	医务人员、照护人员、个人	a) 循序渐进,逐步增加哑铃重量和训练时间。 b) 动作轻缓,不应过量运动,以第二天不出现明显肌肉疼痛和疲劳感为限
楔形垫	牵伸小腿三头肌,增加踝关节活动度	医疗机构、养老机构、居家	医务人员、照护人员、个人	a) 视个体情况选择高度不同的楔形垫。 b) 注意清洁与保养

表 2　农村医养结合服务运动康复器械基本配置（续）

器械名称	适用情形	配置地点	操作人员	注意事项
瑜伽垫	改善平衡感觉、反射调节，增加腰背部的控制能力，缓解肌肉痉挛	医疗机构、养老机构、居家	医务人员、照护人员、个人	做好防护，防止跌倒
助行器	a)　助行器适用于下肢功能障碍较严重而不能用手杖、拐杖者，其功能主要是支撑体重，保持身体稳定，辅助站立和行走。 b)　带轮助行器，靠轮子滑行，适合手部无力者，不带轮助行器，手部移动助行器，适合手部有一定肌力者	医疗机构、养老机构、居家	医务人员、照护人员、个人	a)　使用者上肢须有一定肌力，下肢有一定的平衡能力。 b)　使用者需根据自身情况选择合适的助行器
双向训练用阶梯	a)　步行训练，利用阶梯扶手或拄拐进行上下台阶的步行训练。 b)　肌力训练，对躯干和下肢做肌力增强训练。简单安全有效	医疗机构、养老机构	医务人员、照护人员	a)　在康复师或护理人员帮助下有序练习。 b)　循序渐进，视个体情况增减运动强度和训练时间
平行杠	a)　站立训练，帮助已完成坐位平衡训练者，从座位上站起来，训练立位平衡和直立感觉，提高站立功能。 b)　步行训练，在步行初期，为防止跌倒，可先通过平行杠练习行走。以保持稳定或者减轻下肢负重。 c)　肌力训练，利用平行杠做身体上举运动，可训练拄拐杖步行所需的背阔肌，上肢伸肌肌力，也可用于步行所需臀中肌，腰方肌肌力的训练。 d)　训练辅助。如配合平衡板，内旋矫正板，内翻矫正板等	医疗机构、养老机构	医务人员、照护人员	a)　建议各运动练习 2 组～4 组，每组 20 min。 b)　具体时间视个体情况而定，训练时间不宜过长
物理治疗师凳	进行康复训练时用的小凳子，高度可调，可向各个方向灵活移动，以适应训练的需要	医疗机构、养老机构	医务人员	a)　使用时调至合适的高度。 b)　注意清洁与保养
物理治疗训练床	训练的床上及床边活动，如床上翻身、卧坐转移、坐立转移训练等	医疗机构、养老机构	医务人员	注意保护，防止坠床

表 2　农村医养结合服务运动康复器械基本配置（续）

器械名称	适用情形	配置地点	操作人员	注意事项
电动起立床△	a) 为脑卒中、脊髓损伤、长期卧床者实施渐进的适应性站立训练，逐渐增大倾斜角度，使身体重心逐渐升高，以预防长期卧床导致的并发症，如骨质疏松，体位性低血压、关节挛缩等。 b) 足内外翻者踝关节的牵伸治疗	医疗机构、养老机构	医务人员	a) 避免角度调整过快。 b) 升起前，确保躯干被固定牢固，桌板调到合适位置。 c) 训练时间一般是 30 min，训练过程中经常监测血压和脉搏
下肢功率车（骑式）△	下肢关节活动障碍者进行改善下肢关节活动范围，肌力及协调功能的训练	医疗机构、养老机构、居家	医务人员、照护人员、个人	a) 循序渐进，逐步增加训练量。 b) 调节扶手架时，将调节螺栓锁紧在螺孔中。 c) 使用前调节好可调脚垫
站立架△	截瘫、偏瘫等站立功能障碍者的站立训练、患侧下肢负重训练及步行能力，预防或改善骨质疏松、压疮、心肺功能降低等并发症	医疗机构、养老机构、居家	医务人员、照护人员、个人	a) 下列情况禁用：严重骨质疏松者、骨折术后急性期、粉碎性骨折未行固定者、高血压极高危者、心功能不全者。 b) 使用中保持膝、腰中立位。 c) 站立时间不宜太长。 d) 不宜空腹站立
肩梯△	通过手指沿指阶梯不断上移，逐渐提高肩关节的活动范围，减轻疼痛。适用于各种原因引起的肩关节活动受限	医疗机构、养老机构、居家	医务人员、照护人员、个人	a) 确定固定牢固。 b) 循序渐进，逐渐增加角度和训练时间。 c) 使用中严禁晃动肩梯
股四头肌训练椅△	有膝关节疾病农村老年人进行股四头肌主动抗阻运动，对膝关节进行牵引及被动训练，保护膝关节稳定性，为站立及行走做准备	医疗机构、养老机构	医务人员	a) 坐位训练：注意将病人的腘窝贴近坐垫边缘。 b) 腘绳肌训练、膝关节牵伸训练：注意小腿固定牢固
上肢力量训练器△	肌力耐力训练，关节牵引	医疗机构、养老机构	医务人员	a) 循序渐进，逐步增加训练强度和时间。 b) 动作轻缓，不过量运动

注："△"表示选配项。

5.3　作业治疗器械

作业治疗器械基本配置见表 3。

表 3　农村医养结合服务作业治疗器械基本配置

器械名称	适用情形	配置地点	操作人员	注意事项
可调式作业治疗桌（OT桌）	提供作业治疗的桌子	医疗机构、养老机构、居家	医务人员、照护人员、个人	a) 视个体身高调节高度。 b) 使用时，周围给予保护

表3 农村医养结合服务作业治疗器械基本配置（续）

器械名称	适用情形	配置地点	操作人员	注意事项
分指板	改善手功能,提高手、眼的灵活性、协调性	医疗机构、养老机构、居家	医务人员、照护人员、个人	a) 循序渐进,调整穿戴时间。 b) 避免受重压或碰撞
手功能组合训练箱	改善手指功能,提高手、眼的灵活性、协调性	医疗机构、养老机构、居家	医务人员、照护人员、个人	a) 符合个体兴趣爱好,可由受治疗者自己选择,增加训练积极性。 b) 训练量由小到大,一般以不发生疲劳、能够耐受为宜
手指阶梯	改善手指关节活动范围,训练手指主动运动的灵活性	医疗机构、养老机构、居家	医务人员、照护人员、个人	a) 速度由慢到快。 b) 在指导下进行训练。 c) 循序渐进,视个体情况逐渐增加训练时间
橡筋手指练习器	提高手指的主动屈伸活动能力	医疗机构、养老机构、居家	医务人员、照护人员、个人	骨折早期愈合不稳定,肌腱损伤早期愈合不佳时,避免抗阻训练
套圈	训练躯干平衡,手眼协调性;肌力训练及关节活动度训练;改善心理	医疗机构、养老机构、居家	医务人员、照护人员、个人	a) 不适于重度功能障碍者;为重度平衡功能不好者做好保护。 b) 坐位和立位训练时,可配合上肢沙袋。 c) 循序渐进,逐渐增加训练时间和难度
可调式砂磨板及附件	用于改善上肢肌力协调性活动能力和进行关节活动度的作业训练以及肌力训练	医疗机构、养老机构、居家	医务人员、照护人员、个人	不适用于意识障碍、认知功能较差、不能配合者
体操棒与抛接球△	适用于改善上肢活动范围的训练,和提高肢体协调控制能力及平衡能力	医疗机构、养老机构、居家	医务人员、照护人员、个人	a) 避免引起剧烈疼痛。 b) 骨折不稳定,软组织愈合早期慎用。 c) 注意清除地面障碍物,避免地面湿滑
上肢协调功能练习器△	适用于训练上肢的稳定性、协调性功能,提高上肢的日常活动能力	医疗机构、养老机构	医务人员、照护人员	a) 使用前确认所有部件安装正确。 b) 使用中若不适,暂停使用
重锤式手指肌力训练桌△	用于手指屈伸抗阻肌力训练及改善关节活动范围	医疗机构、养老机构	医务人员、照护人员	骨折早期愈合不稳定,肌腱损伤早期愈合不佳时,避免抗阻训练
注:"△"表示选配项。				

5.4 中医康复器械

中医康复器械基本配置见表4。

表 4　农村医养结合服务中医康复器械基本配置

器械名称	适用情形	配置地点	操作人员	注意事项
拔罐器	肩周炎、颈椎病、风湿性关节炎、高血压、脑血栓、感冒、神经性头痛、腰腿病、三叉神经痛、坐骨神经痛、腹泻、哮喘、便秘及急、慢性前列腺炎等病患。兼治咽喉肿痛、耳鸣、耳聋、慢性鼻炎、风火牙痛、盆腔炎年、蚊虫叮咬、肥胖等病症	医疗机构、养老机构、居家	医务人员、照护人员、个人	a) 控制好使用时间,保持在 10 min～20 min。 b) 使用前不要吃过多食物或者过度饥饿。 c) 注意保暖
红外光灸疗机	颈、肩、腰、腿关节痛、肌肉痛、小关节痛等;骨关节损伤、术后伤口感染的预防及治疗;带状疱疹、湿疹、脚气、甲沟炎、脓疱疮、褥疮、各种皮肤溃疡等;腹痛、腹泻等	医疗机构、养老机构	医务人员、照护人员	a) 做好皮肤护理,避免照射距离太近。 b) 避免治疗部位有金属内植物
熏蒸治疗机△	骨关节疾病(如颈椎病、腰椎间盘突出症、骨性关节炎等疾病)、风湿类疾病、精神类疾病(如偏头痛、中风、睡眠障碍、焦虑症等疾病)、亚健康人群	医疗机构、养老机构	医务人员、照护人员	a) 严重心肺疾病禁用;饭前饭后 0.5 h 内,饥饿、过度疲劳者不宜使用。 b) 年老体弱及大病初愈者熏蒸 20 min 左右,温度不要过高。 c) 使用后,注意补充水分
电针治疗仪△	颈椎病、腰椎间盘膨出症、腰椎骨质增生、老年性膝骨性关节炎、肩周炎、坐骨神经痛、慢性软组织损伤、跟痛症、颈肩腰腿疼痛等	医疗机构	医务人员	a) 治疗中不随意移动治疗部位。 b) 不适用体质虚弱或晕针者。 c) 输出强度从小到大。 d) 使用完毕后,务必将所有输出关到零

注:"△"表示选配项。

5.5　言语与认知康复器械

言语与认知康复器械基本配置见表5。

表 5　农村医养结合服务言语与认知康复器械基本配置

器械名称	适用情形	配置地点	操作人员	注意事项
言语训练卡片	用于言语理解能力的评估,进行相应的词语、语法、会话和句子等的简单训练	医疗机构、养老机构、居家	医务人员、照护人员、个人	训练时确保意识清楚,并有一定的认知功能和配合能力
吞咽训练器	通过刺激吞咽肌群的运动,提高病人吞咽能力,达到治疗吞咽障碍的目的	医疗机构、养老机构、居家	医务人员、照护人员、个人	a) 避免暴力拖拽。 b) 及时清理口腔中唾液

表 5　农村医养结合服务言语与认知康复器械基本配置（续）

器械名称	适用情形	配置地点	操作人员	注意事项
语言障碍康复评估训练系统	用于脑卒中引起的各类语言障碍的评估	医疗机构、养老机构	医务人员、照护人员	训练时确保意识清楚，并有一定的认知功能和配合能力
认知障碍康复评估训练系统	用于脑卒中农村老年人各类言语功能障碍的辅助训练及治疗	医疗机构、养老机构	医务人员、照护人员	训练时确保意识清楚，并有一定的认知功能和配合能力
作业治疗数字评估和训练系统	用于认知功能障碍者娱乐与学习，如脑血管病后的血管性痴呆、老年性痴呆、脑外伤或中毒后的认知障碍训练	医疗机构、养老机构	医务人员、照护人员	a) 在监护人陪同下按要求使用。 b) 训练遵守循序渐进的原则，逐步增加训练量。 c) 使用时如出现不适，立即停止训练
认知障碍康复仪器△	用于脑卒中、脑外伤、脑部肿瘤术后等引起的认知功能障碍者	医疗机构、养老机构	医务人员、照护人员	a) 意识障碍等不能配合者禁用。 b) 在监护人陪同下按要求使用。 c) 训练遵守循序渐进的原则，逐步增加训练量
吞咽神经和肌肉电刺激仪△	用于脑卒中、封闭性脑伤、颈椎损伤、前颈椎融合术、神经退行性病变、失智症、脊髓侧索硬化症、巴金森氏病、阿兹海默症、多发性硬化症、重症肌无力症、肌肉失养症、肌张力不全、皮肌炎、先天性神经损伤、脊髓灰质炎等引起的吞咽障碍	医疗机构、养老机构	医务人员、照护人员	a) 下列情况谨慎使用：有出血倾向、开放性创口、感染者，严重心脏病、严重高血压及多脏器功能衰竭，生命体征不稳定者、发热，使用植入式电子装置（例如心脏起博器）、恶液质、活动性肺结核及肿瘤、严重的精神病、癫痫。 b) 治疗时出现血压、心率、呼吸明显变化者（较基础值改变≥20%）。 c) 严禁在颈动脉窦处放置电极治疗
注："△"表示选配项。				

5.6　其他常用康复器械

其他常用康复器械基本配置见表6。

表 6　农村医养结合服务其他常用康复器械基本配置

器械名称	适用情形	配置地点	操作人员	注意事项
残疾人餐桌	适用所有无法到餐桌正常进食的功能障碍者	医疗机构、养老机构、居家	医务人员、照护人员、个人	注意餐桌的固定和使用高度
呼吸训练器	用于深呼吸训练，改善呼吸功能，减少和预防肺部并发症	医疗机构、养老机构、居家	医务人员、照护人员、个人	循序渐进，根据个体耐受能力逐渐增加

表 6 农村医养结合服务其他常用康复器械基本配置（续）

器械名称	适用情形	配置地点	操作人员	注意事项
拐杖	辅助下肢功能障碍者恢复行走功能。分为手杖、肘杖、腋杖,其中手杖主要用于轻度功能障碍的辅助功能,肘杖适用于中度下肢功能障碍者,腋拐杖是下肢严重功能障碍者的必需品	医疗机构、养老机构、居家	医务人员、照护人员、个人	a) 使用腋拐者上臂夹紧,控制好重心,保持身体直立;负重主要是通过把手而不是腋窝,以避免伤及腋窝内臂丛神经。 b) 腋拐成对使用,避免单支使用引起的脊柱侧弯或背痛;单侧支撑,选择肘拐。 c) 手杖使用者腕和手要有支撑体重的能力
手动轮椅车、动力轮椅车	下肢严重疼痛、功能障碍、偏瘫、截瘫、身体功能状况和日常生活活动能力较差、认知与判断能力丧失者	医疗机构、养老机构、居家	医务人员、照护人员、个人	a) 注意速度,动作轻缓,掌握启动和停止电动轮椅车的方法。 b) 使用电动轮椅前,确保电源、刹车关闭
系列石膏或者各关节支具	骨折,开放性骨折清创缝合术后,关节融合术、畸形矫正术后位置维持、化脓性骨髓炎、关节炎固定患股,减轻疼痛,控制炎症,某些软组织损伤,如韧带、肌腱损伤或者术后固定	医疗机构、养老机构、居家	医务人员、照护人员、个人	a) 密切观察远端血液循环、感觉及运动情况,适当调整支具松紧度。 b) 肢体水肿消退时,及时更换或调节。 c) 使用时如有固定疼痛点,及时就医。 d) 使用时抬高患肢。 e) 及时进行其他关节的功能性锻炼
颈托	颈椎骨折、脱位、颈椎牵引治疗后、颈椎手术前后、颈椎间盘突出症、颈椎病	医疗机构、养老机构、居家	医务人员、照护人员、个人	a) 将颈椎固定于稍前屈位,张口不影响讲话但不可全部张开,佩戴无不适感。 b) 颈托佩戴时间不宜过长
石墨烯腰围	用于急慢性腰痛、腰椎间盘突出症及腰椎滑脱固定等	医疗机构、养老机构、居家	医务人员、照护人员、个人	避免过度加热,长时间佩戴
防压疮垫	防止长期坐位或者卧床者受压部位皮肤破损出现压疮	医疗机构、养老机构、居家	医务人员、照护人员、个人	a) 充气压床垫注意压力控制,防止压力过大气囊冲破。 b) 一人一垫,专人专用
穿脱衣服的辅助器具	部分失能老年人;自理老年人有自主穿脱衣需求的,可视情况配置鞋拔、脱靴器、穿脱衣钩、穿脱衣棍等	医疗机构、养老机构、居家	医务人员、照护人员、个人	使用时有家属或照护人员进行口头引导或帮助
食饮辅助器具	适用于手部关节屈曲功能受限、握力减退,而有自主进食意愿的老年人	医疗机构、养老机构、居家	医务人员、照护人员、个人	a) 餐具手柄防滑、易于握持。 b) 使用时有家属或照护人员进行口头引导或帮助。 c) 发生呛咳时及时通知医护人员
尿便吸收辅助器具	适用于长期卧床的失能老年人	医疗机构、养老机构、居家	医务人员、照护人员、个人	定期更换,避免长期佩戴
如厕辅助器具	适用于老年人无法完成蹲便且房间(或卫生间)内无座便器的	医疗机构、养老机构、居家	医务人员、照护人员、个人	定期清洁消毒,避免交叉感染

参 考 文 献

[1] GB 24436 康复训练器械安全通用要求

[2] GB/T 29353—2012 养老机构基本规范

[3] GB/T 33168—2016 社区老年人日间照料中心服务基本要求

[4] GB/T 33169—2016 社区老年人日间照料中心设施设备配置

[5] GB/T 35769—2017 养老机构服务治疗基本规范

[6] GB/T 37276—2018 养老机构等级划分与评定

[7] GB 38600—2019 养老机构服务安全基本规范

[8] GB 50340—2016 老年人居住建筑设计规范

[9] GB 50867—2013 养老设施建筑设计规范

[10] MZ/T 001—2013 老年人能力评估

[11] MZ/T 032—2012 养老机构安全管理

[12] MZ/T 170—2021 养老机构服务标准体系建设指南

[13] MZ/T 174—2021 养老机构康复器械基本配置

[14] 建标 143—2010 社区老年人日间照料中心建设标准

[15] 建标 144—2010 老年养护院建设标准

[16] JGJ 450—2018 老年人照料设施建筑设计标准

[17] TCASWSS 003—2019 养老机构设施设备配置规范

[18] DB 11/T 1549—2018 北京市养老机构康复器械基本配置要求

[19] DB 14/T 2148—2020 养老机构康复设备配置要求

[20] DB 21/T 3312—2020 医养结合基本服务规范

[21] DB 34/T 3526—2019 医养结合型养老基本术语

[22] DB 34/T 4031—2021 社区养老康养服务规范

[23] DB 36/T 1578—2022 农村互助养老服务规范

[24] DB 37/T 4086—2020 机构医养结合服务基本规范

[25] DB 45/T 2476—2022 养老机构康复器械配置规范

[26] DB 61/T 1311—2019 养老机构康复服务规范

[27] DB 1403/T 8.3—2021 居家养老服务规范 第 3 部分:医疗护理服务

[28] DB 4201/T 659—2022 医养结合基本服务规范

[29] DB 5107/T 85—2020 农村特困供养机构(敬老院)运营与服务治疗规范

[30] 卫生部办公厅关于印发《常用康复治疗技术操作规范(2012 年版)》的通知(卫办医政发〔2012〕51 号).2012.

[31] 民政部.《中国康复器械目录》.2014 年.

[32] 国家卫生计生委办公厅关于印发《养老机构医务室基本标准(试行)》和《养老机构护理站基本标准(试行)》的通知(国卫办医发〔2014〕57 号).2014 年.

[33] 关于印发《村卫生室管理办法(试行)》的通知(国卫基层发〔2014〕33 号).2014 年 6 月 3 日.

[34] 国家食品药品监督管理总局关于实施《医疗器械分类目录》有关事项的通告(2017 年第 143 号).2017 年 9 月 4 日.

[35] 民政部、国家标准委关于印发《养老服务标准体系建设指南》的通知(民发〔2017〕145 号).2017 年.

[36] 国家卫生计生委关于印发康复医疗中心、护理中心基本标准和管理规范(试行)的通知(国卫医发〔2017〕51 号)2017 年.

[37] 国务院办公厅关于推进养老服务发展的意见(国办发〔2019〕5号).2019年3月29日.

[38] 民政部关于加快建立全国统一养老机构等级评定体系的指导意见(民发〔2019〕137号).2019年.

[39] 国家卫生健康委关于印发《医养结合机构服务指南(试行)》的通知(国卫办老龄发〔2019〕24号).2019年.

[40] 国家卫生健康委关于印发《医养结合机构管理指南(试行)》的通知(国卫办老龄发〔2020〕15号).2020年.

[41] 关于全面加强老年健康服务工作的通知(国卫老龄发〔2021〕45号).2021年.

[42] 关于印发加快推进康复医疗工作发展意见的通知(国卫医发〔2021〕19号).2021年.

[43] 关于进一步推进医养结合发展的指导意见(国卫老龄发〔2022〕25号).2022年.

[44] 关于开展社区医养结合能力提升行动的通知(国卫老龄函〔2022〕53号).2022年.

———————————

ICS 11.020
CCS C 05

团 体 标 准

T/CGSS 030—2023

农村常见慢性疾病医养结合健康服务指南

Guidelines for health services of integrated elderly care and medical services for
chronic diseases in rural areas

2023-02-22 发布

2023-02-22 实施

中国老年医学学会 发 布

前　言

本文件按照 GB/T 1.1—2020《标准化工作导则　第 1 部分：标准化文件的结构和起草规则》的规定起草。

请注意本文件的某些内容可能涉及专利。本文件的发布机构不承担识别专利的责任。

本文件由中国人民解放军总医院提出。

本文件由中国老年医学学会归口。

本文件起草单位：中国人民解放军总医院、成都青城国际颐养中心、辽宁中置盛京老年病医院有限公司、珠海市慈安护老中心、江苏中科汇通源健康养老服务发展有限公司、中南大学湘雅医院。

本文件主要起草人：刘婧、张健、周琳、张博雅、章亚非、刘玉华、朱玉、李瑶盖、郭佳钰、齐国先、李重阳、费园艳、卢远平、费青云、康丰娟、吴惠卿、勇琴歌、杜辉、冯丹、侯惠如、黄伟红、胡建中。

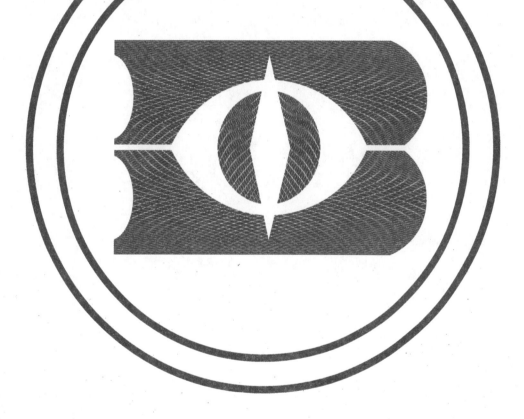

引　言

　　本文件针对农村常见慢性疾病医养结合健康服务,在科技部重点研发计划专项"医养结合支持解决方案"研究基础上,提出了农村常见慢性疾病医养结合健康服务指南。旨在指导农村医养结合相关机构开展常见慢性疾病健康服务,提升我国农村老年人常见慢性疾病医养结合健康服务的可及性和获得感。

农村常见慢性疾病医养结合健康服务指南

1 范围

本文件提出了农村常见慢性疾病医养结合健康服务的基本条件、服务内容、服务实施、服务评价与改进。

本文件适用于为患常见慢性疾病的农村老年人提供医养结合的健康服务。

2 规范性引用文件

下列文件中的内容通过文中的规范性引用而构成本文件必不可少的条款。其中,注日期的引用文件,仅该日期对应的版本适用于本文件;不注日期的引用文件,其最新版本(包括所有的修改单)适用于本文件。

GB/T 24433　老年人、残疾人康复服务信息规范

GB/T 39509　健康管理保健服务规范

GB/T 39510　老年保健服务规范

GB/T 40423　健康信息学　健康体检基本内容与格式规范

WS/T 484　老年人健康管理技术规范

WS/T 556　老年人膳食指导

3 术语和定义

下列术语和定义适用于本文件。

3.1

老年人　elderly

年龄在 60 周岁(含 60 周岁)以上的人群。

3.2

医养结合服务　integrated elderly care and medical services

通过医疗资源与养老资源的整合,实现医疗服务与养老服务有机融合的活动。

注:包括老年医疗服务、健康管理服务、照护服务和人文关怀服务等。

3.3

健康服务　health services

以维护和促进老年人身心健康为目标,运用医疗或保健技术,提供生理、心理和社会适应相关的医养结合服务。

4 基本条件

4.1 服务提供者

4.1.1 具有提供医养结合健康服务相关执业资质。

4.1.2 建立农村医养结合健康服务相关管理制度,明确医养结合健康服务流程、服务规范、隐私保护、

服务评价与改进要求,包括日常服务管理制度、安全管理制度、人员管理制度等。

4.1.3 宜按照 GB/T 39509、GB/T 39510 相关要求,结合农村医养结合健康服务需求,配备服务人员、基本设施、基本设备和用品用具。

4.1.4 为患常见慢性疾病农村老年人建立服务档案,并提供跟踪服务。

4.1.5 宜融入当地医养结合服务体系,提供基于互联网的医养结合健康服务。

4.2 服务人员

4.2.1 具备所开展健康服务的专业人员资质要求。

4.2.2 接受过健康服务相关专业培训,考核合格后从事该岗位工作。

4.2.3 掌握所开展的老年常见慢性疾病医养结合服务项目相关知识和技能,操作规范,技术熟练。

4.2.4 尊重农村老年人宗教信仰和风俗习惯,文明礼貌,言语规范,有责任心。

5 服务内容

5.1 农村常见慢性疾病医养结合健康服务分为通用类服务和专病类服务。

5.2 通用类服务,服务内容包括以下 6 个方面:

a) 健康教育,有计划、有组织的系统开展健康教育,普及卫生保健知识,树立健康意识,促进健康行为和生活方式养成,内容包括健康行为、健康生活方式、健康危险因素、疾病预防和促进健康等知识、方法或工具;

b) 健康咨询,利用面对面、电话或互联网等方式,采用健康咨询的技术与方法,解答患常见慢性疾病农村老年人在日常生活中所遇到的健康或疾病相关问题;

c) 健康体检,采用医学手段和方法,对患常见慢性疾病农村老年人进行身体检查,了解其健康状况、早期发现疾病和健康隐患;

d) 健康评估,借助健康量表、评估工具,有计划地收集患常见慢性疾病农村老年人健康信息,评估其促进健康的潜能和健康状况;

e) 健康指导,综合健康咨询、健康体检、健康评估获得的患常见慢性疾病农村老年人信息,在营养、运动、心理、用药、生活方式、中医养生、社会参与和生活照料等方面给予具体指导;

f) 健康随访,利用门诊、巡诊、电话或互联网等方式,对患常见慢性疾病农村老年人定期开展医疗保健随访,开展健康教育或健康指导,定期对医养结合健康服务需求、质量和满意度进行调查。

5.3 专病类服务,包括 13 种农村常见慢性疾病的医养结合健康服务,服务内容见 5.2 的 a)～f)。

6 服务实施

6.1 通用类服务

6.1.1 健康教育

6.1.1.1 遵循个性化、通俗易懂的原则,因地制宜地开展健康教育活动,用本土化、各地区农村老年人听得懂的语言、可接受的方式和喜闻乐见的事例开展相关健康教育。

6.1.1.2 针对农村老年人高发的常见慢性疾病,健康教育可包括:

a) 健康生活方式;

b) 适宜的运动方法;

c) 营养知识与日常饮食;

d) 卫生保健常识;

e) 身心健康常识、疾病预防及早期识别知识；

f) 慢病预防与控制、疾病诊疗与慢病管理等知识；

g) 居家用药、常见禁忌常识；

h) 常见急症早期表现与紧急处理方法；

i) 肿瘤早期症状筛查知识；

j) 社会参与相关知识与技巧。

6.1.2 健康咨询

6.1.2.1 了解患常见慢性疾病农村老年人在日常生活中遇到的身体、心理健康、社会参与、慢病管理或居家用药等方面存在着的问题。

6.1.2.2 依据咨询获得的信息，给以相应的解答、专业指导和就医建议。

6.1.3 健康体检

6.1.3.1 宜按照 WS/T 484，完成老年人的基本信息采集、一般状况、体格检查、辅助检查、肿瘤筛查等健康体检项目。

6.1.3.2 每次健康体检信息记入健康服务档案。

6.1.4 健康评估

对患常见慢性疾病的农村老年人的健康评估包括：

a) 老年人健康状态自我评估；

b) 老年人认知功能评估；

c) 老年人心理状态测评；

d) 老年人情感状态评估；

e) 老年人健康风险评估；

f) 老年人肿瘤早期筛查评估；

g) 老年人营养评估；

h) 老年人日常生活活动能力评估；

i) 老年人生活自理能力自我评估；

j) 老年人社会参与能力评估。

6.1.5 健康指导

6.1.5.1 根据老年人健康评估结果，宜按照 WS/T 484、WS/T 556 的要求，结合当地医疗、养老服务条件，有针对性地制定健康指导方案，指导内容包括营养、运动、心理、用药、生活方式、中医养生和社会参与等。

6.1.5.2 营养指导，告知内容：

a) 合理搭配主食，除米饭、面条、馒头外，建议增加粗粮（如小米、荞麦、玉米等），适当增加薯类食物（如土豆、红薯等）摄入，增加全谷物和杂豆摄入，每天达到 50 g～150 g；

b) 蔬菜水果品种多样，每餐有蔬菜，多选深色叶菜，每天摄入水果 200 g～350 g，宜选新鲜应季水果；

c) 摄入多种动物性食物（如畜禽肉、蛋类、水产类、奶类及动物内脏等），每天达到 120 g～150 g，宜多摄入鱼肉；

d) 每天摄入相当于 15 g 大豆的不同豆制品（如豆腐、豆腐干、豆皮等）；

e) 限制食盐和脂肪摄入，每天摄入食盐不超过 5 g，烹调油 25 g～30 g，可使用定量盐勺及油壶，提醒注意"隐形盐"（如酱油、豆瓣酱、腐乳及咸菜等）的摄入；

   f) 控糖限酒，少饮或不饮酒，控制糖的摄入，少食或不食含糖的加工食物（如含糖饮料、饼干、糕点等）；

   g) 肾功能不全的老年人，遵循优质低蛋白饮食原则，除提醒控制钠的摄入外，还要注意控制钾和磷的摄入，少食含钾食物（如香蕉、橙子等瓜果及生食蔬菜），少食含磷高的食物（如瓜子、花生等坚果类），少食含食品添加剂的食物；

   h) 高龄老年人，保证食物优质、细软及多样，三餐营养均衡，适当选择奶制品、水果、坚果等健康食物加餐补充营养，多选择蒸、煮、烩等烹饪方式将食物煮软烧烂，食材宜切小切碎，烹饪时间适当增长；

   i) 保持良好食欲，宜采用共同进餐方式，餐后适当活动。

6.1.5.3 运动指导，告知内容：

   a) 保持适当体力劳动、户外活动，坚持锻炼，每次运动后的心率控制在年龄、性别允许的范围内，以微微出汗为宜，或者心率增加至平时的 20% 为宜，以不引起不适为最佳运动强度；

   b) 运动方式可为有氧训练、阻抗训练、平衡柔韧性训练、呼吸肌训练等，如快走、慢跑、游泳、球类运动，哑铃训练、蹲起训练，太极拳、八段锦、健身操、健身舞等；

   c) 注意事项：

     1) 依据身体情况确定每次运动量；

     2) 从低而适应的运动水平开始，依据身体情况逐步增加运动强度；

     3) 运动后感到不适、疲劳、影响睡眠或持续肌肉酸痛，表明运动过量，宜调整运动量，甚至暂时停止锻炼；

     4) 养成规律锻炼的生活习惯；

     5) 锻炼前做 10 min 左右的准备活动，尤其是年龄较大的老年人，避免运动损伤；

     6) 避免突然停止运动，跑步后宜慢走 2 min，负荷练习后宜做 5 min 放松运动，可采用温水洗浴放松肌肉；

     7) 根据天气变化，冬天注意保暖，夏天注意防暑。

6.1.5.4 心理指导，具体方法及内容：

   a) 采用认知转换法，调整老年人对事情看法，提供早期认知训练；

   b) 运用转移法、延缓法，消除老年人急躁和焦虑情绪；

   c) 采用目标调整法，降低老年人不切实际的想法或期望，减轻老年人因目标不能达成而带来的焦虑；

   d) 鼓励老年人适当参加社交活动，丰富生活，参加互助活动，获得自我价值认同和获得感。

6.1.5.5 用药指导，告知内容：

   a) 遵医嘱服药，不要自行停药或调整药物，如需调整药物，应先咨询医生；

   b) 随身携带急救药物；

   c) 用药期间注意监测生命体征，如有不适，及时联系医生或就医；

   d) 在医疗机构取药，或在有资质的机构购置药物，避免误购假药、劣药，带来安全隐患，延误病情；

   e) 按照说明书在适宜环境保存药品，注意严格按照使用注意事项使用。

6.1.5.6 生活方式指导，告知内容：

   a) 戒烟，室外空气污染严重时宜减少外出或戴口罩，房间内宜采用湿式清扫方式；

   b) 控酒，每日酒精摄入量男性不超过 25 g，女性不超过 15 g，提醒患肝病、肿瘤、心脑血管疾病等老年人不宜饮酒；

   c) 保持适当体力劳动、户外活动，坚持锻炼，每周宜保持 3 次规律性运动；

   d) 主动饮水，以温热白开水为主，高温天气、体力劳动或活动量大时，适当增加饮水量；

e) 避免长时间接触甲醛、四氯化碳等有害化学物质；

f) 勤晒太阳,补充维生素 D,夏季注意防暑,冬季注意保暖；

g) 控制体重,进食后适当活动,不要立刻卧床休息；

h) 保持心情舒畅、情绪稳定；

i) 避免过度劳累,保持良好作息习惯,保证充足睡眠。

6.1.5.7 中医养生指导,告知内容：

a) 适应自然,适寒温,慎起居；

b) 清净养神,舒畅情志；

c) 饮食有节,戒除偏嗜；

d) 起居有常,劳逸有度；

e) 未病先防,辨证论治,适当进补。

6.1.6 健康随访

6.1.6.1 每年进行 1 次健康体检,评估健康状况,更新健康服务档案。

6.1.6.2 按照慢性疾病诊疗常规和管理要求定期随访。

6.1.6.3 每季度进行 1 次家庭随访,检视老年人居家环境安全,如日常用品是否放置于可及处,避免登高、坠床；地面有无水渍、障碍物；灯光照明是否充足等。

6.1.6.4 通过随访,掌握患常见慢性疾病农村老年人健康状况,目前不适、困惑及服务需要,日常用药情况及效果,有针对性地开展健康服务；适时开展防跌倒、意外伤害、自救和慢病管理等健康教育,指导老年人通过手机 APP、公共媒体获取相关健康教育知识；适情提供相应的社会支持和人文关怀。

6.2 专病类服务

6.2.1 概述

通用类健康服务内容均适用于专病类健康服务,13 种常见慢性疾病的特殊健康服务内容见本文件 6.2.2～6.2.14。

6.2.2 脑卒中

6.2.2.1 健康查体,特别关注神经专科查体和相关检验、检查项目变化。

6.2.2.2 健康评估,特别关注吞咽功能、语言能力、认知功能、肌力及肢体活动能力评估,心理状况评估等。

6.2.2.3 健康指导,针对患脑卒中的农村老年人健康服务需要,在健康指导内容上有如下特殊要求。

a) 用药指导,注意控制脑梗塞和脑出血共同诱因,如高血压病、2 型糖尿病、高脂血症等,避免或减缓颅内动脉硬化的发生发展,告知老年人要遵医嘱规律服药。

b) 营养指导,注意：

1) 保证营养物质足质、足量；

2) 对于吞咽困难患者,在发病 7 d 内接受肠内营养支持；

3) 吞咽困难短期内不能恢复者,可早期放置鼻胃管进食；

4) 吞咽困难长期不能恢复者,可行胃造口进食。

c) 运动指导,依据老年人身体和疾病情况,指导其采用适当活动方式和活动量,告知老年人运动要量力而行。

d) 心理指导,定期进行精神心理状况评估,保证老年人情绪稳定,避免其长期处于慢性心理应激状态,如有相关主诉的老年人,可转诊到医疗机构相关专科诊治。

e) 生活方式指导,具体内容:

    1) 轻、中度的缺血性卒中患者,注重早期离床的康复训练,循序渐进;

    2) 卧床的缺血性卒中患者,鼓励其患侧卧位,少采用仰卧位,避免半卧位;

    3) 偏瘫患者,在病情稳定后尽快离床,借助器械进行站立、步行康复训练,尽早获得基本步行能力;

    4) 尽早开始语言功能的康复,对于口语理解严重障碍患者,可试用文字阅读、书写或交流板进行交流;

    5) 尽早检查吞咽功能,对存在吞咽障碍者,进行吞咽功能训练;对不能经口维持足够的营养和水分者,采用经鼻胃管肠内营养;需要长期管饲者,定期评估营养状态和吞咽功能。

6.2.2.4 健康随访,对尚未发生缺血性卒中患者,做好一级预防;对发生缺血性卒中患者,做好二级预防及康复,及时调整脑卒中患者随访策略。

6.2.3 阿尔茨海默病源性认知障碍

6.2.3.1 健康查体,特别关注神经专科查体和相关检验、检查项目变化。

6.2.3.2 健康评估,进行神经心理学评估(如认知功能、记忆力、执行功能、语言能力、视空间和结构能力评估)、日常及社会能力评估、非认知性神经精神症状评估。

6.2.3.3 健康指导,患阿尔茨海默病源性认知障碍的农村老年人的健康指导内容有如下特殊要求。

a) 用药指导,做好阿尔茨海默症的一级预防,积极治疗糖尿病、高血压病及其他心脑血管疾病,改善睡眠、纠正抑郁状态等,告知老年人要遵医嘱规律服药。

b) 营养指导,建议地中海饮食模式,以蔬菜、水果、鱼类、五谷杂粮、豆类和橄榄油为主。

c) 运动指导,量力而行,以有氧运动为主,至少 1 次/周。

d) 心理指导,进行精神心理状况的评定,随访时要及时发现淡漠、抑郁、焦虑等情绪障碍,必要时转诊到相关专科诊治。

e) 生活方式指导:

    1) 保持健康饮食习惯,保持良好睡眠;

    2) 坚持认知训练,包括记忆训练、定向训练、语言交流能力训练和计算训练;

    3) 坚持每周有氧运动,保持一定社交活动,做一些力所能及的家务。

6.2.3.4 健康随访,对高危人群,做好一级预防;对发生认知障碍群体,做好训练指导及用药指导,及时调整随访策略。

6.2.4 冠状动脉粥样硬化性心脏病

6.2.4.1 健康评估,关注疾病状态、心血管危险因素。

6.2.4.2 健康指导,患冠状动脉粥样硬化性心脏病的农村老年人的健康指导内容有如下特殊要求。

a) 用药指导,宜长期服用疗效确证的二级预防用药,提高药物治疗的依从性。

b) 营养指导,食物多样化,减少钠盐摄入。

c) 运动指导,注意:

    1) 心脏康复要有多种安全保障措施,保证安全;

    2) 运动前,评估运动能力和风险;

    3) 运动中,观察或询问老年人主观症状,如有不适,需联系医生监测心电、血压、做好急救准备;

    4) 运动后,持续观察老年人表情、症状,监测心率变化;

    5) 外出运动时随身自备急救药品(如硝酸甘油等)。

d) 心理指导,评估焦虑和抑郁状态,对于睡眠质量差的老年人,可短期使用非苯二氮䓬类药物或有镇静安神作用的中药,如有中度以上焦虑和/或抑郁情绪的状况,需请精神心理科医生协助诊治,给予抗抑郁药物治疗。

e) 生活方式指导,告知:
1) 改变不良生活方式,戒烟限酒,限制含糖食物,减少胆固醇摄入,每餐八分饱,避免暴饮暴食,避免睡觉前 3 h 内进食;
2) 坚持服用有临床研究证据、能改善预后的药物;
3) 对患有冠心病的老年人及家属要进行健康教育,包括出现胸痛或心悸等症状的应对措施和心力衰竭的家庭护理等;
4) 服用抗凝药物者,避免皮肤破损和预防跌倒。

6.2.5 慢性心功能不全

6.2.5.1 健康评估,评估日常体力、活动能力和心功能分级(Ⅰ级-Ⅳ级)。

6.2.5.2 健康指导,对慢性心功能不全的农村老年人的健康指导内容有如下特殊要求。

a) 用药指导,全面遵照专科医师用药医嘱或处方,进行心功能不全危险因素干预治疗和对症治疗。
b) 营养指导,低脂饮食,限钠、限水,营养不良者需给予营养支持。
c) 运动指导,注意:
1) 慢性心功能不全心功能Ⅰ级～Ⅲ级的稳定期老年人,可适当开展运动康复,根据心功能情况推荐不同强度的运动;
2) 减少久坐,运动以有氧运动为主,循序渐进;
3) 患有急性冠状动脉综合征、恶性心律失常、高度房室传导阻滞、急性心肌炎、感染性心内膜炎、急性心衰、未控制的高血压、严重的主动脉瓣狭窄、梗阻性、肥厚性心肌病、心内血栓等疾病的老年人,禁止开展运动康复。
d) 心理指导,给予心理支持,使其保持积极乐观的心态,必要时使用抗焦虑或抗抑郁药物。避免使用可导致低血压、心功能恶化和心律失常的三环类抗抑郁药物。
e) 生活方式指导,告知:
1) 根据天气变化,增减衣物,注意保暖,减少感冒;
2) 患病老年人及日常照料者要学会日常监测血压、心率,将血压、心率控制在合适范围;
3) 注意营养平衡,出入量平衡,监测体重变化;
4) 家庭成员或日常照料者宜接受基本心肺复苏训练,掌握症状自我评估及处理知识,能尽早发现心力衰竭恶化的症状,学会紧急处置方法,及时就诊。

6.2.6 高血压病

6.2.6.1 健康评估,确立高血压病诊断及血压水平分级。

6.2.6.2 健康指导,对患高血压病的农村老年人的健康指导内容有如下特殊要求。

a) 用药指导,告知:
1) 按专科医生要求,每天服用血压控制药物,血压控制不满意或出现药物副反应时,及时报告医生,调整用药;
2) 禁饮酒和服用巴比妥类药物;
3) 服用降压药物期间,坐位站起或卧位起立时,宜动作缓慢,特别是夜间起床时更要注意,避免因体位突然变换导致血压突然降低引起晕厥而发生意外。
b) 营养指导,减少烹调用盐及含钠高的调味品,少食咸菜、火腿等腌制食品。肾功能良好者可选择低钠富钾替代盐。

c) 运动指导,适当运动,控制体重,保持体重指数(BMI)在 18.5 kg/m² ~ 23.9 kg/m² 的范围内,男性腰围<90 cm,女性腰围<85 cm。高危患者运动前需监测血压,进行运动前血压评估。

d) 心理指导,对高血压病老年人要进行个体化认知行为干预,减轻精神压力,保持心理平衡和良好睡眠。对有明显焦虑或抑郁表现的老年人,要及时药物干预,重度抑郁或有明显自杀倾向者,除转诊到专业医疗机构就诊。

6.2.6.3 健康随访,内容包括:

a) 血压控制满意者,3 个月随访 1 次;

b) 血压控制不满意或出现药物不良反应者,结合服药依从性,更换或增加不同类降压药物,2 周内随访;

c) 对连续 2 次出现血压控制不满意或药物不良反应难以控制,以及出现新并发症或原有并发症加重的患者,建议转诊上级医院,2 周内转诊情况进行随访。

6.2.7 慢性阻塞性肺疾病

6.2.7.1 健康查体,监测肺功能、脉氧饱和度,并进行肺部影像学检查。

6.2.7.2 健康评估,实施症状评估、肺功能评估及急性加重风险评估。

6.2.7.3 健康指导,对患慢性阻塞性肺疾病的农村老年人的健康指导内容有如下特殊要求。

a) 用药指导,在专科医生指导下长期规律使用支气管扩张剂、吸入性糖皮质激素、祛痰药物等药物治疗;指导患病老年人熟练掌握吸入药物和吸入装置的正确使用,掌握缓解呼吸困难及急性加重的处理方法,知道需到医院就诊的时机。

b) 营养指导,注意改善患病老年人营养状况,指导其补充高热量、高蛋白、高维生素的食物,提升机体免疫力。

c) 运动指导,根据患病老年人兴趣、身体状况指导其选择适宜的运动形式和运动量,加强呼吸训练,可开展缩唇呼吸、腹式呼吸及呼吸肌耐力训练。

d) 生活方式指导,告知:
1) 戒烟;
2) 避免与有毒、有害气体及化学物质接触,避免接触粉尘;
3) 减少木材、动物粪便、农作物残梗、煤炭等燃烧所致的室内空气污染;
4) 避免大量油烟刺激;
5) 室内经常通风;
6) 室外空气污染严重时宜减少外出或采取戴口罩等防护措施;
7) 根据天气变化注意保暖,预防感冒,高危人群宜主动接种流感疫苗和肺炎球菌疫苗。

6.2.8 支气管哮喘

6.2.8.1 健康体检,关注呼吸专科的症状及查体体征变化,查找过敏源,监测肺功能、脉氧饱和度。

6.2.8.2 健康指导,对患支气管哮喘的农村老年人的健康指导内容有如下特殊要求。

a) 用药指导,告知患病老年人坚持每天规律服药,服用一定周期后需要就医,由接诊医生根据其症状和用药评估结果,调整治疗方案,以控制症状,降低急性发作风险。

b) 营养指导,指导患病老年人补充高热量、高蛋白、高维生素的食物,提升机体免疫力。

c) 运动指导,在专业人员指导下开展运动康复,避免过度运动诱发运动型哮喘。

d) 生活方式指导,告知:
1) 祛除或远离过敏源和各种诱发因素,如宠物毛发、皮屑等;
2) 避免接触有毒、有害气体和化学物质;
3) 减少烟草、空气污染暴露,避免大量油烟刺激;室外空气污染严重天气减少外出或做好戴口罩等防护措施；

    4) 注意保暖，预防感冒，高危人群宜主动接种流感疫苗和肺炎球菌疫苗；

    5) 生活环境温度适宜、空气流通。

6.2.9　胃食管反流病

6.2.9.1　健康体检，可在医院专科行食道测压、食道 pH 监测及胃镜检查协助诊断。

6.2.9.2　健康指导，对患胃食管反流病的农村老年人的健康指导内容有如下特殊要求。

  a) 用药指导，内容包括：

    1) 根据患病情况采用按需治疗、间歇治疗和维持治疗；

    2) 详细介绍治疗方案、药物使用方法及可能出现的不良反应等；

    3) 鼓励患病老年人足量、足疗程治疗，避免随意减药或停药。

  b) 营养指导，指导患病老年人养成规律饮食的习惯，告知宜少喝稀粥、少食脂肪、糯米和油腻辛辣刺激性食物，少饮浓茶。

  c) 心理指导，对久治不愈或反复发作的患病老年人，关注精神心理因素，根据心理评估结果，对伴有抑郁或焦虑症状者可采用三环类抗抑郁药、5-羟色胺再摄取抑制剂等药物治疗。

  d) 生活方式指导，告知：

    1) 避免饮食过多、过快、过饱；

    2) 避免睡前进食、餐后立即卧床等；

    3) 避免刺激性饮食，如浓茶和辛辣食物等；戒烟酒；

    4) 对肥胖患者，要控制体重，避免因肥胖诱发胃食管反流；

    5) 避免长时间弯腰劳作；

    6) 积极治疗便秘、慢性咳嗽等可诱发腹压增加的疾病；

    7) 睡眠时抬高床头以减少食管反流发生，一般床头宜抬高 15°～ 20°。

6.2.9.3　健康随访，根据患病老年人的治疗效果与需要，采用不同的随访频率或方式：

  a) 在治疗初期或治疗效果不佳时，每 2～4 周随访 1 次，直至症状控制达标；

  b) 在症状控制达标时，随访频率可每 3 个月随访 1 次；

  c) 必要时，可到医院消化专科就诊，行食道测压、食道 pH 监测及胃镜检查，评估病情，指导后续治疗和随访。

6.2.10　慢性萎缩性胃炎

6.2.10.1　健康体检，检测胃蛋白酶原Ⅰ（PGⅠ）、胃蛋白酶原Ⅱ（PGⅡ），筛查幽门螺旋杆菌，胃镜检查。

6.2.10.2　健康指导，对患慢性萎缩性胃炎的农村老年人的在用药和营养指导方面有如下特殊要求。

  a) 用药指导，告知患病老年人要遵医嘱按时按量用药，并注意观察药物疗效及不良反应。

  b) 营养指导，告知：

    1) 避免进食过于粗糙、刺激性强、含盐量高的各类食物；

    2) 避免食用含亚硝酸盐的食物（如咸菜、酸菜、泡菜和熏烤类食物）；

    3) 忌饮酒、浓茶；

    4) 日常饮食中多食新鲜蔬菜、水果。

6.2.10.3　健康随访，按要求随访，提醒老年人每间隔 3 年～5 年，要前往医院进行胃镜检查，根据医院随访和评估结果，由专科医师调整治疗方案及随访计划。

6.2.11　功能性便秘

6.2.11.1　健康评估，根据症状、体征、检查结果进行评估，适时就医，排除消化道器质性病变引起的梗阻性排便困难。

6.2.11.2 健康指导,对患慢性萎缩性胃炎的农村老年人的在用药、营养和生活方式指导方面有如下特殊要求。

 a) 用药指导,告知:
  1) 除非必要,不用致便秘的药物;
  2) 宜采用容积性、渗透性泻药,辅助促动力药物治疗;
  3) 便秘严重的老年人,可短期适量应用刺激性泻药;
  4) 出现粪便嵌塞时,可用开塞露、栓剂,必要时实施灌肠疗法。

 b) 营养指导,规律饮食,多吃蔬菜、水果,多饮水,多补充益生菌。

 c) 生活方式指导,告知:
  1) 养成定时排便的习惯,晨起后和餐后是排便的最佳时机;
  2) 多饮水,适当劳作或锻炼,避免久坐不动;
  3) 多进食高纤维含量的食物,如谷类有大麦、燕麦、荞麦、糙米、麦麸等,蔬菜类有笋类、胡萝卜、黄豆芽、韭菜等;
  4) 外出时,不要压制便意,及时如厕;
  5) 调整心理状态,避免负面情绪影响。

6.2.11.3 健康随访,有条件可在医院专科进行肠镜检查,根据检查结果,依专科医生意见拟定治疗和随访方案。

6.2.12 2 型糖尿病

6.2.12.1 健康体检,重点关注血糖指标,如随机血糖、空腹血糖、餐后血糖和糖化血红蛋白指标变化。

6.2.12.2 健康指导,对患 2 型糖尿病的农村老年人的健康指导内容有如下特殊要求。

 a) 用药指导,告知使用口服降血糖药物的老年人每周监测 2 次~4 次空腹血糖和餐后 2 h 血糖,使用胰岛素者,需要监测餐前及睡前血糖,每 2 月~3 月监测糖化血红蛋白。

 b) 营养指导,宜:
  1) 清淡饮食,少盐、少油、少糖,每日食盐量不超过 5 g;
  2) 选择低碳饮食或尽量选择低糖食物;
  3) 减少加工食物的摄入,烹饪方法不要过于精细;
  4) 营养均衡,少食多餐,合理分配每餐饮食。

 c) 运动指导,提醒患病老年人:
  1) 要根据自身状况,指导进行散步、快走、慢跑等轻度到中等强度的活动;
  2) 每周运动 5 次~7 次,每次持续 30 min~60 min;
  3) 运动中如出现乏力、头晕、心慌、胸闷、出虚汗等不适,足部红肿破溃、行走疼痛等,立即停止运动并原地休息,休息后仍不缓解,应及时就医。

 d) 生活方式指导,告知:
  1) 增加运动,减轻体重,体质指数控制在 18.5 kg/m²~23.9 kg/m²;
  2) 监测血糖变化,根据血糖变化调整饮食和运动;
  3) 随身携带急救物品,糖果、饼干等预防低血糖的食物;
  4) 外出时携带有姓名、联系电话等信息的紧急联系卡。

6.2.12.3 健康随访,提醒老年人定期到医院进行 2 型糖尿病相关检查,筛查 2 型糖尿病并发症,早发现、早治疗,如病情加重,应住院治疗。

6.2.13 痛风

6.2.13.1 健康体检,重点关注血尿酸和肾功能相关指标变化。

6.2.13.2 健康指导,对患痛风的农村老年人的在用药、营养和运动指导方面有如下特殊要求。

    a) 用药指导:告知无症状高尿酸血症老年人,首先采用非药物治疗措施控制血尿酸水平,调节饮食,加强锻炼,控制体重;告知患痛风的老年人,要在专科医生指导下进行药物治疗,并注意观察药物不良反应。

    b) 营养指导,告知:
        1) 饮食均衡,宜低嘌呤、低脂肪和低盐饮食;
        2) 减少高果糖蔬果摄入,宜食用瓜类、块茎、块根类、大叶类等低嘌呤蔬菜、水果;不宜多食香菇、草菇、芦笋、紫菜、海带及粮食胚芽等高嘌呤食物;
        3) 多食新鲜肉类、瘦肉,少食肥肉、动物内脏、腊腌熏制肉类;
        4) 烹饪时,宜水煮后弃汤食用;不宜油炸、煎制、卤制食物或火锅烹饪;
        5) 避免过多食用盐、糖和香辛料等;
        6) 分次饮水,建议早、午、晚有3次,饮水总量为2 L~3 L,每日尿量约为2 L;
        7) 饮用柠檬切片泡水,有助于降低尿酸。

    c) 运动指导,提醒患痛风的老年人:
        1) 规律锻炼,循序渐进,避免剧烈运动,诱发痛风发作;
        2) 痛风急性期,以休息为主,暂时停止锻炼,利于炎症消退;
        3) 运动期间或运动后,适量饮水,可促进尿酸排泄;
        4) 运动后避免冷水浴,避免因低温诱发痛风急性发作。

6.2.14 骨关节炎

6.2.14.1 健康体检,关注病患关节的影像学资料,相关免疫学检查、运动功能评定等。

6.2.14.2 健康指导,对患骨关节炎的农村老年人的在用药、运动和生活方式指导方面有如下特殊要求。

    a) 用药指导,注意:
        1) 通过医院检查明确是否有风湿、类风湿性关节炎,确诊患者,遵医嘱服药;
        2) 在专科医生指导下使用外用或口服消炎镇痛药物,注意药物副作用;
        3) 补充钙剂及维生素D。

    b) 运动指导,告知:
        1) 手部运动锻炼能缓解手部骨关节炎患者的疼痛和关节僵硬;
        2) 膝关节炎患者,推荐以有氧运动、肌肉力量锻炼和水上运动为主的运动锻炼;
        3) 对于髋关节或多关节炎患者,推荐以健身操、太极等运动锻炼;
        4) 避免长时间跑、跳、蹲,减少或避免爬山、爬楼梯。

    c) 生活方式指导,提醒:
        1) 控制体重,适当活动;
        2) 对于髋、膝关节炎患者,在日常生活中采用行动辅助支持治疗,如手杖、拐杖、助行器、关节支具等,通过减少受累关节负重来减轻疼痛;
        3) 尽量选择平底、厚实、柔软、宽松的鞋具来辅助行走。

7 服务评价与改进

7.1 评价方式

采用自我评价、服务对象评价、第三方评价等方式。

T/CGSS 030—2023

7.2 评价内容

依据第 4 章~第 6 章的内容评价所提供的服务达标与否,患常见慢性疾病农村老年人对所接受医养结合健康服务满意度的调查结果,评价服务质量。

7.3 持续改进

根据服务评价结果,制定改进措施,跟踪问效,持续提高服务水平和服务质量。

364

参 考 文 献

［1］ GB/T 35796　养老机构服务质量基本规范

［2］ GB 38600　养老机构服务安全基本规范

［3］ 中华医学会国家基层糖尿病防治管理办公室.国家基层糖尿病防治管理指南（2018）[J].中华内科杂志,2018,57（12）.

［4］ 《中国膳食指南（2022）》

［5］ 国家卫生健康委办公厅关于印发《贫困地区主要慢性病健康教育处方》的通知（国卫办基层函〔2019〕276 号）.2019 年.

［6］ 中国健康教育中心编.健康教育处方（2020 年版）[M].北京:人民卫生出版社,2020:2-4,8-10,18-20,26-29.

［7］ 中华医学会,中华医学杂志社,中华医学会全科医学分会,等.高血压基层诊疗指南（2019）[J].中华全科医师杂志,2019,18（4）:301-311.

［8］ 中华医学会,中华医学杂志社,中华医学会全科医学分会,等.冠心病心脏康复基层指南（2020年）[J].中华全科医师杂志,2021,20（2）:150-164.

［9］ 中华医学会,中华医学杂志社,中华医学会全科医学分会,等.稳定性冠心病基层诊疗指南（实践版。2020）[J].中华全科医师杂志,2021,20（3）:274-280.

［10］ 中华医学会心血管病学分会心力衰竭学组,中国医师协会心力衰竭专业委员会,中华心血管病杂志编辑委员会.中国心力衰竭诊断和治疗指南 2018[J].中华心血管病杂志,2018,46（10）:760-789.

［11］ 中华医学会呼吸病学分会慢性阻塞性肺疾病学组,中国医师协会呼吸医师分会慢性阻塞性肺疾病工作委员会.慢性阻塞性肺疾病诊治指南（2021 年修订版）[J].2021,44（3）:170-193.

［12］ 中华医学会呼吸病学分会哮喘学组.支气管哮喘防治指南（2020 年版）[J].中华结核和呼吸杂志,2020,43（12）:1023-1048.

［13］ 中国医师协会呼吸医师分会,中华医学会呼吸病中国慢性呼吸道疾病呼吸康复管理指南（2021 年）学分会,中国康复医学会呼吸康复专业委员会,等.中国慢性呼吸道疾病呼吸康复管理指南（2021 年）[J].2021,15（6）:521-538.

［14］ 中华医学会,中华医学会杂志社,中华医学会消化病学分会,等.胃食管反流病基层诊疗指南（2019 年）[J].中华全科医师杂志,2019,18（7）635-641.

［15］ 中华医学会,中华医学会杂志社,中华医学会消化病学分会,等.慢性胃炎基层诊疗指南（2019）[J].中华全科医师杂志,2020,19（9）:768-775.

［16］ 中华医学会,中华医学会杂志社,中华医学会消化病学分会,等.慢性便秘基层诊疗指南（实践版-2019）[J].中华全科医师杂志,2020,19（12）:1108-1114.

［17］ 中华医学会糖尿病学分会,国家基层糖尿病防治管理办公室.国家基层糖尿病防治管理指南[J].中华内科杂志,2022,61（3）:249-262.

［18］ 中国老年 2 型糖尿病防治临床指南编写组,中国老年医学会老年内分泌代谢分会,中国老年保健医学研究会老年内分泌与代谢分会,等.中国老年 2 型糖尿病防治临床指南[J].中华内科杂志,2022,61（1）:12-50.

［19］ 黄叶飞,杨克虎,陈澍洪,等.高尿酸血症/痛风患者实践指南[J].中华内科杂志,2020,59（7）:519-527.

［20］ 中华医学会,中华医学杂志社,中华医学会全科医学分会,等.缺血性卒中基层诊疗指南（2021 年）[J].中华全科医师杂志,2021,20（9）:927-946.

［21］ 中华医学会骨科学分会关节外科学组,中国医师协会骨科医师分会骨关节炎学组,国家老年

疾病临床医学研究中心(湘雅医院).中国骨关节炎诊疗指南(2021 年版)[J].中华骨科杂志,2021,41(18):1291-1314.

[22] 中华医学会神经病学分会痴呆与认知障碍学组.阿尔茨海默病源性轻度认知障碍诊疗中国专家共识 2021[J].中华神经科杂志,2022,55(5):421-440.

[23] 中国痴呆与认知障碍诊治指南协作组,中国医师协会神经内科医师分会认知障碍专业委员会.中国阿尔兹海默病一级预防指南[J].中华医学杂志,2020,100(35):2721-2735.

附件

中国老年医学学会专家委员会简介

　　中国老年医学学会（Chinese Geriatrics Society，CGS）（以下简称"学会"）是经中华人民共和国民政部注册批准的具有独立法人资格的国家一级学会。为加强学会的总体学术规划，引领学科发展的前沿，促进跨学科的融合与合作，学会于2020年成立了中国老年医学学会专家委员会。其主要职责包括：履行学会的智库和参谋职责；深入推进学会学术及事业健康、有序、高效发展和运转；充分发挥专家学者在老年医疗健康事业中的重要作用；提高学会决策民主化、专业化、科学化水平。

　　中国老年医学学会专家委员会是由来自全国从事老年医学各个领域的院士、知名专家和学者组成，不仅涵盖老年医学各个专业学科还包括老年健康管理、医疗照护、医养结合及运动医学、远程数字诊疗、智能外科及全科医学、社会心理、中医药学及精准医学等。中国老年医学学会专家委员会围绕老年疾病的重大需求，进行全方位的指导，把握学科定位，引领学术前沿，促进学术交流，强化标准规范制定等工作，实现对行业的引领、把关和监督。中国老年医学学会专家委员会积极搭建老年医学多学科交叉融合的学术交流平台，深化培训体系建设，推广适宜学术技术，组织谋划和开展健康老龄化相关科学研究，为国家及相关机构制定国家健康老龄化战略与措施建言献策；协助分支机构确定科研需求、方向和优先领域等，指导、推进学会老年医学与健康体系建设。

　　中国老年医学学会专家委员会遵照学会宗旨及章程，团结全国老年医学专家，聚焦老年医学发展，发挥专业优势，不断创新进取，为老年医学和老年健康事业的发展做出不懈努力！